早★わ★かり
生理学
ハンドブック

大阪大学名誉教授
坂本幸哉
監修

孫明洲
著

はじめに

人体の膨大な生理機能を1冊に集約！

　医療・看護系の学生に「どの科目がいちばん難しい」と聞くと、「生理学」と答える人がかなり多い。理由としては、「暗記ができない」「内容が膨大すぎる」「いい参考書が見あたらない」などといわれる。そうした悩みに微力ながらもお役に立てればと思い、生理学の教壇に立って9年目となる経験を生かし、自分の講義内容をさらに充実させて、この1冊の本にまとめた。本書の活用を、下記のように期待する。

- **生理学勉強中の学生は、本書を参考書として利用していただきたい。数多くの図から生理機能の理解を深め、ポイントをおさえた文章から内容を自然に覚えていけるはずである。**
- **臨床実習中の学生は、実習内容に合わせて事前に関係する部分に目を通していただきたい。実習先で指導の先生に生理学の知識を尋ねられたとしても、難なく応答できるだろう。**
- **国家試験の受験生は、本書を「まとめノート」として順序よく復習されることを望む。忘れた部分を思い出し、わからない箇所はカラーイラストに目を通し、理解の一助としていただきたい。**

　人間の頭はコンピューターではない。いくら努力しても忘れることはある。実務経験を積まれた人でも、本書を手元に置いておけば、忘れたときにはすぐ調べることができる。

　本書の基本構成は、左側のページにまとめとなる文章を、右側のページにカラーイラストを配置してある。電車やバスなどの通学・通勤時間中に、漫画を読むくらいの気楽な気持ちで1日1面ずつ目を通し、上手に生理学の勉強をしてみよう。

　最後に、本書の監修をしてくださった大阪大学名誉教授の坂本幸哉先生、編集・出版に携わったナツメ出版企画株式会社の山路和彦さん、文研ユニオンの方々に心から感謝を申し上げたい。また、私を医療教育の教壇に立たせくださった大阪滋慶学園の橋本勝信常務理事にも心から感謝を申し上げたい。

孫　明洲

CONTENTS

第1章 生理学の基礎知識

細胞の機能 ……………………………… 8
蛋白質の合成 …………………………… 10
生体膜の機能 …………………………… 12
細胞膜に関する用語 …………………… 14
ホメオスタシス ………………………… 15
第1章 確認問題 ………………………… 16

第2章 神経の基本機能

神経系の細胞 …………………………… 18
静止膜電位 ……………………………… 22
活動電位 ………………………………… 24
興奮の伝導 ……………………………… 28
興奮の伝達 ……………………………… 32
第2章 確認問題 ………………………… 36

第3章 筋肉の基本機能

筋肉と筋線維 …………………………… 38
骨格筋の構造 …………………………… 40
骨格筋の興奮と収縮 …………………… 42
骨格筋収縮の様式 ……………………… 48
平滑筋と心筋 …………………………… 50
第3章 確認問題 ………………………… 54

第4章 神経系の機能

神経系の機能構成 ································ 56
運動機能の調節 ···································· 64
自律機能の調節 ···································· 80
本能と本能行動 ···································· 88
大脳の総合機能 ···································· 90
第4章 確認問題 ···································· 100

第5章 感覚機能

感覚の一般性質 ···································· 102
体性感覚 ·· 106
内臓感覚 ·· 110
視覚 ·· 112
聴覚 ·· 116
前庭感覚 ·· 118
嗅覚と味覚 ··· 120
第5章 確認問題 ···································· 122

第6章 内分泌系の機能

ホルモンの一般性質 ····························· 124
視床下部と下垂体ホルモン ··················· 126
甲状腺と上皮小体ホルモン ··················· 130
膵臓ホルモン ······································ 132
副腎皮質と副腎髄質ホルモン ··············· 134
性腺ホルモン ······································ 136

その他のホルモン ……………… 138
第6章 確認問題 ……………… 140

第7章 循環器系の機能

循環器系の機能構成 ……………… 142
心臓の生理機能 ……………… 144
心電図（ECG） ……………… 148
血液循環 ……………… 150
特殊部位の循環 ……………… 154
リンパ循環 ……………… 156
脳脊髄液循環 ……………… 158
第7章 確認問題 ……………… 160

第8章 呼吸器系の機能

呼吸器系の機能構成 ……………… 162
呼吸運動と呼吸気量 ……………… 164
ガス交換 ……………… 168
ガス運搬 ……………… 170
呼吸運動の調節 ……………… 172
呼吸の異常と低酸素症 ……………… 174
第8章 確認問題 ……………… 176

第9章 消化器系の機能

消化器系の機能構成 ……………… 178
消化管の運動 ……………… 180

消化液の分泌 …………………… 184
消化管ホルモン ………………… 188
栄養素の消化 …………………… 190
栄養素の吸収 …………………… 194
第9章 確認問題 ………………… 196

第10章 泌尿器系の機能

腎臓の機能構成 ………………… 198
糸球体における濾過 …………… 200
尿細管における再吸収と分泌 … 202
体液恒常性の維持 ……………… 206
尿の排泄 ………………………… 208
第10章 確認問題 ………………… 210

第11章 血液の機能

血液の構成と働き ……………… 212
生体防御機能(免疫) …………… 220
止血と血液凝固 ………………… 224
血液型と輸血 …………………… 228
酸塩基平衡の維持 ……………… 230
第11章 確認問題 ………………… 232

第12章 栄養と代謝

栄養と代謝 ……………………… 234
栄養素の体内代謝 ……………… 236

	エネルギー代謝量	242
	第12章 確認問題	244

第13章 体温とその調節

体温の分布と変動	246
熱産生と熱放散	248
体温の調節	250
第13章 確認問題	252

第14章 生殖と成長・老化

男性と女性	254
男性の生殖機能	256
女性の生殖機能	258
成長	264
老化	266
第14章 確認問題	268
●確認問題解答	269
●さくいん	270

第1章 生理学の基礎知識

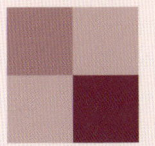

生理学の基礎知識

細胞の機能

◆生理学とは正常な生体の機能を研究対象として、物理化学的手法で研究する学問である。

- 人体の構成：人体←器官系←器官←組織←細胞の順に、さまざまな人体構成要素の機能から、人体の全体機能を構成する

1 細胞
- 細胞は人体を構成する構造的な基本単位であり、生命現象を営む機能的な基本単位である
- 人体を構成する何百種類、何十兆個の細胞は、分担する役割によってさまざまな形をとるが、基本的な構造と機能が共通である
- 細胞の機能構成：細胞は外側から順に、細胞膜・細胞質・細胞核で構成される

2 細胞膜
- 細胞膜は細胞の内外の境となる膜であり、脂質二重層と蛋白質からなり、外側に糖鎖が付いている。細胞膜の外側は親水性で、内側は疎水性である。細胞膜は選択的透過性をもつ

3 細胞内小器官
- 細胞質の中にある細胞内小器官には、さまざまな機能がある

4 細胞核
- 細胞核は核膜と核質からなり、核質中に染色質（クロマチン）と核小体を含む。染色質は、主にDNA分子からなる
- 細胞核の役割：❶DNAの貯蔵と複製、❷RNAの合成
- 染色体：細胞分裂時に染色質は染色体になり、ヒトは23対（常染色体22対、性染色体1対）もつ
- 核小体：リボソームの合成
- DNAの構造：2本のヌクレオチドの鎖（2重らせん構造）からなる。ヌクレオチドは、リン酸・糖・塩基で構成される

第1章 生理学の基礎知識

細胞と細胞膜の構造

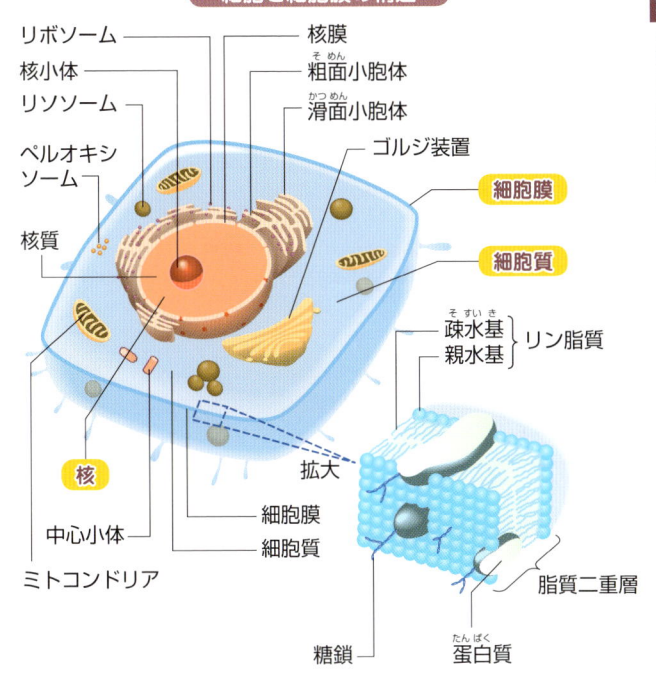

- リボソーム
- 核小体
- リソソーム
- ペルオキシソーム
- 核質
- 核
- 中心小体
- ミトコンドリア
- 核膜
- 粗面小胞体
- 滑面小胞体
- ゴルジ装置
- 細胞膜
- 細胞質
- 細胞膜
- 細胞質
- 拡大
- 疎水基 ┐
- 親水基 ┘ リン脂質
- 脂質二重層
- 糖鎖
- 蛋白質

細胞内小器官の機能

名称	機能
ミトコンドリア	ATPの産生、異化代謝、細胞内呼吸
リボソーム	蛋白質の初期合成、同化代謝
粗面小胞体	蛋白質の生合成、同化代謝
滑面小胞体	脂質合成など、細胞によるさまざまな機能
ゴルジ装置	蛋白質の再加工(濃縮、包装、貯蔵)、分泌
リソソーム	不要物質の処理(加水分解酵素による)
ペルオキシソーム	有機物質の酸化(過酸化水素による)
中心小体	細胞分裂と微小管の形成に関与

生理学の基礎知識

蛋白質の合成

◆mRNAはDNAの蛋白質合成情報を読み取り、細胞核からもち出し、tRNAの協力によってリボソームで蛋白質を合成する。

1 RNAとDNAの違い

名称	種類	鎖	塩基
RNA（リボ核酸）	3種	1本	A, C, G, U
DNA（デオキシリボ核酸）	1種	2本（2重らせん）	A, C, G, T

2 RNAの種類と働き
- mRNA（メッセンジャーRNA、伝令RNA）：DNAがもつ蛋白質合成情報を読み取り、核外に出てリボソームと接着する
- tRNA（トランスファーRNA、転移RNA）：適切なアミノ酸をリボソームまで運ぶ
- rRNA（リボソームRNA）：リボソームを構成する

3 蛋白質の合成
1. 転写：DNAがもつ必要な蛋白質合成情報を、mRNAが核内で読み取り、それを核外にもち出す
2. 翻訳：mRNAがリボソームと接着し、その情報によってtRNAは適切なアミノ酸をリボソームへ運ぶ。リボソームでアミノ酸を組み立て、初級蛋白質（ペプチド）を合成する
3. 翻訳後修飾：粗面小胞体、さらにゴルジ装置で、蛋白質の高級構造を決め、さまざまな生命機能をもつ高級蛋白質を合成する

細胞内の蛋白質合成

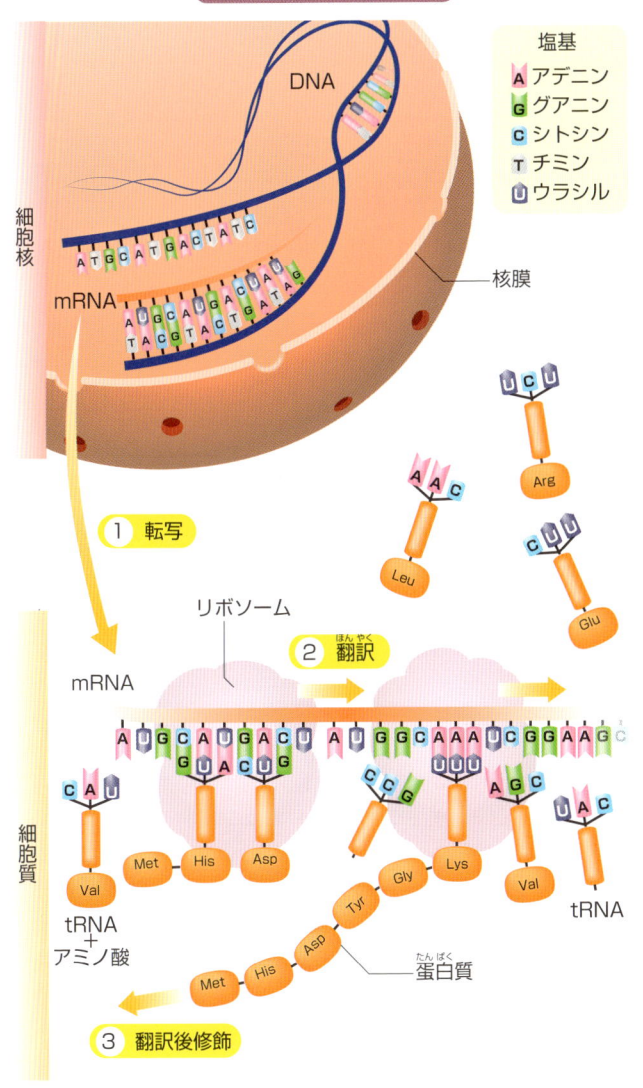

塩基
- A アデニン
- G グアニン
- C シトシン
- T チミン
- U ウラシル

細胞核
DNA
mRNA
核膜

① 転写

リボソーム
② 翻訳

mRNA
細胞質

tRNA
＋
アミノ酸

蛋白質
tRNA

③ 翻訳後修飾

第1章 生理学の基礎知識

生理学の基礎知識

生体膜の機能

◆生体膜は、細胞膜・細胞内小器官膜・細胞核膜などを含む。生体膜は、生体内でさまざまな生理機能を果たす。

- 生体膜を介する物質の輸送は「膜輸送」と呼ばれ、受動輸送と能動輸送に大別される

1 受動輸送
- エネルギーを使わず、物質の濃度差・電位差などによる物質輸送は、受動輸送と呼ばれる
  - ❶単純拡散：物質が、濃度差・電位差などにより、自分で細胞膜を越えて拡散する。例 O_2・CO_2・水・尿素など
  - ❷促通拡散：物質が、細胞膜の輸送体（イオンチャネル・担体など）を利用し、細胞膜を越えて拡散する。例 Na^+・K^+・Ca^{2+}・グルコースなど
    * 促通拡散の特徴：特異性・飽和性

2 能動輸送
- エネルギーを使う（濃度差などの方向に逆らう）物質輸送は、能動輸送と呼ばれる。例 イオンポンプの輸送
  - ❶一次性能動輸送：ATPからのエネルギーを直接に利用する。例 Na^+-K^+ポンプによるNa^+とK^+の輸送
  - ❷二次性能動輸送：ほかのイオンポンプの動きの結果を利用する。例 グルコース・アミノ酸の輸送

3 大きな物質の膜輸送──膜動輸送（サイトーシス）
  - ❶エンドサイトーシス（飲作用・食作用）：細胞外の物質が細胞膜で作られる小胞に取り込まれて、細胞内に移動する。例 白血球の細菌貪食
  - ❷エクソサイトーシス（開口放出）：細胞内で小胞に包み込まれている物質が、小胞と細胞膜の融合によって細胞外に放出される。例 蛋白性ホルモンの分泌

生体膜の主な生理機能

名称	機能
物質輸送	栄養と水分の吸収、異物と老廃物質の排泄
膜電位発生	静止膜電位の維持、活動電位の発生
刺激受容	体内外刺激の受容
膜変形	原形質流動、個体移動、成長、分裂
識別作用	異物や老廃物質の認識と免疫反応
細胞活動制御	神経と内分泌の調節

生体膜の膜輸送

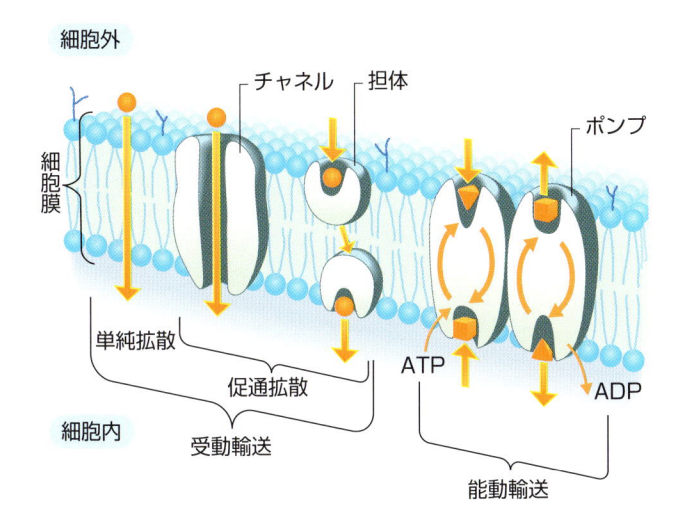

細胞外

チャネル　担体　　　　　　　　ポンプ

細胞膜

単純拡散
促通拡散
受動輸送
ATP
ADP
能動輸送

細胞内

第1章 生理学の基礎知識

生理学の基礎知識

細胞膜に関する用語

◆細胞膜の透過性と興奮性は、細胞の重要な機能として生命の維持に大きく役立つ。

- 拡散：高濃度溶液側から低濃度溶液中への溶質の移動（広がる）。＊拡散の条件：物質の溶解と濃度差
- 浸透：低濃度溶液側から高濃度溶液中への溶媒（水）の移動（薄まる）。＊浸透の条件：半透膜と濃度差
- 浸透圧：浸透の力から生ずる圧力（濃度差から生ずる圧力の差）
- ろ過：溶質が、圧力などによって膜の小さい穴を通る現象。＊ろ過の条件：圧力と、膜の穴より小さい分子（溶質）
- 刺激：細胞の特定活動を引き起こす作用（物理的・化学的）
- 興奮：刺激を受け、細胞膜に活動電位が起こる現象
- 閾値：細胞に興奮を起こさせる最小刺激の強さ
- 興奮性：細胞の興奮しやすさを興奮性といい、閾値の低い細胞は興奮性が高い

物質の拡散と浸透

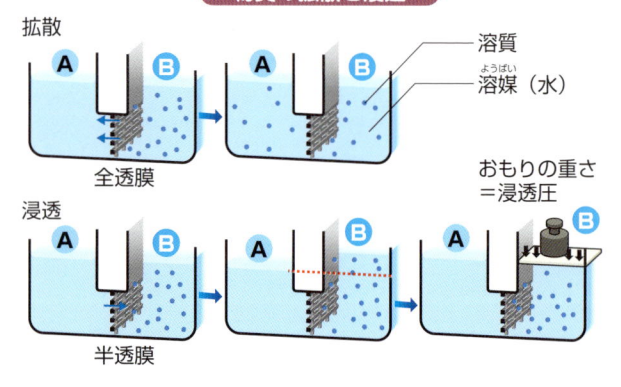

拡散

全透膜

溶質
溶媒（水）

浸透

半透膜

おもりの重さ
＝浸透圧

生理学の基礎知識

ホメオスタシス

◆人体は体内・体外の変化を感じながら、内部環境を一定に保つように、細胞・器官の働きを調節している。

- 外部環境：人体の周囲にある環境を外部環境という
- 内部環境：細胞の生活環境となる細胞外液（血漿を含む）は内部環境と呼ばれ、体液量・体温・pH・イオン組成・ガス・浸透圧などの内容を含む
- 体液：人体に含まれている液体成分は体液といい、細胞内液と細胞外液に分かれ、成人体重の約60%を占める
- ホメオスタシス（homeostasis：生体恒常性）：生命現象の唯一の目的は、「内部環境の恒常性を保つ」ことである
- 内部環境の変化が大きく、生体の自然回復力を超えると、疾患になる。医療は生体の回復力を応援し、生体恒常性の維持を促進する

ホメオスタシス（生体恒常性）

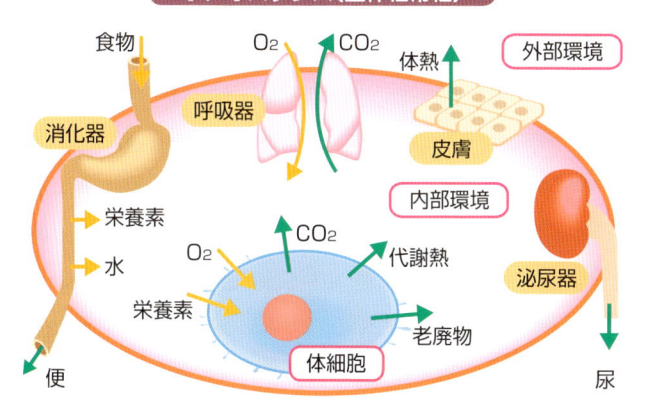

食物 / O_2 / CO_2 / 体熱 / 外部環境
消化器 / 呼吸器 / 皮膚
栄養素 / 水 / O_2 / 栄養素 / CO_2 / 代謝熱 / 老廃物 / 泌尿器
内部環境
体細胞
便 / 尿

第1章 確認問題

（　）の中から最も適当な言葉を1つ選んでください。

1. （❶細胞質　❷細胞核　❸細胞膜）は遺伝子を含み、細胞の増殖に重要な役割を果たす。
2. （❶粗面小胞体　❷滑面小胞体　❸ミトコンドリア）は、細胞のエネルギー源となるATPを大量に合成する。
3. （❶リボソーム　❷リソソーム　❸ミトコンドリア）は、蛋白質の合成の場所である。
4. （❶リボソーム　❷リソソーム　❸ゴルジ装置）は、蛋白質の再加工、分泌物の生成などに関与する。
5. （❶ゴルジ装置　❷中心小体　❸リソソーム）は、分解酵素を多く含み、不要な物質を分解処理する。
6. 細胞は、（❶核小体　❷粗面小胞体　❸中心小体）でリボソームを合成する。
7. 蛋白質合成時に、（❶mRNA　❷tRNA　❸rRNA）はアミノ酸と結合し、リボソームへ運ぶ。
8. 高濃度溶液側から低濃度溶液中への溶質の移動（広がり）は、（❶拡散　❷浸透　❸ろ過）と呼ばれる。
9. 低濃度溶液側から高濃度溶液中への溶媒（水）の移動（薄まり）は、（❶拡散　❷浸透　❸ろ過）と呼ばれる。
10. （❶ろ過　❷イオンポンプ　❸イオンチャネル）の物質輸送は、能動輸送である。
11. （❶小胞体　❷膠原線維　❸上皮小体）は、細胞内小器官である。
12. （❶コルチ器　❷ミトコンドリア　❸中心小体）は、細胞内小器官ではない。
13. （❶細胞膜　❷細胞核膜　❸角膜）は、生体膜と呼ばれない。
14. DNAは1種類あり、RNAは（❶1種類　❷2種類　❸3種類）ある。
15. mRNAは（❶伝令RNA　❷転移RNA　❸リボソームRNA）と呼ばれる。

解答は269ページ

第2章

神経の基本機能

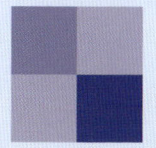

神経の基本機能

神経系の細胞

◆神経系は神経組織からなり、神経組織は神経細胞（ニューロン）とグリア細胞（神経膠細胞・支持細胞）からなる。

1 神経細胞
神経細胞はニューロンとも呼ばれる。大部分のニューロンは1個の細胞体、複数の樹状突起、1本の軸索からなる。
- 樹状突起は刺激を受け、その情報を細胞体へ伝える（入力系）
- 軸索は情報をほかのニューロン・筋肉などに伝える（出力系）
  軸索の先端部分は神経終末（終末、または終末ボタン）と呼ばれる

2 グリア細胞
グリア細胞は神経膠細胞、支持細胞とも呼ばれ、物理的・代謝的にニューロンを支持する。
- 中枢神経に存在するグリア細胞
  1. 星状グリア細胞（アストロサイト・星状膠細胞）：「血液―脳関門」を構成し、ニューロンと血液の間の物質交換を行う
  2. 希突起グリア細胞（オリゴデンドロサイト・希突起膠細胞）：中枢神経における軸索の髄鞘を形成する
  3. 小グリア細胞（ミクログリア・小膠細胞）：老廃物質や異物などを貪食して除去する
- 末梢神経に存在するグリア細胞
  シュワン細胞：ニューロンの軸索を取り巻いて、髄鞘（ミエリン鞘）を構成する

3 神経線維
神経線維とは、神経細胞の軸索である。
- 有髄神経線維：髄鞘をもつ。髄鞘を構成するシュワン細胞とシュワン細胞の間（髄鞘の切れ目）をランビエ絞輪と呼ぶ
- 無髄神経線維：髄鞘をもたない

第2章 神経の基本機能

さまざまな神経細胞（ニューロン）

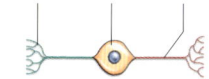

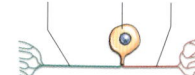

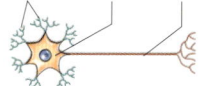

双極性ニューロン（網膜）
- 樹状突起
- 細胞体
- 軸索

偽単極性ニューロン（感覚ニューロン）
- 軸索
- 細胞体
- 軸索

多極性ニューロン（運動ニューロン）
- 樹状突起
- 細胞体
- 軸索

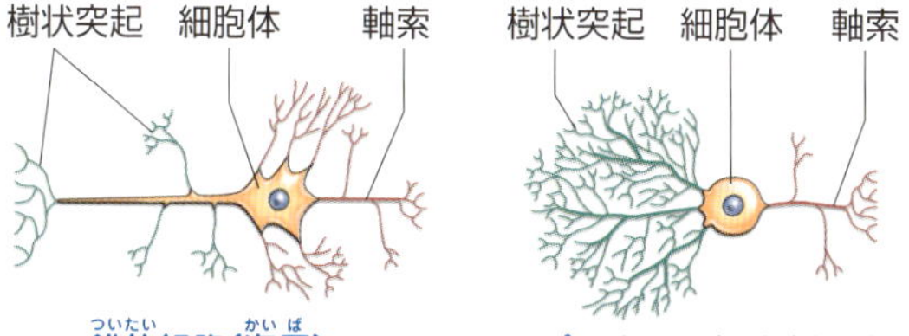

錐体細胞（海馬）
- 樹状突起
- 細胞体
- 軸索

プルキンエ細胞（小脳）
- 樹状突起
- 細胞体
- 軸索

中枢神経のグリア細胞

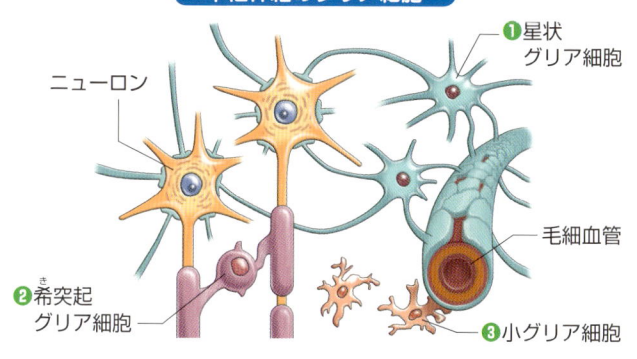

- ニューロン
- ❶星状グリア細胞
- ❷希突起グリア細胞
- ❸小グリア細胞
- 毛細血管

末梢神経のシュワン細胞

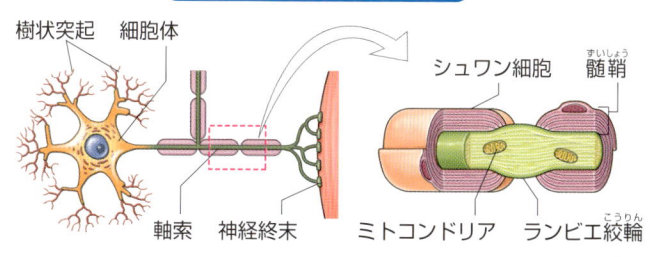

- 樹状突起
- 細胞体
- 軸索
- 神経終末
- シュワン細胞
- 髄鞘
- ミトコンドリア
- ランビエ絞輪

19

4 シナプス

1つのニューロンから別のニューロン・筋細胞などへ、神経興奮を伝達する場所をシナプスと呼ぶ。

① シナプス前ニューロン：シナプスまでに情報を送り出す側のニューロン
② シナプス後ニューロン：シナプスからの情報を取り込む側のニューロン
③ シナプス間隙：シナプスを作るニューロンとニューロンの間
④ シナプス小頭（シナプスボタン）：シナプス前ニューロンの終末
⑤ シナプス後膜：シナプス後ニューロンの細胞膜
⑥ シナプス小胞：神経伝達物質を膜で包み込む構造物

5 神経筋接合部

運動神経から骨格筋線維への刺激伝達する場所を神経筋接合部（運動終板／終板）と呼ぶ。神経筋接合部の神経伝達物質はアセチルコリン（Ach）である。

6 変性

ニューロンの一部が傷付けられ、その場所から形態・機能的に壊滅することを、ニューロン変性と呼ぶ。

- 順行変性（ワーラー変性）：切断された軸索の遠心性の変性
- 逆行変性：切断された軸索の求心性の変性
- 脱髄：機械的圧迫などにより起こる、局所の髄鞘（シュワン細胞）のみの傷害

7 再生

- 末梢神経のニューロンは出生後に分裂・増殖ができないが、細胞体は無傷の場合に軸索の修復（再生）ができる
- 切断された中枢側の軸索からは多数の分枝が生じ、末梢側の軸索と出会えば、神経機能の回復が可能になる
- 中枢神経の軸索の修復（再生）は、起こりにくい

シナプスの構造

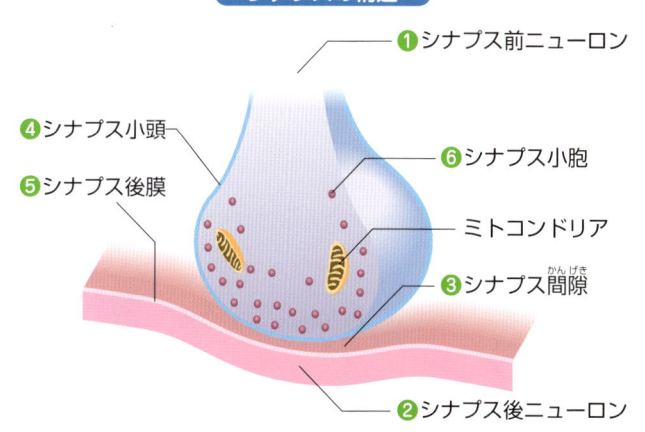

- ❶ シナプス前ニューロン
- ❹ シナプス小頭
- ❺ シナプス後膜
- ❻ シナプス小胞
- ミトコンドリア
- ❸ シナプス間隙（かんげき）
- ❷ シナプス後ニューロン

神経筋接合部

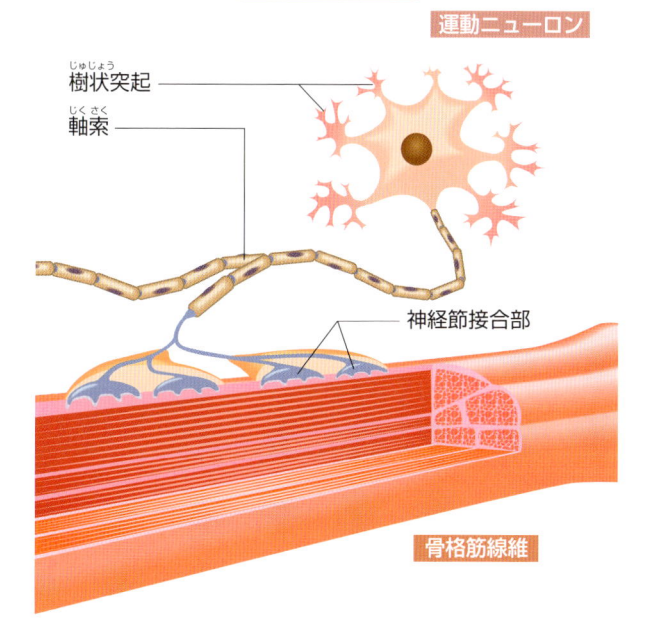

運動ニューロン

- 樹状突起（じゅじょう）
- 軸索（じくさく）
- 神経節接合部
- 骨格筋線維

第2章 神経の基本機能

神経の基本機能

静止膜電位

◆静止状態の細胞は、細胞膜を境にして、細胞内が細胞外に対して電気的にマイナスである。

1 静止膜電位
- 静止状態の細胞膜の外側はプラス（＋）、内側はマイナス（－）に分極している。このような細胞膜内外の電位差を膜電位といい、静止状態における膜電位を静止膜電位と呼ぶ
- 静止膜電位は、神経細胞では約－70mV、骨格筋・心筋では約－80mV、平滑筋では約－60mVである

2 静止膜電位の形成
- 形成条件：❶細胞膜内外のイオン濃度の差
  ❷細胞膜のイオン透過性の違い（半透膜）
  ❸細胞膜のイオンポンプの働き
- 実際状況：❶細胞内外のイオン濃度の違い
  ❷通常、細胞膜のK^+チャネル開放（K^+透過）、Na^+チャネル閉鎖（Na^+不透過）
  ❸Na^+-K^+ポンプはATPを消耗しながら、Na^+を細胞外へ、K^+を細胞内へ運ぶ

3 イオンと半透膜
- イオン：プラス（＋）またはマイナス（－）電気性をもつ原子・分子など
- 半透膜：イオンなどに対する選択的な透過性をもつ膜（細胞膜を含む生体膜はその一種である）

4 拡散電位と平衡電位
- 拡散電位：イオンの拡散によって生じる膜電位
- 平衡電位：半透膜両側のイオンが移動し、拡散力・電気力などが平衡に達したときの膜電位

第2章 神経の基本機能

静止膜電位

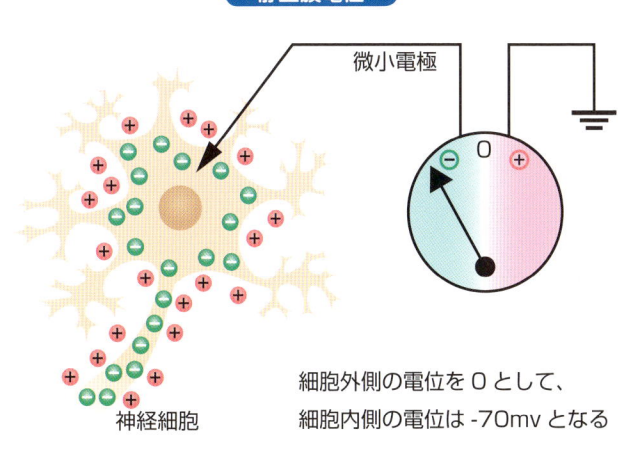

微小電極

細胞外側の電位を0として、
細胞内側の電位は-70mvとなる

神経細胞

静止状態の細胞におけるイオンの動き

細胞外

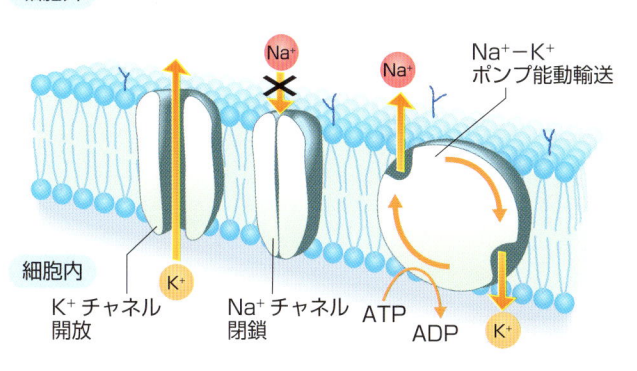

Na^+
Na^+
Na^+-K^+ポンプ能動輸送

細胞内

K^+チャネル開放
Na^+チャネル閉鎖
ATP
ADP
K^+

23

神経の基本機能

活動電位

◆神経や筋などの細胞では、興奮するときに一過性で脱分極性の膜電位変化(活動電位)を起こす。

1 活動電位
　神経細胞(ニューロン)では細胞外の刺激によって、静止膜電位から膜電位の変化を起こす。膜電位が一定値(閾電位)に達すると、膜電位がいきなり変化し、極性は0mVまで弱まり(脱分極)、さらに約+30mVまで逆転し(オーバーシュート)、その後は静止膜電位に戻る(再分極)。このような一連の膜電位の変化を活動電位という。
- 閾刺激：閾電位までの膜電位の変化を引き起こす刺激
- 閾上刺激：閾刺激より強い刺激
- 閾下刺激：閾刺激より弱い刺激
- 過分極：再分極の最終で、一時的に元の静止膜電位よりも「分極」した状態(行き過ぎ部分)

2 発生原理
① 刺激を受けていない神経細胞は、静止膜電位を約−70mVに維持している
② 刺激を受けると、膜電位が変化する
③ 刺激の強さに応じて、膜電位の値が変化する
④ 膜電位の変化が閾電位に達すると、それまで閉じていたNa^+チャネルが突然開く。Na^+がいきなり細胞内に流入するため、膜電位の極性が逆転し(脱分極)、細胞内が約+30mVに達し(オーバーシュート)、その後1秒程度でNa^+チャネルが再び閉じる(Na^+チャネル不活性化)
⑤ 多くのK^+チャネルは開口し、K^+が細胞外へ流出するため、細胞内は再び陰性化する(再分極)
⑥ Na^+-K^+イオンポンプの働きにより、静止膜電位に戻る

第2章 神経の基本機能

活動電位の構成

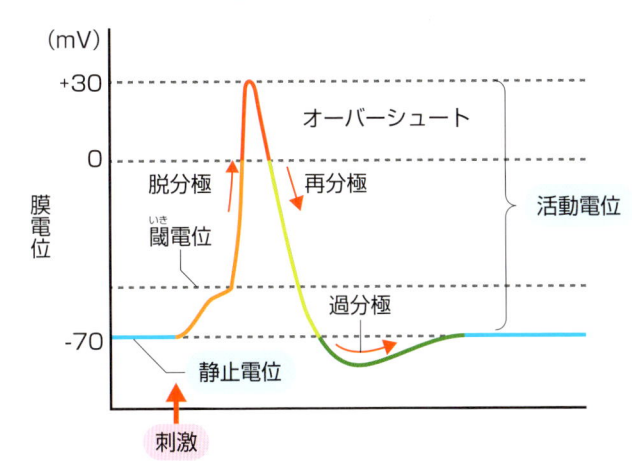

(mV)
+30 ───── オーバーシュート
0
脱分極　再分極
閾電位　　　　　　　　　　　活動電位
　　　　　　過分極
-70 ─────
静止電位

刺激

活動電位の発生

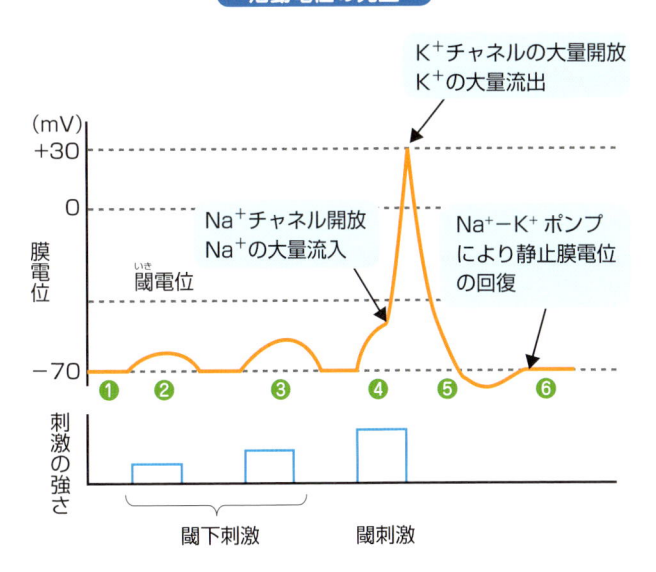

K⁺チャネルの大量開放
K⁺の大量流出

(mV)
+30
0
Na⁺チャネル開放　Na⁺-K⁺ポンプ
Na⁺の大量流入　により静止膜電位
閾電位　　　　　　の回復
-70
① ② ③ ④ ⑤ ⑥

刺激の強さ

閾下刺激　　閾刺激

3 全か無かの法則(all or none law)

閾刺激より弱い刺激(閾下刺激)で細胞膜の脱分極を起こしても、その刺激が除かれると、活動電位を発生せずに静止膜電位に戻る。刺激の強さを増やして、脱分極の大きさが閾電位に達すると、活動電位が発生する。ところで、さらに強い刺激(閾上刺激)を加えても、発生する活動電位の大きさは変わらない(さらに大きくはならない)。

すなわち、活動電位は発生するかどうかの違いはあっても、強さによる違いはない。活動電位の大きさは、その細胞膜によって決められ、刺激の強さに依存しない。

- 原因
  - 膜電位が閾電位に達しない限り、Na^+チャネルは大量開放しない。変化した分は、Na^+-K^+ポンプの働きによって再び静止膜電位に戻る
  - 膜電位が閾電位に達すると、Na^+チャネルが一気に大量開放し、活動電位が発生する

4 不応期

神経や筋細胞に閾刺激を繰り返し加えると、それに応じて活動電位が発生する。ところで、刺激の間隔を縮めると活動電位が発生しない期間が出てくる。この期間を不応期と呼ぶ。その後(数ミリ秒)正常に戻る。

❶ 絶対不応期：閾刺激より強い刺激(閾上刺激)を加えても、活動電位が発生しない期間である

❷ 相対不応期：閾刺激より強い刺激(閾上刺激)を加えると、活動電位が発生する期間である。刺激間隔の縮短に従って、閾電位は高くなる。すなわち、活動電位が発生しにくくなる

5 イオンチャネル

- 電位作動性チャネル：膜電位の変化によって開閉する
- リガンド作動性チャネル：特異的な化学物質との結合によって開閉する

閾下刺激、閾刺激、閾上刺激と活動電位の発生

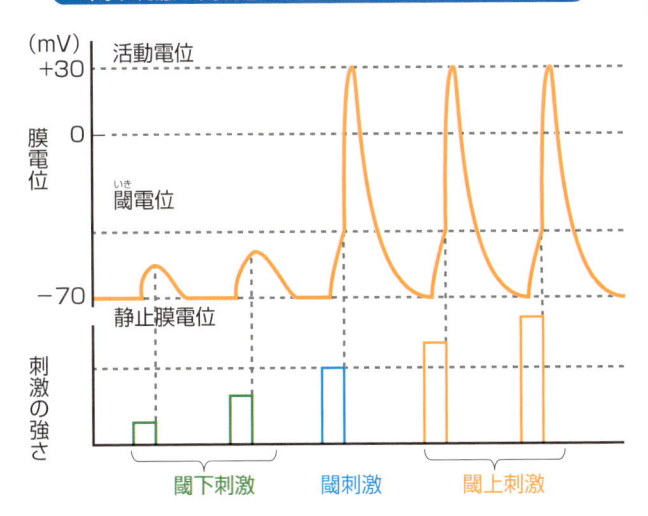

- 閾下刺激
- 閾刺激
- 閾上刺激

活動電位
閾電位
静止膜電位
膜電位 (mV)
刺激の強さ

活動電位の発生と不応期

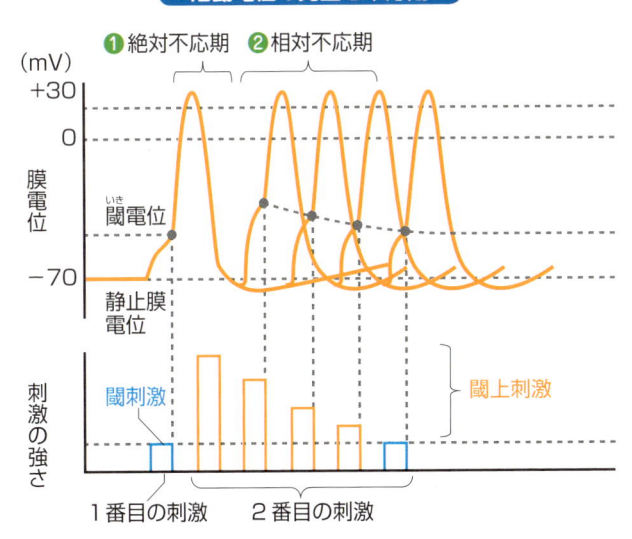

❶ 絶対不応期　❷ 相対不応期

閾電位
静止膜電位
膜電位 (mV)
刺激の強さ
閾刺激
閾上刺激
1番目の刺激　2番目の刺激

第2章 神経の基本機能

神経の基本機能

興奮の伝導

◆興奮が神経線維の中に移動することを興奮の伝導といい、その本質は活動電位の移動である。

1 興奮の伝導

神経細胞では、閾刺激によって活動電位（インパルス）が発生すると、同じ神経細胞の軸索（神経線維）に沿って伝播していく。これを興奮の伝導という。

その活動電位は同じ波形、同じ振幅を保って軸索全長に伝播する。

2 興奮伝導の仕組み

❶局所回路説（局所電流説）

無髄神経線維のある部分に刺激による活動電位が発生すると、興奮部と周囲の非興奮部の間に局所電流が発生し、この刺激によって隣接の非興奮部に活動電位が引き起こされ、興奮が伝播していく

❷跳躍伝導説

有髄神経線維の髄鞘は電気抵抗が高く（電気的絶縁）、髄鞘の部分は活動電位が発生せず、髄鞘のないランビエ絞輪の部分にだけ活動電位が発生する。この刺激によって隣のランビエ絞輪の部分にも活動電位が引き起こされる

3 興奮伝導の三原則

❶両側伝導：神経線維の一部を刺激すると、興奮はその点から始まって神経線維の両方向に伝導する

❷絶縁伝導：1本の神経線維が興奮を伝導するときに、その興奮を隣接する神経線維には伝えない

❸不減衰伝導：神経線維の直径が一定ならば、興奮の強さと伝導速度は伝導中に変化しない

無髄神経線維の興奮伝導

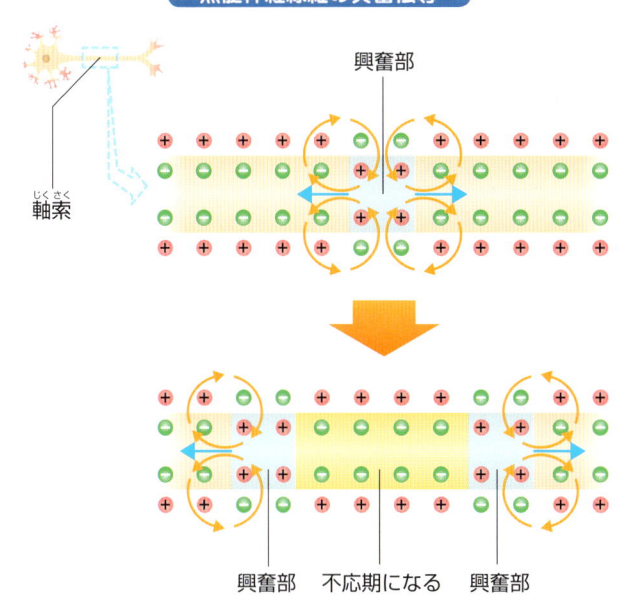

軸索(じくさく)

興奮部

興奮部　不応期になる　興奮部

有髄神経線維の興奮伝導

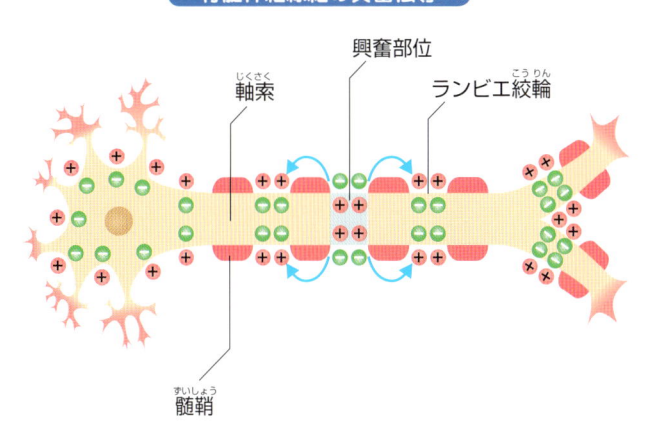

軸索(じくさく)
興奮部位
ランビエ絞輪(こうりん)
髄鞘(ずいしょう)

第2章　神経の基本機能

4 伝導の速度を影響する因子
①**直径**：神経線維の直径が太いほど速い
②**髄鞘**：無髄より有髄神経線維のほうが速い
③**閾値**：神経線維の閾値が低いほど速い
④**温度**：温度が高いほど速い

5 神経線維の種類、伝導速度及び機能の関係
①**文字式分類**：すべての神経線維は、その直径、または興奮の伝導速度によってA・B・Cの3群に分けられ、直径の太い(速度の速い)ほうからA線維・B線維・C線維と呼ばれる。A線維は、さらにα・β・γ・δの4種に分けられる
②**数字式分類**：感覚神経は、直径、または興奮の伝導速度によってⅠ・Ⅱ・Ⅲ・Ⅳの4群に分けられる。Ⅰ群は、さらにⅠa・Ⅰbの2種に分けられる

神経線維の種類、伝導速度及び機能の関係

神経の分類		有髄／無髄	直径（μm）
①文字式	②数字式		
Aα		有髄	15〜20
	Ⅰa(GⅠa)	有髄	15〜20
	Ⅰb(GⅠb)	有髄	15〜20
Aβ	Ⅱ(GⅡ)	有髄	5〜20
Aγ		有髄	3〜6
Aδ	Ⅲ(GⅢ)	有髄	2〜5
B		有髄	<3
C		無髄	0.5〜1
	Ⅳ(GⅣ)	無髄	0.5〜1

有髄神経と無髄神経の伝導速度

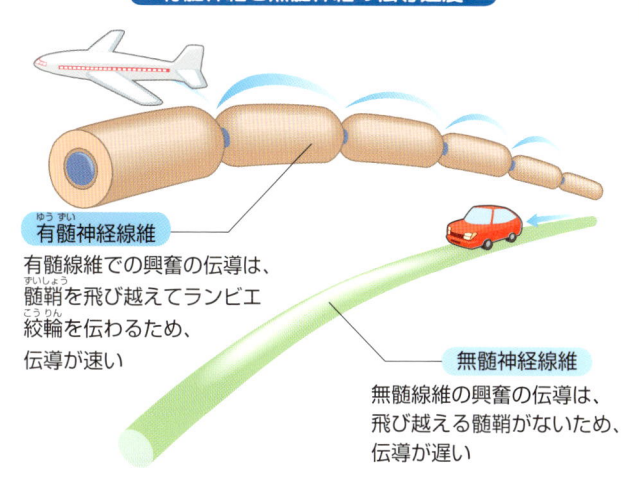

有髄神経線維
有髄線維での興奮の伝導は、髄鞘を飛び越えてランビエ絞輪を伝わるため、伝導が速い

無髄神経線維
無髄線維の興奮の伝導は、飛び越える髄鞘がないため、伝導が遅い

伝導速度（m/sec）		機能
70～120	運動神経	骨格筋
70～120	感覚神経	筋紡錘のらせん終末
70～120	感覚神経	ゴルジの腱器官
30～70	感覚神経	筋紡錘の散形終末、触・圧覚
15～30	運動神経	筋紡錘錘内筋
12～30	感覚神経	痛覚、温度覚
3～15	自律神経	節前線維
0.5～2	自律神経	節後線維
0.5～2	感覚神経	痛覚、温度覚

第2章 神経の基本機能

神経の基本機能

興奮の伝達

◆興奮が1つのニューロンからほかのニューロンに伝わる現象を、興奮の伝達(シナプス伝達)という。

1 興奮伝達の仕組み
① 活動電位がシナプス前ニューロンの終末(シナプス小頭)に伝導する
② Ca^{2+}チャネルが開放し、Ca^{2+}が細胞内に流入する
③ シナプス小胞が移動し、シナプス間隙に神経伝達物質を放出する
④ 神経伝達物質がシナプス後膜の受容体と結合する
⑤ 興奮性シナプスでは、イオンチャネルが開放し、Na^+が細胞内に流入し、脱分極が起こり、活動電位が発生する

2 興奮伝達の特徴
① 一方向き伝達：興奮は、シナプス前ニューロンからシナプス後ニューロンへと伝わり、逆方向に伝わらない
② 興奮性と抑制性：興奮性シナプスと抑制シナプスの2種類がある
③ シナプス遅延：興奮の伝達は、約0.3〜0.5秒の遅れがある
④ 加重(促通)：空間的加重(促通)と時間的加重(促通)がある
⑤ 易疲労：伝達が繰り返し続くと、疲労しやすい
⑥ 特定の伝達物質：それぞれのシナプスには特定の伝達物質のみによって、興奮伝達が起こる
⑦ 環境や薬の影響：さまざまな薬によって、興奮伝達が促進または抑制される
⑧ 可塑性：シナプス前ニューロンを繰り返し刺激すると、興奮伝達の効率が上昇する。また、神経細胞は分裂しないが、軸索が分枝し、シナプス結合の再生・再構築ができる

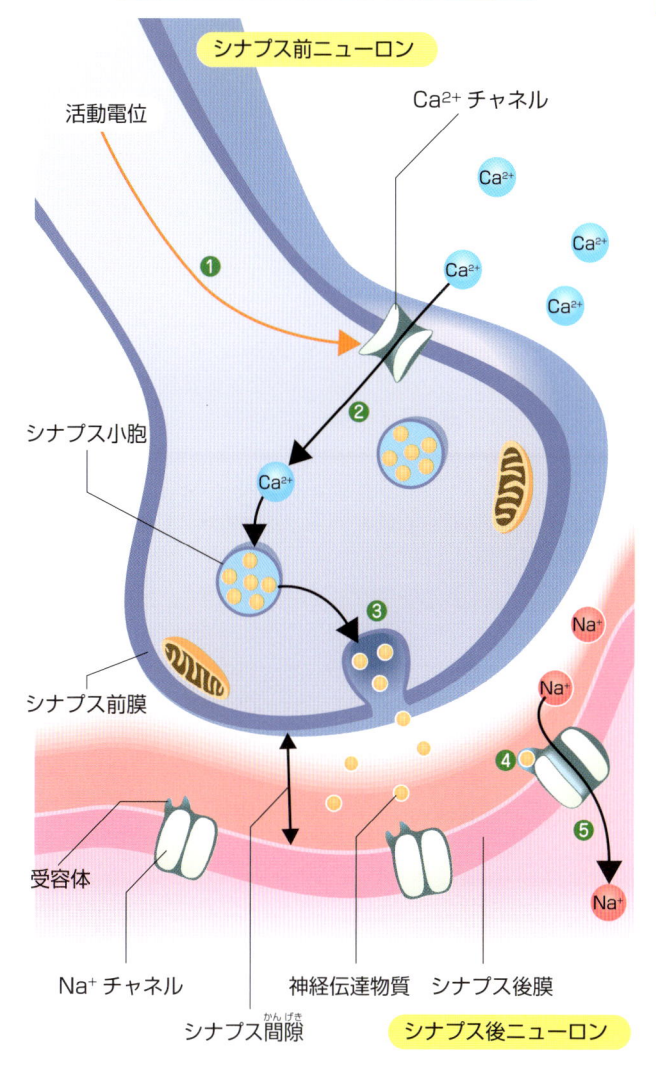

興奮性シナプスにおける興奮の伝達

- 活動電位
- Ca²⁺ チャネル
- Ca²⁺
- シナプス前ニューロン
- シナプス小胞
- シナプス前膜
- 受容体
- Na⁺ チャネル
- 神経伝達物質
- シナプス間隙
- シナプス後膜
- シナプス後ニューロン

第2章 神経の基本機能

33

3 加重(促通)

神経細胞や筋細胞に複数の刺激を加えると、その効果が単独の刺激の効果の和よりも大きくなる現象を加重(促通)という。

- ❶空間加重：1つの終末による興奮性シナプス後電位が小さくて閾電位に達しない場合でも、もう1つの終末からインパルスを受けると、閾電位に達して活動電位が発生する
- ❷時間加重：1回目のインパルスで閾電位に達しない場合でも、続けて同じ終末の2回目のインパルスを受けると、閾電位に達して活動電位が発生する

4 興奮性シナプスと抑制性シナプス

- 興奮性シナプス：シナプス前ニューロンの興奮により、シナプス後膜は脱分極(興奮性シナプス後電位：EPSP)の変化を起こす
- 抑制性シナプス：シナプス前ニューロンの興奮により、シナプス後膜は過分極(抑制性シナプス後電位：IPSP)の変化を起こす

  抑制部位により、シナプス前抑制とシナプス後抑制の2種類に分かれる

5 神経伝達物質

神経伝達物質とは、シナプスにおいて興奮伝達の媒介を行う化学物質である。

- 興奮性伝達物質：アセチルコリン(Ach)、グルタミン酸など
- 抑制性伝達物質：γ-アミノ酪酸(GABA)、ドーパミン、グリシン、セロトニン(5-HT)など
- 興奮・抑制性伝達物質(興奮性になるか、抑制性になるかは、受容体に依存)：ノルアドレナリン(ND)など

6 シナプス結合のパターン(神経回路)

❶発散、❷収束、❸フィードフォワード抑制、❹側方抑制、❺反回抑制、❻脱抑制(抑制の抑制)

第2章 神経の基本機能

興奮性シナプス後電位の空間加重と時間加重

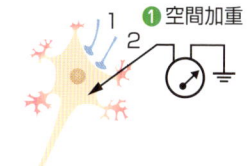

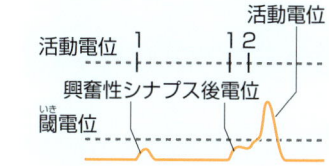

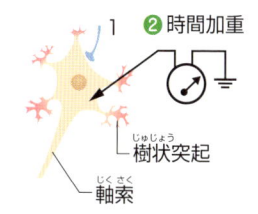

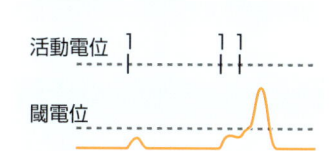

❶ 空間加重

活動電位 活動電位
興奮性シナプス後電位
閾(いき)電位

❷ 時間加重

樹状(じゅじょう)突起
軸索(じくさく)

活動電位
閾電位

シナプス結合のパターン（神経回路）

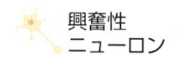

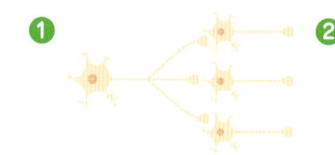

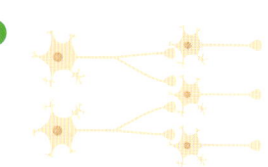

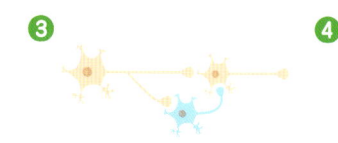

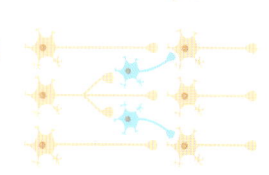

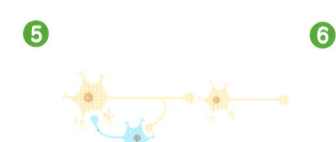

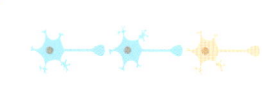

興奮性ニューロン　抑制性ニューロン

❶

❷

❸

❹

❺

❻

35

第2章 確認問題

（　）の中から最も適当な言葉を1つ選んでください。

1. 神経伝導の三原則とは、(❶一方向・不減衰・絶縁　❷両方向・減衰・絶縁　❸両方向・不減衰・絶縁)である。
2. 有髄神経より無髄神経のほうの興奮伝導が(❶速い　❷遅い　❸強い)。
3. 軸索が切断されると、そこから(❶末梢側　❷中枢側　❸両側)へ変性が生じ、これをワーラー変性という。
4. 神経(❶細胞体側　❷軸索側　❸両側)への変性は、逆行変性と呼ばれる。
5. (❶神経線維　❷感覚神経　❸運動神経)は、伝導速度によってA、B、C群などに分類される。
6. (❶神経線維　❷感覚神経　❸運動神経)は、伝導速度によってⅠ、Ⅱ、Ⅲ群などに分類される。
7. (❶細胞体　❷樹状突起　❸軸索)は、ニューロンの「出力系」である。
8. 神経細胞外より細胞内は(❶Na$^+$　❷K$^+$　❸Ca^{2+})が多い。
9. (❶アセチルコリン　❷ノルアドレナリン　❸γ-アミノ酪酸)は、抑制性神経伝達物質である。
10. 電気刺激に対する閾値が(❶高い　❷低い)と、興奮の伝達が速い。
11. (❶膜内外イオンの濃度差　❷膜のイオン透過性の一致　❸イオンポンプの働き)は、静止膜電位形成の原因でない。
12. 活動電位発生の主因とは、細胞膜の(❶イオン透過性の激増、❷イオン透過性の激減)である。
13. 脱分極発生の主因は、(❶Na$^+$　❷K$^+$　❸Ca^{2+})の細胞内への大量流入である。
14. 再分極発生の主因は、(❶Na$^+$　❷K$^+$　❸Ca^{2+})の細胞外への大量流出である。
15. シナプス小胞の移動と伝達物質放出の主因は、(❶Na$^+$　❷K$^+$　❸Ca^{2+})の神経細胞内への大量流入である。

解答は269ページ

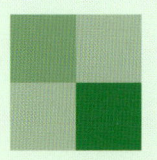

第3章 筋肉の基本機能

筋肉の基本機能

筋肉と筋線維

◆筋肉は筋線維（筋細胞）からなる。収縮によって張力を発生させ、体や内臓に運動をさせたり、姿勢を維持したりする。

1 筋肉の分類

筋肉は神経と同じように刺激を受けて興奮し、活動電位を生じるが、神経と違って、興奮すると収縮する性質をもつ。

筋肉にはその構造と機能により、下記の分類方法がある。
- 一般的：❶骨格筋、❷心筋、❸平滑筋
- 組織学的：❶横紋筋（骨格筋と心筋）、❷平滑筋
- 機能的：❶随意筋（骨格筋）、❷不随意筋（心筋と平滑筋）

2 骨格筋線維の分類

構造と収縮の特徴により、下記の分類方法がある。
- 筋の色により：❶赤筋、❷白筋＊
- 組織化学・生化学により：❶タイプⅠ、❷タイプⅡa、❸タイプⅡb
- 収縮の速度により：❶遅筋、❷速筋
- そのほかの分類：❶S型、❷FR型、❸FF型

＊古くから骨格筋は、色の違いによって赤筋と白筋に分けられてきたが、ほとんどの筋肉は何種類かの異なる筋線維よりなることがわかった

3 平滑筋の分類

❶**単ユニット平滑筋**：筋細胞群が１つのユニットとして機能する。例 消化管・子宮平滑筋

❷**多ユニット平滑筋**：自動性はなく、骨格筋に似ている。例 瞳孔括約筋・瞳孔散大筋・毛様体筋・血管壁平滑筋

4 心筋の分類

❶**固有心筋**：心房・心室全体の収縮

❷**特殊心筋**：興奮の生成と心臓全体への興奮伝導

各種筋肉の特徴

	骨格筋	心筋	平滑筋
構造	横紋筋	横紋筋	平滑筋
筋線維の長さ(cm)	2〜20	0.1	0.1
筋線維の太さ(μm)	50〜100	10〜20	2〜10
電気刺激の閾値	低い	中等度	高い
単収縮持続時間(sec)	0.1	0.5	1〜10
興奮伝導速度(m/sec)	2〜5	0.2〜0.4	0.02〜0.04
所在	骨格に付着	心臓壁	内臓・血管
神経支配	運動神経	自律神経*	自律神経*
機能	随意運動、姿勢維持	心臓の自動拍動	自律運動、張力維持

*心筋と一部の平滑筋は神経支配を受けなくても自発性的な興奮・収縮ができる

各種骨格筋線維の特徴

	赤筋	赤筋	白筋
別名	タイプI 遅筋 S型	タイプIIa 速筋 FR型	タイプIIb 速筋 FF型
収縮速度	遅い	速い	速い
張力発揮	小さい	中間	大きい
疲労	遅い(しにくい)	中間	速い(しやすい)
ATP供給	酸化(有酸素)	酸化・解糖	解糖(無酸素)
グリコーゲン	少ない	中間	多い
ミオグロビン	多い	多い	少ない
ミトコンドリア	多い	多い	少ない
毛細血管	多い	多い	少ない

筋肉の基本機能

骨格筋の構造

◆骨格筋は多数の**筋線維**(筋細胞)で構成され、筋線維はさらに**筋原線維**から構成される。

　各種の筋肉の構造は基本的に類似しているが、**骨格筋**の構造は規則正しいので、より理解がしやすい。

1 骨格筋の特徴
- 骨格筋は**腱**で**骨**に付着するが、**腱**は**収縮しない**。骨格筋は体重の**40〜45％**を占め、その主成分は**20％**の蛋白質と、**75％**の水である
- 骨格筋細胞は糸のように細長いため、**筋線維**ともよばれる。**細胞核**が非常に**多く**、数百〜数千の多数の核が細胞**辺縁部**に散在している

2 骨格筋の構成
- 筋肉←筋線維束(筋束)←**筋線維**(筋細胞)←筋原線維束←**筋原線維**←筋フィラメント束←**筋フィラメント**(**太いフィラメント＋細いフィラメント**)
- **筋原線維**：太いフィラメント(**ミオシン**という蛋白質からなる)と、細いフィラメント(**アクチン**という蛋白質からなり、**トロポミオシン・トロポニン**という蛋白質が付いている)
- **A帯**(暗帯)：幅は**太いフィラメントの長さ**に相当するため、筋収縮時に**短縮しない**
- **I帯**(明帯)：**太いフィラメントの間の幅**であるため、筋収縮時に**短縮する**
- **H帯**：A帯の真中に、**細いフィラメントの間の幅**であるため、筋収縮時に**短縮する**
- **Z膜**(Z線)：I帯の中央部で、筋節と筋節の**つなぎ目**である
- **筋節**(サルコメア)：Z膜とZ膜の間で、**筋収縮**の**基本単位**である

40

骨格筋の構造

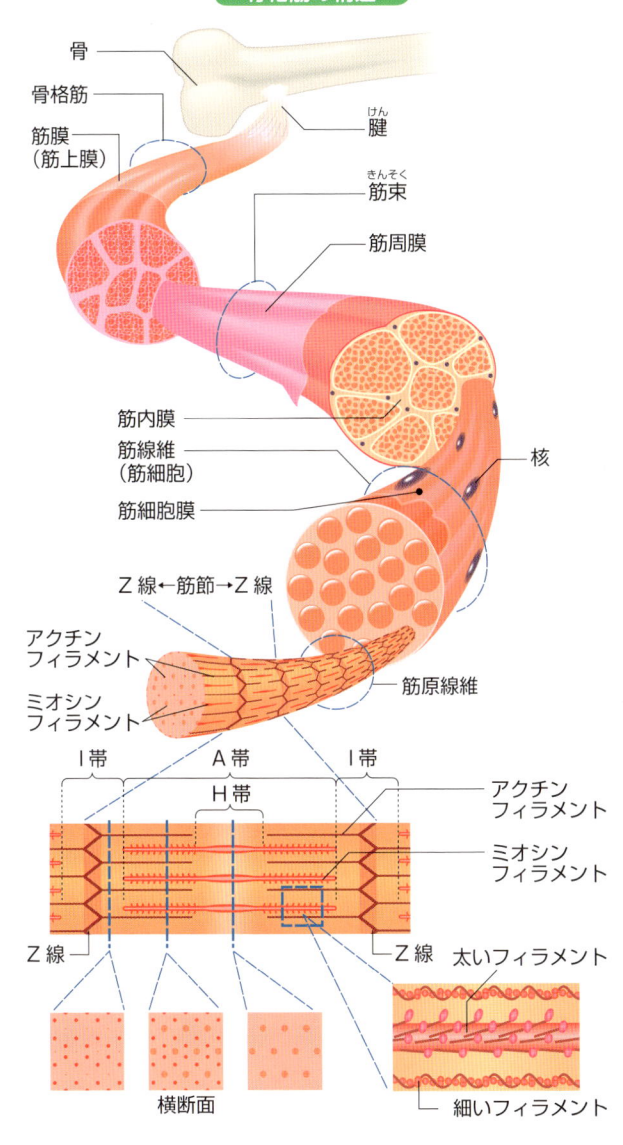

第3章 筋肉の基本機能

- 骨
- 骨格筋
- 筋膜（筋上膜）
- 腱
- 筋束（きんそく）
- 筋周膜
- 筋内膜
- 筋線維（筋細胞）
- 筋細胞膜
- 核
- Z線 ← 筋節 → Z線
- アクチンフィラメント
- ミオシンフィラメント
- 筋原線維
- I帯
- A帯
- H帯
- アクチンフィラメント
- ミオシンフィラメント
- Z線
- 太いフィラメント
- 横断面
- 細いフィラメント

41

筋肉の基本機能

骨格筋の興奮と収縮

◆骨格筋を支配する運動神経の興奮によって骨格筋細胞膜の興奮が起こり、筋フィラメントが滑走し、筋肉が収縮する。

1 運動神経の興奮から筋細胞膜の興奮まで

❶運動神経の興奮→❷神経終末小胞からアセチルコリン（ACh）の放出→❸筋細胞膜のニコチン性アセチルコリン受容体との結合→❹イオンチャネルの開放→❺Na^+の細胞内への流入→❻筋細胞膜の脱分極→❼活動電位の発生（興奮）

2 筋細胞膜の興奮から筋細胞の収縮・弛緩まで

❶筋細胞膜の興奮→❷横行小管（T管）の興奮伝導→❸筋小胞体興奮→❹筋小胞体からCa^{2+}の放出→❺Ca^{2+}とトロポニンの結合→トロポミオシンの動き→ミオシン作用部位の露出→❻架け橋の運動→❼筋フィラメントの滑走→❽筋細胞の収縮→❾筋小胞体のCa^{2+}の回収→❿Ca^{2+}とトロポニンの結合の解除→⓫筋細胞の弛緩

3 神経筋接合部

運動神経終末と筋細胞膜の結合部位は神経筋接合部と呼ばれ、シナプスの一種である。ここで働く神経伝達物質はアセチルコリン（ACh）で、使用済みのアセチルコリンを取り除くのはアセチルコリンエステラーゼ（AChE）という酵素である。

- 神経毒の例
  - クラーレ：ACh受容体との競合性結合により、筋細胞膜（終板）の脱分極ができず、筋肉が麻痺する
  - サリン：AChEとの競合性結合により、AChがシナプス間隙に蓄積され、筋肉が興奮し続き、痙攣が起こる

- 病気の例
  重症筋無力症：自己免疫により、ACh受容体が破壊され、筋肉が興奮・運動できなくなる

第3章 筋肉の基本機能

運動神経の興奮から筋細胞膜の興奮まで

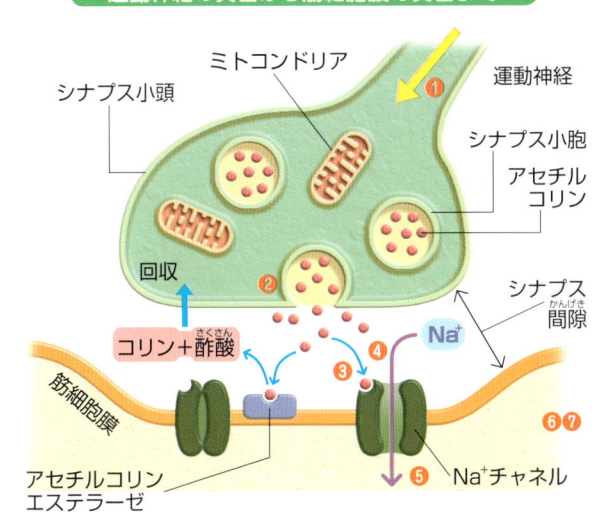

- ミトコンドリア
- シナプス小頭
- 運動神経 ❶
- シナプス小胞
- アセチルコリン
- 回収 ❷
- コリン+酢酸
- Na⁺
- ❸ ❹
- シナプス間隙
- 筋細胞膜
- アセチルコリンエステラーゼ
- ❺ Na⁺チャネル
- ❻ ❼

筋細胞膜の興奮から筋細胞の収縮・弛緩まで

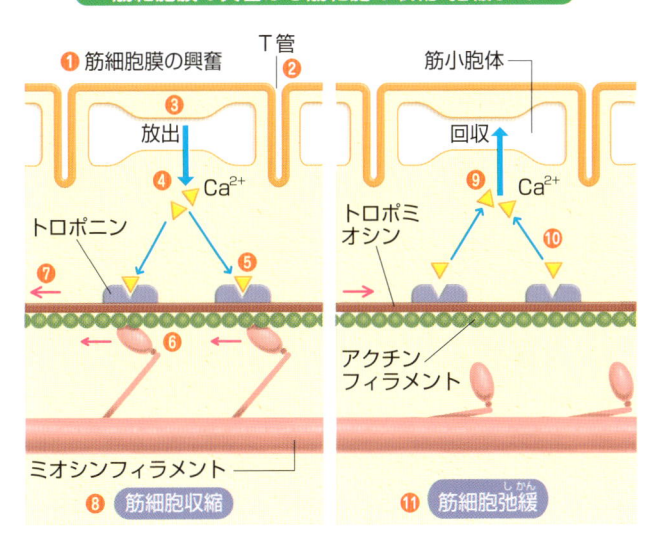

- ❶ 筋細胞膜の興奮
- T管 ❷
- ❸ 放出
- ❹ Ca^{2+}
- トロポニン
- ❺
- ❻
- ❼
- ミオシンフィラメント
- ❽ 筋細胞収縮

- 筋小胞体
- ❾ 回収 Ca^{2+}
- トロポミオシン
- ❿
- アクチンフィラメント
- ⓫ 筋細胞弛緩

4 運動単位と神経支配比

- 運動単位：1本の運動神経とそれに支配されている筋線維群（同時に興奮・収縮する）
- 筋収縮の程度に対する影響
  1. 運動単位の興奮頻度
  2. 活動する運動単位の数
  3. 各運動単位活動のタイミングの一致（同期化）
- 神経支配比：1本の運動神経によって支配される筋線維の数
- 筋肉の役割による神経支配比の違い
  1. 精密な運動に関与する筋肉（指の筋、眼筋）のほうが小さい
  2. 強力な運動に関与する筋肉（体幹筋、四肢の近位筋）のほうが大きい

5 筋電図

筋収縮時の筋細胞膜の高頻度活動電位を記録したものを筋電図と呼ぶ。

- 針筋電図：針電極を筋肉内に刺入し、筋線維の活動電位を直接導出し、記録する。同芯単極針電極・同芯双極針電極・単極針電極・多極針電極がある
- 表面筋電図：皮膚表面電極を用いて筋の活動電位を導出し、記録する。電極により、単極誘導法と双極誘導法がある
- 誘発筋電図：末梢神経を電気刺激し、その支配下の筋が発生する活動電位を記録する。刺激の強さにより、M波・H波・F波・S波が見られる
- 異常筋電図：神経や筋の異常により、筋の活動電位の出現や波形が正常筋の場合と異なったり、正常範囲を超えたりする。安静時異常筋電図と運動時異常筋電図がある

運動単位

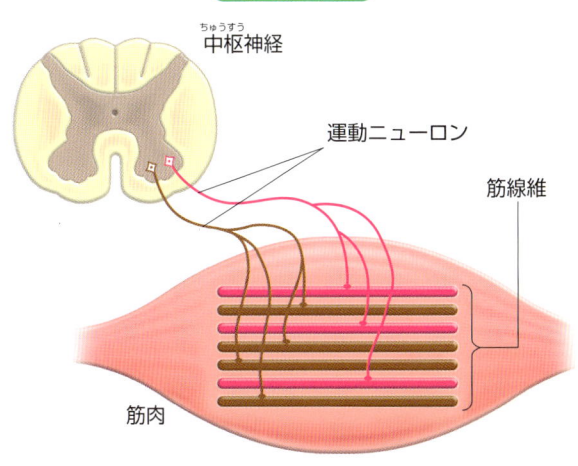

中枢神経
運動ニューロン
筋線維
筋肉

※2つの運動単位を2色で示し、それぞれの神経支配比は4と3となる

誘発筋電図

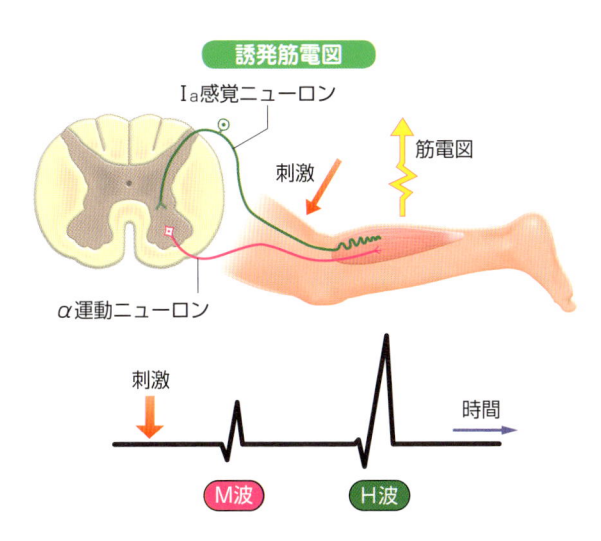

Ia感覚ニューロン
刺激
筋電図
α運動ニューロン

刺激
M波　H波
時間

※M波は直接α運動ニューロンの興奮により発生するが、H波はIa感覚ニューロンを介し発生する。

第3章 筋肉の基本機能

6 筋収縮のエネルギー

- 筋肉収縮・弛緩のエネルギー源：ATP（アデノシン３リン酸）の分解
- ATPの使用
  1. 筋肉の収縮……架け橋の運動
  2. 筋肉の弛緩……筋小胞体へのCa^{2+}回収
  3. 架け橋の解離
- ATPの分解
  ATP→ADP＋リン酸（P）＋エネルギー
- ATPの合成
  1. クレアチンリン酸（CP）の分解により（ローマン反応）
     ADP＋CP→ATP＋クレアチン（C）
  2. グルコースの分解により
     (a) 解糖（無酸素）
        グルコース１分子→ATP2分子＋乳酸
     (b) 酸化（有酸素、TCA回路）
        グルコース１分子→ATP38分子＋CO_2＋H_2O

7 筋肉の疲労と疲労の回復

- 疲労：長期間、反復刺激→筋肉内のATP減少、乳酸などの増加、筋細胞膜興奮性の低下→収縮力の低下
- 疲労の回復：刺激停止→筋肉内のATP増加、乳酸などの減少、筋細胞膜興奮性の増加→収縮力の回復
- 筋疲労の疲労物質：乳酸

8 筋の熱発生

- 熱の発生：骨格筋は運動器官であるが、体熱産生の最も大きな器官である。筋運動により、消費エネルギーの50〜70%は体熱に変わる
- 熱の種類
  1. 初期熱—筋収縮期に発生する熱で、かかる時間が短い
  2. 回復熱—筋弛緩期に発生する熱で、かかる時間が長い

ATPの合成

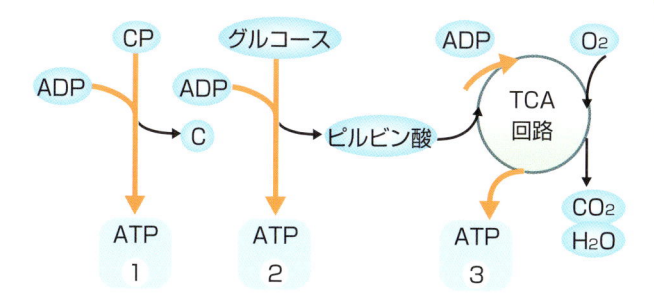

- CP + ADP → C + ATP ①
- グルコース + ADP → ピルビン酸 + ATP ②
- ピルビン酸 → TCA回路 (+ADP, O_2) → ATP ③ + CO_2 + H_2O

1 クレアチンリン酸の分解
2 グルコースの解糖
3 グルコースの酸化

筋疲労と疲労の回復

収縮力の低下

縦軸：筋張力／刺激
横軸：時間

刺激の持続 → 刺激の停止 → 刺激の持続

筋肉の基本機能

骨格筋収縮の様式

◆ 実験動物の生体から摘出した骨格筋（全筋）に電気刺激で収縮を起こし、筋肉収縮の様式を解明する。

1 筋肉の張力と負荷
- 筋肉の張力：収縮時、筋肉が物体に及ぼす力
- 筋肉の負荷：収縮時、物体が筋肉にかかる力

2 等尺性収縮と等張力性収縮
- 等尺性収縮（静的収縮）：筋の長さが一定
- 等張力性収縮（動的収縮）：筋の張力が一定

3 単収縮
- 単収縮：1回の活動電位に対応する筋肉の収縮・弛緩
- 単収縮の持続時間：筋の種類によって異なる
  1. 精密な速い運動に関する筋肉：短い（弱い）
  2. 粗大な持続的な運動に関する筋肉：長い（強い）

4 収縮の加重と強縮
- 加重：複数の単収縮が重なり合って、張力は大きくなる
- 強縮：複数の単収縮が融合し、弛緩せず、収縮したままの状態となる

5 筋肉の長さと張力の関係
- 静止張力（受動張力）：弛緩している筋肉を引き伸ばして発生する張力
- 静止長：静止張力が発生し始まるときの長さ
- 活動張力：強縮による張力
- 全張力：活動張力＋静止張力（受動張力）
- 最大張力の発生（活動張力）：静止長付近、架け橋の結合が完全になったときの張力

6 筋肉収縮の速度と張力の関係
- 筋肉は収縮速度が増加すると、張力が減少する

単収縮、収縮の加重と強縮

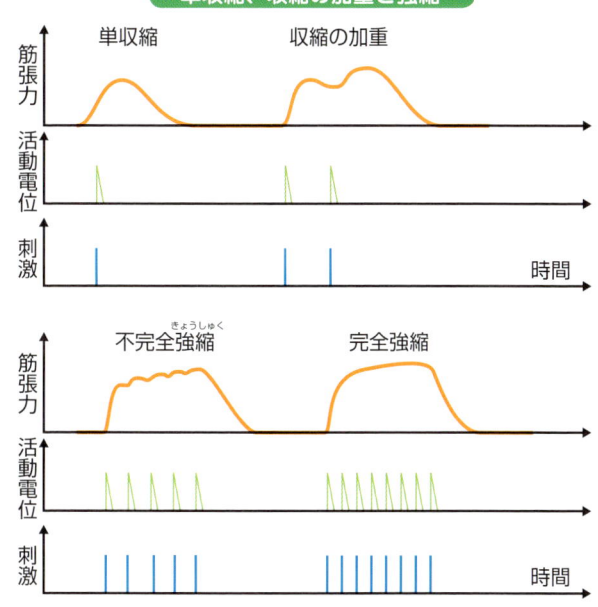

筋張力 / 単収縮 / 収縮の加重
活動電位
刺激 / 時間

筋張力 / 不完全強縮 / 完全強縮
活動電位
刺激 / 時間

筋肉の長さと張力の関係

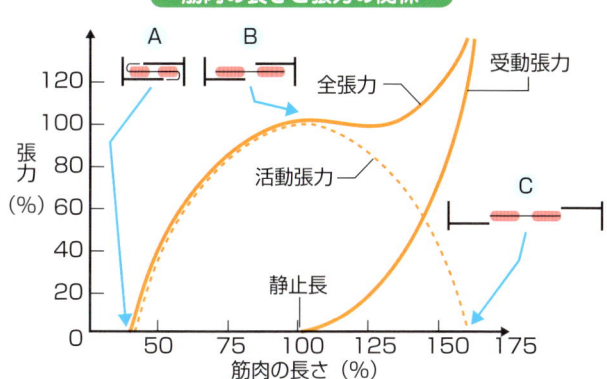

張力（%）: 0, 20, 40, 60, 80, 100, 120
筋肉の長さ（%）: 50, 75, 100, 125, 150, 175

全張力 / 受動張力 / 活動張力 / 静止長

A 筋肉の長さ＜静止長　　C 筋肉の長さ＞静止長
B 筋肉の長さ＝静止長

筋肉の基本機能

平滑筋と心筋

◆人体には体を動かす骨格筋のほかに、心筋と平滑筋がある。これらは、運動神経の支配を受けない不随意筋である。

1 平滑筋

平滑筋は消化管・血管・気管支・尿管・膀胱・子宮などの中空性器官壁の筋層を形成する。ほかに、眼球の毛様体筋、皮膚の立毛筋、外分泌腺の筋上皮としても存在する。

- 平滑筋の形態

  紡錘形・単核であり、横紋が見られない（筋フィラメントがあるが、数が少なく、並び方が不規則）

- 平滑筋の分類

  ❶単ユニット平滑筋（内臓平滑筋）：筋細胞どうしの間にギャップ結合があり、興奮を隣に伝え、筋細胞群が1つのユニットとして機能する

  ゆるやかな膜電位が律動的に変動し、活動電位が起こり、自発的に収縮が発生する（自動性）。例 消化管・子宮平滑筋

  ❷多ユニット平滑筋：自動性はなく、神経の支配（反射的）によって収縮が行われる。例 瞳孔括約筋・瞳孔散大筋・毛様体筋、血管壁の平滑筋

- 平滑筋の収縮と弛緩

  ❶収縮：骨格筋と同じ、架け橋（連絡橋）の動きにより、筋フィラメント間の滑走が行われる。ただし、トロポニンが少ないので、Ca^{2+}はカルモジュリンという蛋白質と結合し、筋収縮が行われる

  平滑筋では筋小胞体の発達がよくないので、筋収縮のためのCa^{2+}は筋細胞外からの流入に依存する。すなわち、細胞膜の各種Ca^{2+}チャネルの状況に依存する

  ❷弛緩：Ca^{2+}がカルモジュリンから離れ、筋肉が弛緩する

平滑筋を支配する自律神経終末部

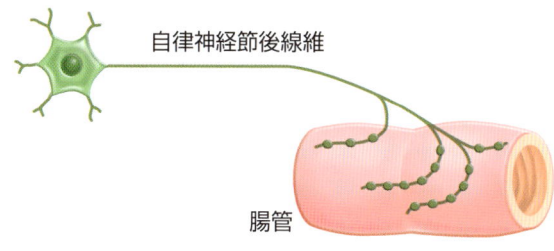

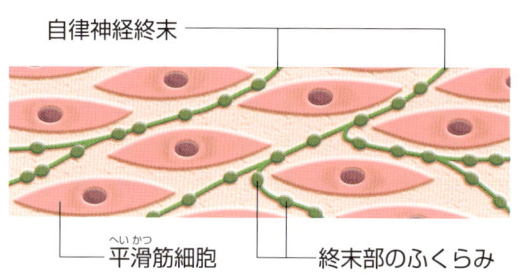

自律神経節後線維

腸管

自律神経終末

平滑筋細胞　　終末部のふくらみ

単ユニット平滑筋のギャップ結合

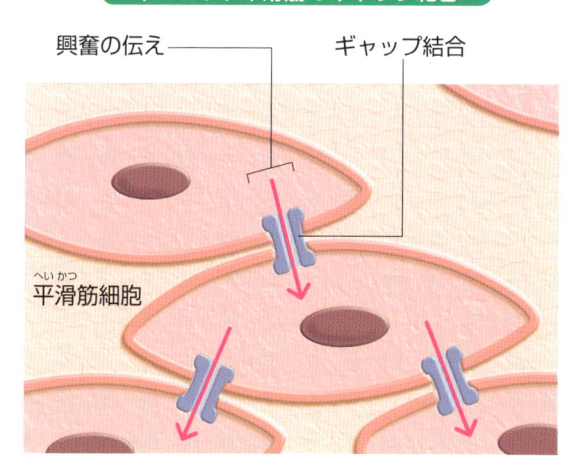

興奮の伝え　　ギャップ結合

平滑筋細胞

- 平滑筋の特徴(骨格筋と比較)
  ❶横紋が見られない
  ❷横行小管(T管)がない
  ❸自律神経支配を受ける
  ❹自律神経線維のふくらみ構造が存在する
  ❺静止膜電位が浅い(-50〜-60mV)
  ❻活動電位の持続時間が長い
  ❼自発性活動電位が見られる
  ❽収縮・弛緩が遅い

2 心筋

心臓の壁を作るのは心筋であり、骨格筋のような横紋をもつ。運動神経の支配を受けず、平滑筋のような不随意筋である。

- 心筋細胞
  心筋細胞は骨格筋のような横紋が見られるが、骨格筋より短く、さらに枝分かれして、網の目のように連なっている。筋細胞間にギャップ結合がある
- 心筋の興奮と収縮
  ❶興奮:歩調とり電位(歩調とり細胞の脱分極)→心筋(固有心筋)膜のNa^+チャネルの開放→Na^+の細胞内流入→脱分極の開始→Ca^{2+}チャネルの開放→Ca^{2+}の細胞内流入→脱分極の持続(プラトー相)→Ca^{2+}チャネルの閉鎖、K^+チャネルの開放→再分極の開始→イオンポンプにより静止膜電位の回復
  ❷収縮:ギャップ結合による筋細胞どうし間の興奮伝導→心房全体または心室全体が同時に収縮・弛緩する
- 心筋の特徴
  ❶横紋が見られる
  ❷自発性の収縮(歩調取り細胞の存在)
  ❸機能的合胞体(心房・心室全体の同時収縮)
  ❹不応期が長い(加重、強縮が起こらない)

平滑筋の自発性活動電位の発生と筋収縮

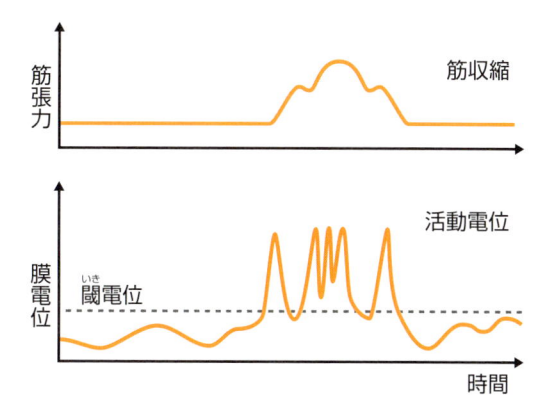

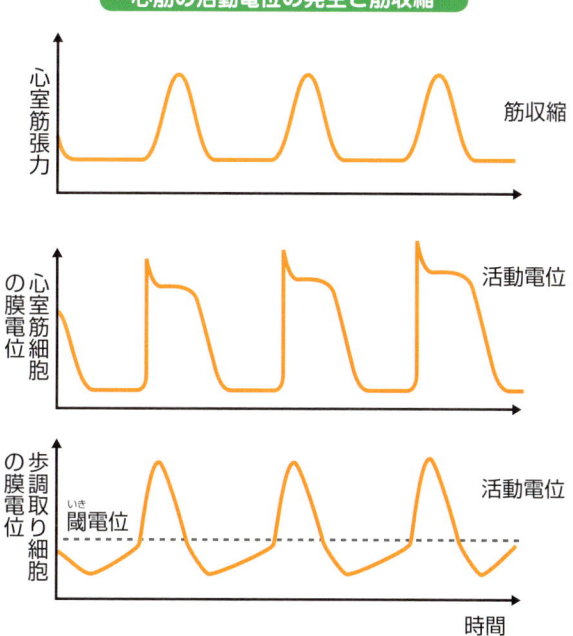

筋張力 — 筋収縮

膜電位 — 活動電位
閾電位
時間

心筋の活動電位の発生と筋収縮

心室筋張力 — 筋収縮

心室筋細胞の膜電位 — 活動電位

歩調取り細胞の膜電位 — 活動電位
閾電位
時間

第3章 筋肉の基本機能

第3章 確認問題

（　）の中から最も適当な言葉を1つ選んでください。

1. 骨格筋細胞は筋線維とも呼ばれ、（❶単核　❷多核　❸無核）細胞である。
2. 横行小管(T管)は（❶A帯　❷H帯　❸Z膜）付近に存在し、活動電位を細胞の内部まで伝える。
3. 筋小胞体は（❶Na⁺　❷K⁺　❸Ca²⁺）を多く含み、筋肉収縮のときに、これを放出する。
4. 1回の活動電位に対応して、筋肉が収縮・弛緩する過程を（❶単収縮　❷加重　❸強縮）という。
5. 心筋の不応期は長いため、（❶強縮　❷加重　❸単収縮）しか起こらない。
6. 自動性をもっていないのは、（❶骨格筋　❷心筋　❸平滑筋）である。
7. 筋質量の（❶75%　❷50%　❸20%）は、蛋白質である。
8. 骨格筋の収縮に関する神経伝達物質は、（❶アセチルコリン　❷アドレナリン　❸ノルアドレナリン）である。
9. 筋の発生する張力は、筋の断面積に（❶比例する　❷反比例する　❸関与しない）。
10. （❶リン酸　❷乳酸　❸尿酸）の蓄積は、筋疲労の重要な化学的原因である。
11. 1本の（❶自律神経　❷感覚神経　❸運動神経）が何個の筋線維を支配しているかを、神経支配比という。
12. 一般的に神経支配比は、精緻な働きをする指・舌などの筋ほど（❶大きい　❷小さい）。
13. タイプⅡよりタイプⅠの筋線維は、（❶解糖系酵素活性が低い、❷疲労しやすい、❸収縮が速い）。
14. （❶ミトコンドリア、❷ミオグロビン、❸フィラメント）の滑走により、筋収縮が起こる。
15. 筋収縮の張力は筋長の変化により、（❶変化する、❷変化しない）。

解答は269ページ

第4章

神経系の機能

神経系の機能

神経系の機能構成

◆神経系は中枢神経系と末梢神経系からなり、末梢神経系は機能的に体性神経系と自律神経系から構成される。

1 中枢神経系の構成
- 構成：脳と脊髄
- 中枢神経
  - 脳
    - 大脳
      - 終脳（皮質、髄質、大脳基底核）
      - 間脳（視床、視床下部）
    - 脳幹（中脳、橋、延髄）
    - 小脳
  - 脊髄（頸髄、胸髄、腰髄、仙髄、尾髄）
- 終脳
  - ❶皮質：脳の表面、神経細胞体の集まり（脊髄灰白質に相当）
  - ❷髄質：脳の内部、神経線維の集まり（脊髄白質に相当）
  - ❸神経核：脳髄質内部にある神経細胞体の集まり
- 脊髄
  - ❶白質：脊髄の外部、神経線維の集まり
    - 前索・後索・側索：白質の前方・後方・側方
  - ❷灰白質：脊髄の内部（H字形）、神経細胞体の集まり
    - 前角・後角・側角：灰白質の前方・後方・側方
- 伝導路（神経伝導路）
  - ❶上行路（上行性伝導路）：下位中枢からの情報を高位中枢に伝える神経経路
  - ❷下行路（下行性伝導路）：高位中枢から下位中枢に向かう神経経路

第4章 神経系の機能

脳の構造（正中断面の右側）

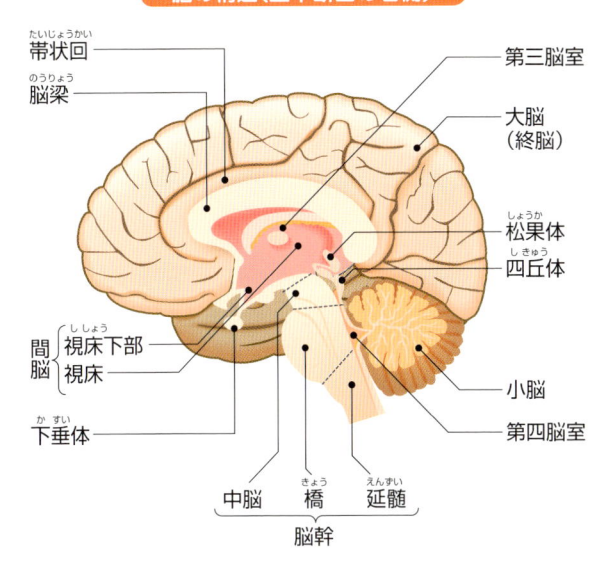

- 帯状回（たいじょうかい）
- 脳梁（のうりょう）
- 第三脳室
- 大脳（終脳）
- 松果体（しょうか）
- 四丘体（しきゅう）
- 間脳
  - 視床下部（ししょう）
  - 視床
- 下垂体（かすい）
- 小脳
- 第四脳室
- 脳幹
  - 中脳（ちゅう）
  - 橋（きょう）
  - 延髄（えんずい）

脊髄の構造

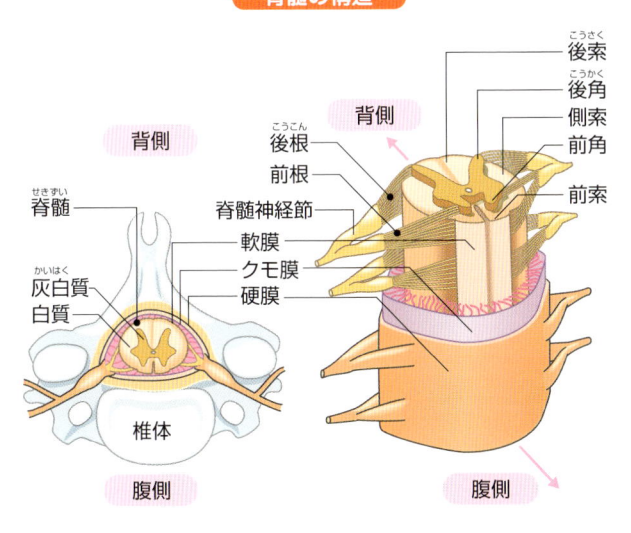

- 背側
- 後索（こうさく）
- 後角（こうかく）
- 側索
- 前角
- 後根（こうこん）
- 前根
- 前索
- 脊髄（せきずい）
- 脊髄神経節
- 軟膜
- 灰白質（かいはく）
- 白質
- クモ膜
- 硬膜
- 椎体
- 腹側

57

2 中枢神経系の機能

- **大脳皮質**：新皮質は**感覚**・**運動**機能の最高中枢、**高次精神**活動、古皮質は大脳辺縁系の一部として**本能**や**情動**
- **大脳基底核**：錐体外路性運動系（錐体外路系）の中継核、**随意運動**の円滑化
- **視床**：感覚の中継核、大脳皮質感覚野・大脳基底核・大脳皮質運動野との連絡
- **視床下部**：**自律機能**の最高中枢、摂食・満腹中枢、飲水・体液調節中枢、体温調節中枢、**内分泌機能**の調節
- **小脳**：**運動機能**の調節中枢、**平衡機能**の調節、**運動**・**姿勢**の制御
- **脳幹**：**脳神経**の出入り、上行性・下行性**伝導路**の構成、意識・循環・呼吸・消化など**生命維持**に関する中枢、姿勢反射の統合、瞳孔反射
- **脊髄**：脊髄神経の出入り、上行性・下行性の**伝導路**の構成、**脊髄反射**の中枢（伸張反射・屈曲反射などの**体性反射**、排尿・排便などの**内臓反射**）

3 末梢神経系の構成

- 形態学的構成
  1. **脳神経**──**脳**に出入りする神経、全部で**12**対
  2. **脊髄神経**──**脊髄**に出入りする神経、全部で**31**対
- 機能的構成
  1. **体性**神経
     - 感覚神経──**脳**や**脊髄**に入る
     - 運動神経──**脳**や**脊髄**から出る
  2. **自律**神経
     - 交感神経──**脊髄**に出入りする（**T1**〜**L3**脊髄神経）
     - 副交感神経──**脳幹**や**仙髄**に出入りする（第Ⅲ、Ⅶ、Ⅸ、Ⅹ脳神経と**S2**〜**S4**脊髄神経）

神経系の構成

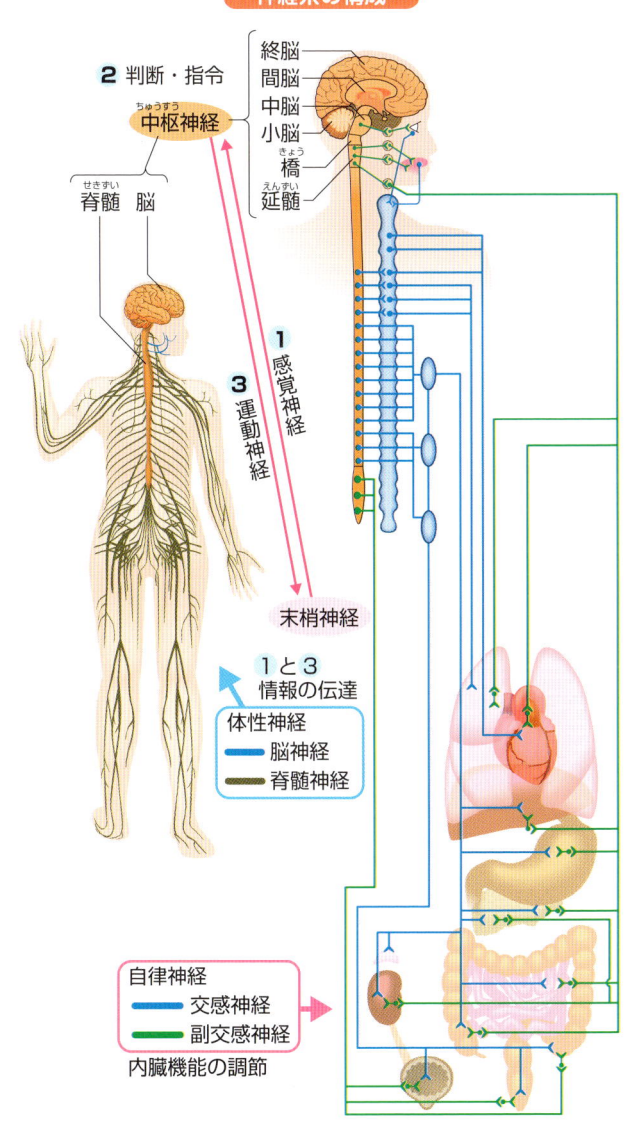

2 判断・指令
中枢神経

脊髄　脳

- 終脳
- 間脳
- 中脳
- 小脳
- 橋
- 延髄

1 感覚神経
3 運動神経

末梢神経

1と3
情報の伝達

体性神経
― 脳神経
― 脊髄神経

自律神経
― 交感神経
― 副交感神経
内臓機能の調節

第4章　神経系の機能

4 脳神経の構成と機能

- 脳神経は12対ある。そのうち脳幹には10対の脳神経核がある。すなわち、Ⅲ～Ⅻの10対の脳神経は脳幹に出入りする
- 脳神経は脊髄神経と異なり、それぞれの明確な個性をもち、隣の神経との間に神経叢を作らない
- 脳神経に含まれる神経線維には、体性運動性（骨格筋の運動）、体性感覚性（皮膚や粘膜の感覚）、特殊感覚性（視・聴・平衡・嗅・味覚）、副交感性（平滑筋の運動と腺の分泌）がある

脳神経の構成

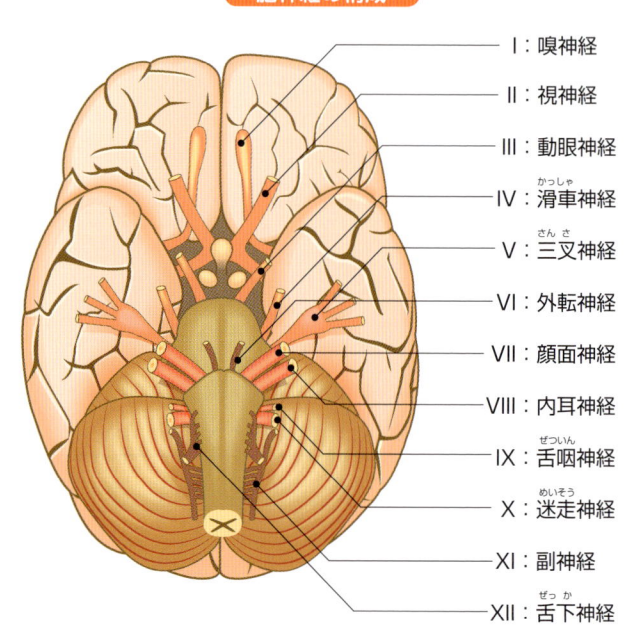

- Ⅰ：嗅神経
- Ⅱ：視神経
- Ⅲ：動眼神経
- Ⅳ：滑車神経
- Ⅴ：三叉神経
- Ⅵ：外転神経
- Ⅶ：顔面神経
- Ⅷ：内耳神経
- Ⅸ：舌咽神経
- Ⅹ：迷走神経
- Ⅺ：副神経
- Ⅻ：舌下神経

脳神経の機能

名称	種類	機能	分布・支配
Ⅰ 嗅神経	特殊感覚性	嗅覚	鼻粘膜
Ⅱ 視神経	特殊感覚性	視覚	網膜
Ⅲ 動眼神経	体性運動性	眼球の運動、上眼瞼の挙上	外眼筋、上眼瞼挙筋
	副交感性	瞳孔の縮小、水晶体厚さの調節	瞳孔括約筋、毛様体筋
Ⅳ 滑車神経	体性運動性	眼球の運動	外眼筋
Ⅴ 三叉神経	体性運動性	咀嚼運動	咀嚼筋
	体性感覚性	顔面皮膚感覚、口腔粘膜感覚	顔面部皮膚、口腔粘膜
Ⅵ 外転神経	体性運動性	眼球の運動	外眼筋
Ⅶ 顔面神経	体性運動性	表情筋の運動	表情筋
	特殊感覚性	味覚	舌前方2/3
	副交感性	唾液と涙の分泌	唾液腺と涙腺
Ⅷ 内耳神経	特殊感覚性	聴覚と平衡覚	蝸牛管と前庭器官
Ⅸ 舌咽神経	体性運動性	嚥下運動	咽頭筋
	特殊感覚性	味覚	舌後方1/3
	副交感性	唾液の分泌、血圧、血液ガスの感覚	唾液腺、頸動脈洞、頸動脈小体
Ⅹ 迷走神経	体性運動性	嚥下運動と発声	咽頭筋と喉頭筋
	体性感覚性	咽頭喉頭の感覚	咽頭と喉頭部
	副交感性	胸腹部内臓機能、血圧、血液ガスの感覚	胸腹部内臓、大動脈弓、大動脈体
Ⅺ 副神経	体性運動性	頸部の運動	胸鎖乳突筋、僧帽筋
Ⅻ 舌下神経	体性運動性	舌の運動	舌筋

5 脊髄神経の構成と機能

- **脊髄神経**：脊髄に出入りする末梢神経、出口となる椎間孔の高さにより、合計31対に区分される
  1. 頸神経（C1～C8、8対）
  2. 胸神経（T1～T12、12対）
  3. 腰神経（L1～L5、5対）
  4. 仙骨神経（S1～S5、5対）
  5. 尾骨神経（Co、1対）
- **脊髄分節（髄節）**：脊髄本体も脊髄神経の出入りする高さにより、31節に区分される。すなわち、頸髄（C1～C8）、胸髄（T1～T12）、腰髄（L1～L5）、仙髄（S1～S5）、尾髄（Co）
- 脊髄神経には運動神経、感覚神経、自律神経の線維を含む
- **前根**：脊髄前角から出る運動ニューロンの軸索（側角からの自律神経遠心性線維を含むことがある）
- **後根**：脊髄後角に入る感覚ニューロンの軸索（側角に入る自律神経求心性線維を含むことがある）
- **前枝と後枝**：前根と後根とが合流して脊髄神経となり、椎間孔を出ると、前枝（太い）と後枝（細い）に分かれる。前枝は頸部、体幹の前部、四肢の筋肉・皮膚を支配する。後枝は頸部、体幹の固有背筋、体幹後部の皮膚を支配する
- **神経叢**：前枝の多くは上下の脊髄神経が絡み合って神経叢を作る
- **ベル・マジャンディーの法則**：前角からの前根は運動神経、後角に入る後根は感覚神経である
- **皮膚節**：脊髄分節の体性求心性線維（体性感覚神経）は皮膚の支配領域と対応する
- **筋節**：筋の運動神経の分布は筋の支配領域と対応する

6 自律神経系の構成と機能（ P.80 ：自律機能の調節）

脊髄神経の構成

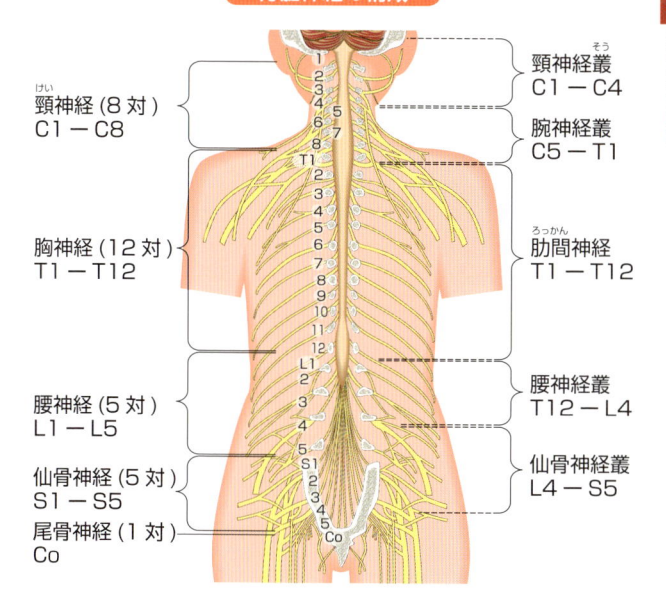

頸神経 (8対)
C1 − C8

胸神経 (12対)
T1 − T12

腰神経 (5対)
L1 − L5

仙骨神経 (5対)
S1 − S5

尾骨神経 (1対)
Co

頸神経叢
C1 − C4

腕神経叢
C5 − T1

肋間神経
T1 − T12

腰神経叢
T12 − L4

仙骨神経叢
L4 − S5

脊髄神経の機能

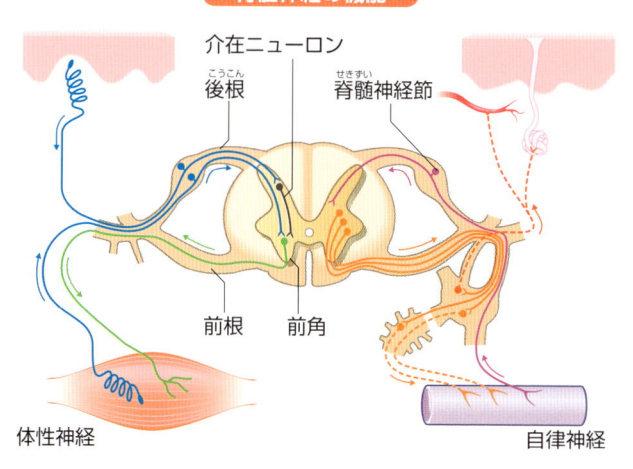

介在ニューロン
後根
脊髄神経節
前根
前角
体性神経
自律神経

神経系の機能

運動機能の調節

◆運動機能は運動と姿勢維持からなり、中枢神経の働きによって、この両者がうまく協調される。

1 運動機能の調節と運動中枢
- 運動機能は運動と姿勢維持の2つの側面を含む
- 運動も姿勢維持もすべて骨格筋の収縮によって実現する
- 収縮の力は骨格と関節を介して外力と自重に対抗しながら運動を実現する
- 簡単な運動でも多数の筋に関与する
- 中枢神経系にある運動中枢の働きにより、各運動に関する多数の筋の活動の協調ができる
- 運動中枢は脊髄・脳幹・小脳・大脳基底核・大脳皮質運動野・連合野にある

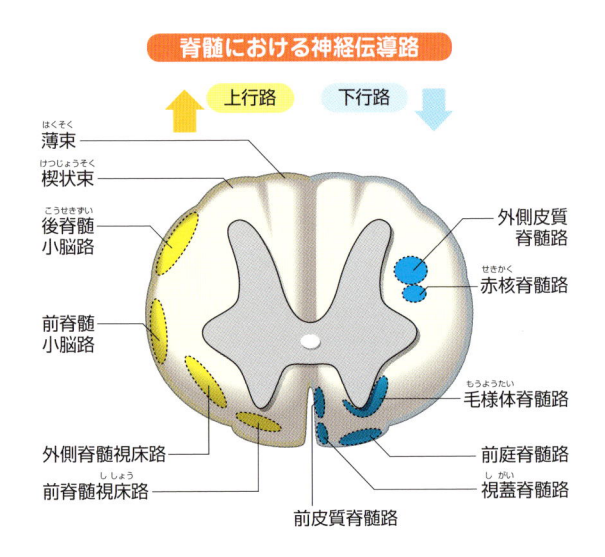

脊髄における神経伝導路

上行路　下行路

- 薄束
- 楔状束
- 後脊髄小脳路
- 前脊髄小脳路
- 外側脊髄視床路
- 前脊髄視床路
- 外側皮質脊髄路
- 赤核脊髄路
- 毛様体脊髄路
- 前庭脊髄路
- 視蓋脊髄路
- 前皮質脊髄路

2 脊髄の機能
① **脊髄神経**の出入り
② 上行性・下行性の**伝導路**の構成
③ **脊髄反射**の中枢（伸張反射・屈曲反射などの**体性反射**、排尿反射・排便反射などの**内臓反射**）

運動中枢における情報の流れ

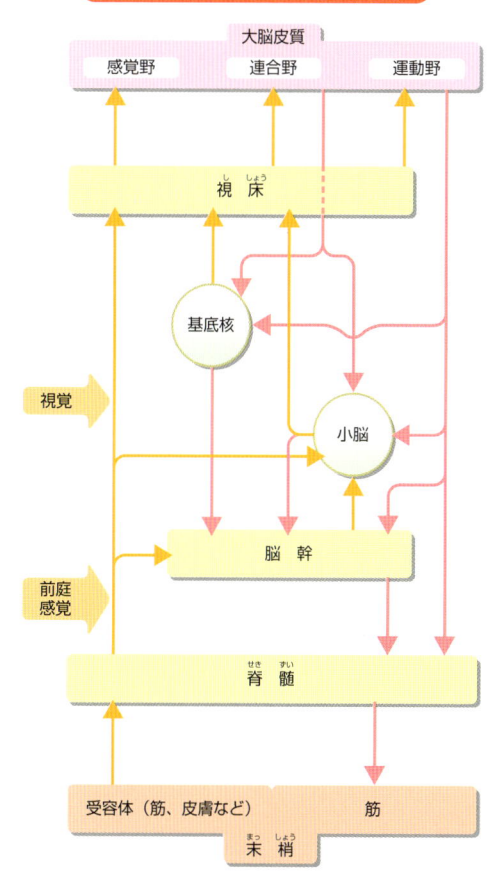

大脳皮質：感覚野／連合野／運動野

視床

基底核

視覚 →

小脳

脳幹

前庭感覚 →

脊髄

受容体（筋、皮膚など）／筋
末梢

3 脊髄の体性運動反射
❶伸張反射
- 内容：筋肉が引き伸ばされるとその筋肉が反射的に収縮
- 受容器：筋紡錘の一次終末(らせん終末)
- 求心神経：Ⅰa神経線維
- 反射中枢：脊髄
- 遠心神経：α神経線維
- 効果器：同じ筋肉
- 目的：この反射によって伸筋と屈筋は一定の長さと緊張を保ち、関節を固定し、姿勢を維持する
- 特徴：唯一の単シナプス反射

*筋紡錘
- 骨格筋の中にある小さい紡錘状の深部感覚受容器で、約10本の細い筋線維(錘内筋)と中央部の一次終末、両側の二次終末、両側のγ神経線維から構成
- 一次終末(らせん終末)：Ⅰa神経線維、筋肉の長さの変化を感受(動的)
- 二次終末(散形終末)：Ⅱ神経線維、筋肉の長さを感受(静的)
- 錘内筋の支配：γ神経線維
- γ神経線維の働き：筋紡錘を張りつめた状態にし、その感度を高くする。上位運動中枢により、常に調節されている
- α-γ連関：αとγの運動ニューロンの活動が平行に起こり、筋収縮時に筋紡錘の感度を維持する
- 錘内筋の種類：核袋線維と核鎖線維

*ゴルジ腱器官(腱器官、腱紡錘)
- 腱にある深部感覚受容器で、筋肉に発生する張力情報をⅠb神経線維により、中枢まで伝える

*錘外筋
- 筋紡錘を構成しない筋線維で、α神経線維に支配される

膝蓋腱反射（伸張反射）とIa抑制

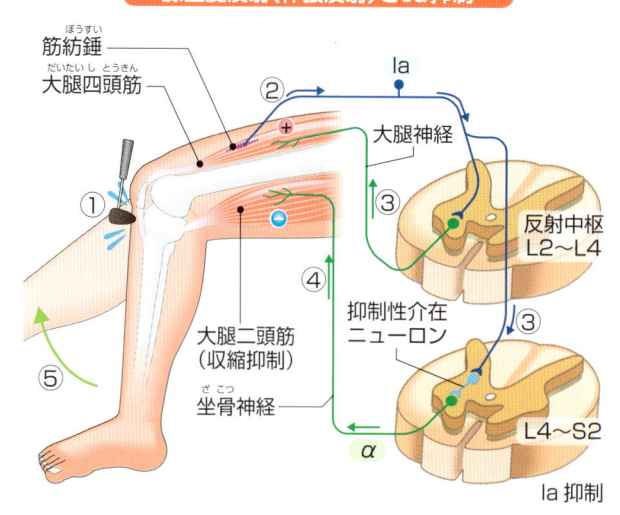

- 筋紡錘
- 大腿四頭筋
- Ia
- 大腿神経
- 反射中枢 L2〜L4
- 抑制性介在ニューロン
- 大腿二頭筋（収縮抑制）
- 坐骨神経
- α
- L4〜S2
- Ia抑制

筋紡錘とゴルジ腱器官

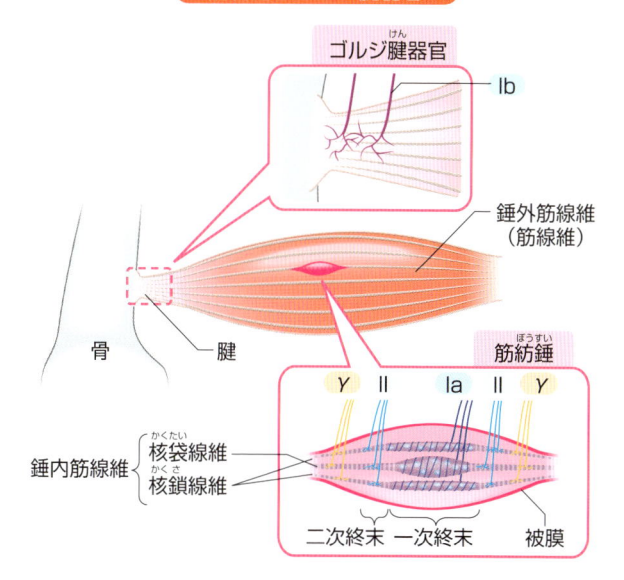

- ゴルジ腱器官
- Ib
- 錘外筋線維（筋線維）
- 骨
- 腱
- 筋紡錘
- γ　II　Ia　II　γ
- 錘内筋線維 ─ 核袋線維／核鎖線維
- 二次終末　一次終末
- 被膜

第4章 神経系の機能

❷**屈曲反射**(逃避反射、防御反射)
- 内容：四肢や体幹の皮膚が刺激されると**屈筋**が反射的に収縮
- 受容器：**皮膚感覚受容器**
- 求心神経：**Ⅱ・Ⅲ・Ⅳ神経線維**
- 反射中枢：**脊髄**(介在ニューロンを介する)
- 遠心神経：**α神経線維**
- 効果器：**屈筋**
- 目的：**刺激**から遠ざかる
- 特徴：介在ニューロンを介する**多シナプス**反射

＊痛み刺激が強くなると、屈曲反射が脊髄内の介在ニューロンによって他の体肢にも広がり、刺激された体肢だけでなく四肢の**屈筋群**が広範囲に**収縮**することになる

❸**拮抗抑制**(相反神経支配、Ⅰa抑制)
- 内容：筋肉が収縮するときに、その**拮抗筋**の活動が反射的に**抑制**される(P.67 「膝蓋腱反射とⅠa抑制」)
- 受容器：**筋紡錘**の一次終末(らせん終末)
- 求心神経：**Ⅰa神経線維**(伸張反射の場合)
- 反射中枢：脊髄(**抑制性介在ニューロン**を介する)
- 遠心神経：**α神経線維**
- 効果器：**拮抗筋**
- 目的：**運動を円滑に遂行するため**
- 特徴：**抑制性**介在ニューロンを介する

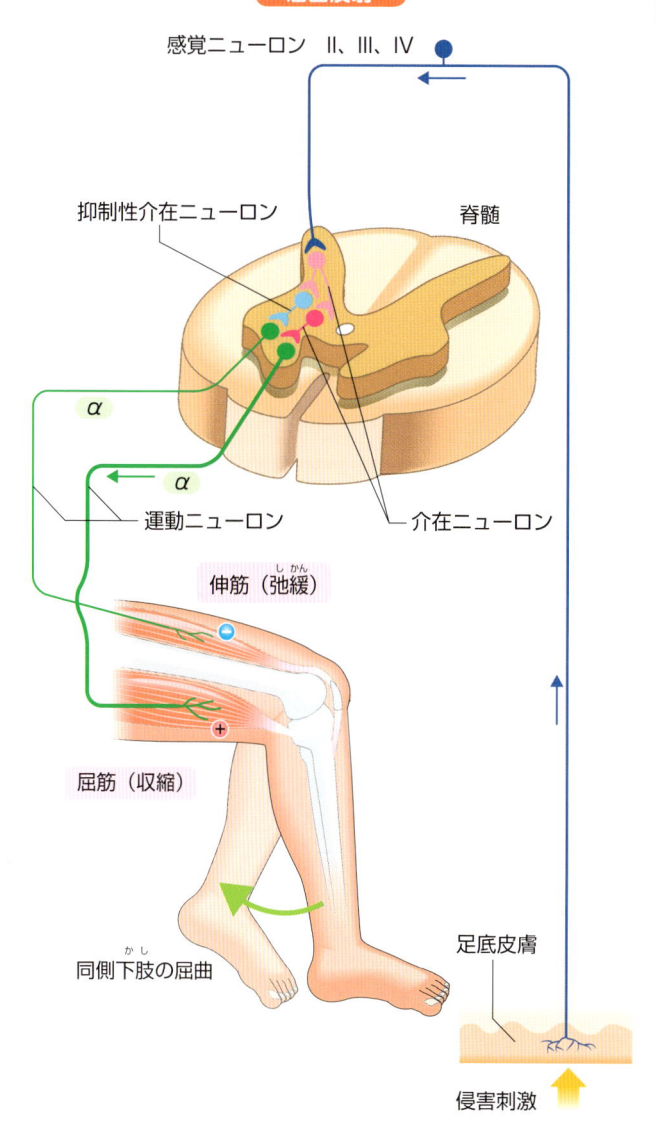

屈曲反射

感覚ニューロン Ⅱ、Ⅲ、Ⅳ

抑制性介在ニューロン

脊髄

運動ニューロン

介在ニューロン

α

伸筋（弛緩）

屈筋（収縮）

同側下肢の屈曲

足底皮膚

侵害刺激

❹交叉伸展反射
- 内容：片側の下肢に屈曲反射が起こると同時に、反対側の下肢に伸筋の伸張反射が起こる
- 受容器：皮膚感覚受容器（屈曲反射と同じ）
- 求心神経：Ⅱ、Ⅲ、Ⅳ神経線維（屈曲反射と同じ）
- 反射中枢：脊髄（介在ニューロンを介する）
- 遠心神経：α神経線維
- 効果器：同側下肢の屈筋と反対側下肢の伸筋
- 目的：屈曲時の姿勢の確保
- 特徴：両側の下肢に関与

❺自己抑制（Ⅰb抑制）
- 内容：ゴルジ腱器官は筋肉に発生する張力に応答し、Ⅰb線維によってα運動ニューロンの活動を反射的に抑える
- 受容器：ゴルジ腱器官
- 求心神経：Ⅰb神経線維
- 反射中枢：脊髄（抑制性介在ニューロンを介する）
- 遠心神経：α神経線維
- 効果器：同じ筋肉
- 目的：筋の過度収縮を抑える
- 特徴：介在ニューロンを介する二シナプス反射

4 脊髄損傷

❶ 脊髄ショック：脊髄の横断性障害により、障害部位以下にすべての随意運動の麻痺と、感覚・脊髄反射の消失（人間の場合は約2週間程度持続する）を起こす

❷ ブラウン・セカール症候群（脊髄半側切断症候群）
- 症状：（ⅰ）同側に随意運動・深部感覚・皮膚血管の麻痺
  - （ⅱ）反対側に温・痛覚の全部麻痺
  - （ⅲ）両側に触・圧覚の部分障害
- 原因：脊髄内では、随意運動・深部感覚は交叉せず、温・痛覚は交叉し、触・圧覚は部分的に交叉するため

第4章 神経系の機能

交叉伸展反射

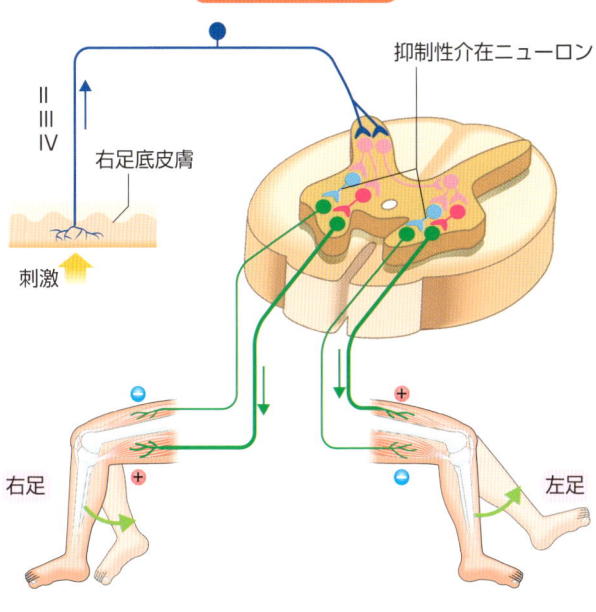

II
III
IV

右足底皮膚

刺激

抑制性介在ニューロン

右足 + − 左足

自己抑制

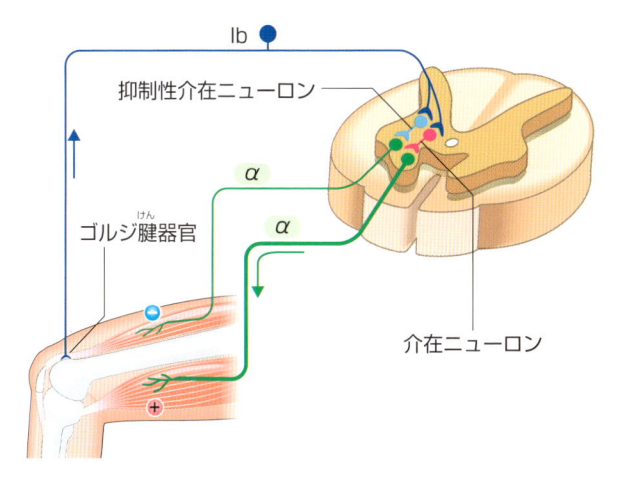

Ib

抑制性介在ニューロン

α

ゴルジ腱器官

α

介在ニューロン

71

5 脳幹の構成と機能
❶脳幹は中脳・橋・延髄からなり、脳神経核を含む多くの重要な神経核をもつ
❷脳幹は脊髄と大脳・小脳の間に位置し、各種求心性および遠心性神経線維の通路または中継になる
❸運動調節には、特に筋緊張を調節し、姿勢を保持する姿勢反射の中枢がある
❹呼吸中枢、心臓中枢、血管運動中枢があり、反射的に自律機能を統合し、生命を維持する
＊除脳固縮：実験動物の中脳を切断することにより、四肢伸筋の緊張が高まり(伸筋の伸張反射の広範囲の亢進)、オピストトーヌス(反弓緊張)姿勢になる

6 脳幹の体性運動反射
❶角膜反射：角膜の侵害刺激による、両側眼瞼の閉鎖
❷下顎反射：咬筋の伸張による、咬筋の反射的な収縮
❸緊張性頸反射：頸筋の筋紡錘や頸椎の関節、靱帯の受容器が、頭頸部の位置変化を感じて引き出す姿勢反射
❹前庭迷路反射：前庭迷路(耳石器と半規管)が、頭部運動(直線や回転)を感じて引き出す姿勢反射
❺前庭動眼反射：前庭迷路(耳石器と半規管)が、頭部運動(直線や回転)を感じて引き出す外眼筋の収縮反射(視線の確保)

＊脳幹網様体の主な機能
❶運動の調節：伸張反射をはじめ、姿勢や運動の統合
❷生命の維持：呼吸や循環を含む自律機能の統合
❸意識の保持：感覚刺激を受け、上行網様体賦活系によって意識を維持する

脳幹の縦断面

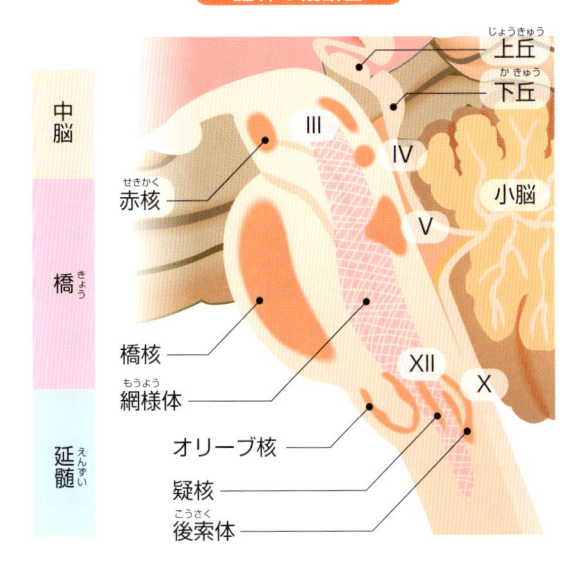

中脳 / 橋 / 延髄

- 上丘
- 下丘
- III
- IV
- 小脳
- 赤核
- V
- 橋核
- 網様体
- XII
- X
- オリーブ核
- 疑核
- 後索体

角膜反射

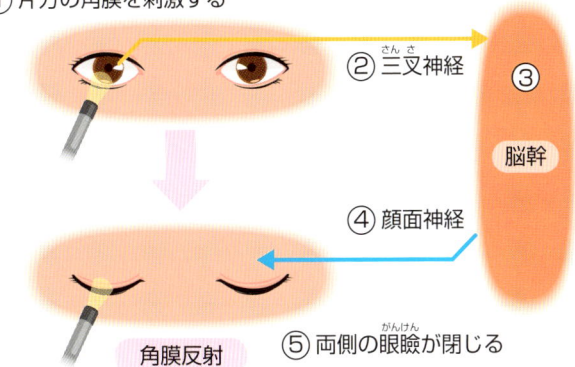

① 片方の角膜を刺激する
② 三叉神経
③ 脳幹
④ 顔面神経
⑤ 両側の眼瞼が閉じる

角膜反射

第4章 神経系の機能

7 小脳の機能

- 小脳の主な機能

  前庭器官からの平衡感覚、骨格筋などからの固有感覚、大脳からの情報を受け取り、統合する。また、これらの情報を視床・脳幹の諸核を介して大脳・脳幹・脊髄に送り出し、身体の平衡・運動・姿勢の制御を行う

- 主な神経経路

  ■ 小脳への情報入力

  ❶ 皮質橋核路：大脳から脳幹や脊髄に至る命令情報の一部を小脳に伝える

  ❷ 前庭小脳路：前庭器官からの平衡感覚情報を小脳に伝える

  ❸ 脊髄小脳路：骨格筋などの固有感覚情報を小脳に伝える

  ■ 小脳からの情報出力

  ❶ 小脳視床皮質路：小脳は入力情報を処理し、その結果を大脳皮質に伝える

  ❷ 前庭脊髄路、赤核脊髄路、網様体脊髄路など：小脳は入力情報を処理し、その結果を脳幹や脊髄の運動神経に伝える

- 小脳の学習機能：慣れた運動は、小脳内のプログラムにより、迅速かつ円滑に行われる

- 小脳障害：❶ 平衡障害——よろめきやすい

  ❷ 筋緊張障害——筋力が低下する

  ❸ 運動障害——筋収縮タイミングが遅れる

*ほかによく見られる小脳障害：運動解離、推尺異常、意図振せん

*小脳皮質のプルキンエ細胞：抑制性神経ニューロン、γ－アミノ酪酸（GABA）を放出する

第4章 神経系の機能

小脳への情報入力

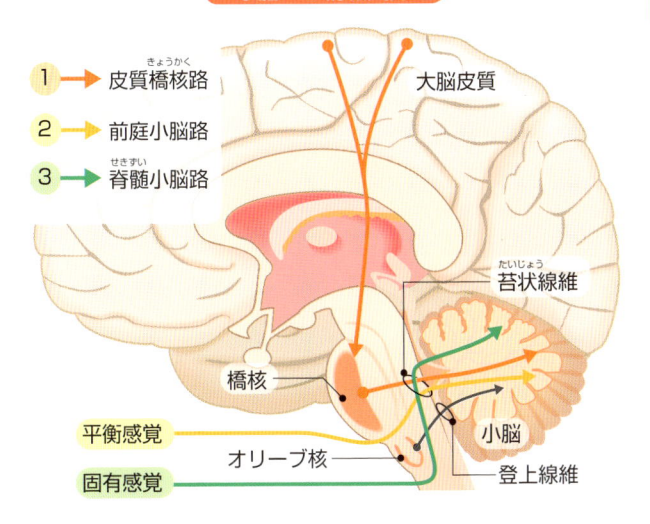

1 → 皮質橋核路
2 → 前庭小脳路
3 → 脊髄小脳路

- 大脳皮質
- 苔状線維
- 橋核
- 平衡感覚
- オリーブ核
- 固有感覚
- 小脳
- 登上線維

小脳からの情報出力

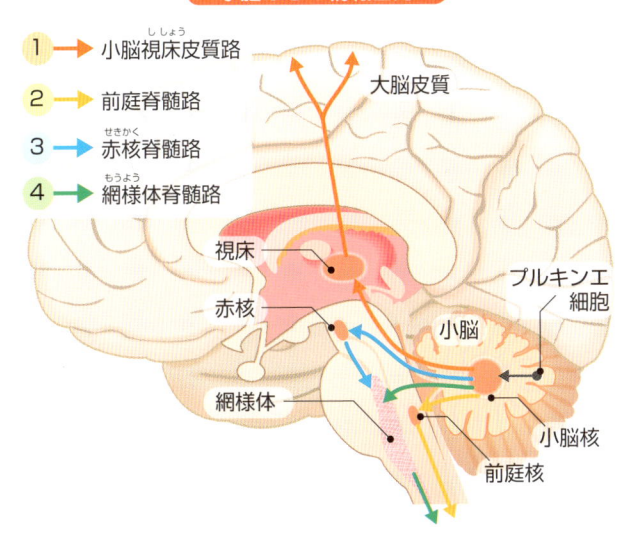

1 → 小脳視床皮質路
2 → 前庭脊髄路
3 → 赤核脊髄路
4 → 網様体脊髄路

- 大脳皮質
- 視床
- 赤核
- プルキンエ細胞
- 網様体
- 小脳
- 小脳核
- 前庭核

75

8 大脳基底核の運動機能

- 大脳基底核の構成

  大脳半球深部にある神経核の群(尾状核、被殻、淡蒼球)からなり、機能的には間脳の視床下核と中脳の黒質も含む
  (尾状核+被殻=線条体、被殻+淡蒼球=レンズ核)

- 大脳基底核への入力(入力投射路)

  ❶大脳新皮質運動野・感覚野・連合野→線条体(グルタミン酸作動性)

  ❷視床の正中中心核→線条体

  ❸中脳の背側縫線核→線条体(セロトニン作動性)

- 大脳基底核の内部連絡(連絡投射路)

  ❶線条体→淡蒼球(γ-アミノ酪酸〈GABA〉作動性)

  ❷線条体→黒質(γ-アミノ酪酸作動性)

  ❸黒質→線条体(ドーパミン作動性)

  ❹淡蒼球→視床下核(γ-アミノ酪酸作動性)、視床下核→淡蒼球(グルタミン酸作動性)

- 大脳基底核からの出力(出力投射路)

  ❶淡蒼球→視床　❷黒質→視床　❸黒質→上丘

- 大脳基底核の機能

  錐体外路性運動系(錐体外路系)の中継核として、大脳皮質運動野・視床・四丘体上丘と緊密に連絡し、随意運動を円滑にする

- 大脳基底核の障害

  運動失調:筋緊張の異常、運動遅慢、不随意運動

  ❶筋緊張亢進と運動減少の例:パーキンソン病—「黒質→線条体」のドーパミン線維の障害が原因の、ドーパミン放出の不足による病変で、筋の固縮(筋緊張亢進)と振せんおよび無動症(運動減少)などが起こる

  ❷筋緊張減少と運動亢進の例:ハンチントン病—線条体(尾状核と被殻)の病変で、全身(顔面、四肢、体幹)に不規則性運動、筋緊張の低下などが起こる

第4章 神経系の機能

大脳基底核の構成

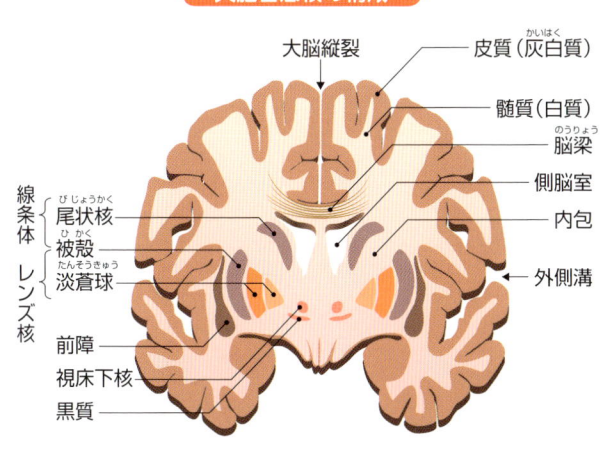

- 大脳縦裂
- 皮質（灰白質）
- 髄質（白質）
- 脳梁
- 側脳室
- 内包
- 外側溝

線条体
- 尾状核（びじょうかく）
- 被殻（ひかく）

レンズ核
- 被殻
- 淡蒼球（たんそうきゅう）

- 前障
- 視床下核
- 黒質

大脳基底核の入出力と内部連絡

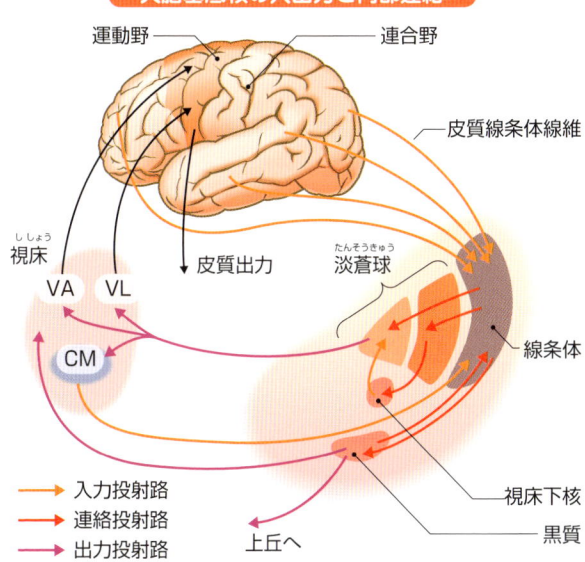

- 運動野
- 連合野
- 皮質線条体線維
- 視床（ししょう）
- VA
- VL
- CM
- 皮質出力
- 淡蒼球（たんそうきゅう）
- 線条体
- 視床下核
- 上丘へ
- 黒質

凡例：
- → 入力投射路
- → 連絡投射路
- → 出力投射路

＊ VA-前腹側核、VL-外腹側核、CM-正中心核

77

9 大脳皮質の運動機能

- 運動野：運動機能に関与する大脳皮質として、大脳皮質中心溝の前の4野(運動野)、6野(運動前野と補足運動野)、8野(前頭眼野)を含む
- 運動野の神経細胞の位置と身体の各部位とは厳密に対応する(運動の小人)
- 錐体路と錐体外路：大脳皮質運動野から運動ニューロンに至る下行性伝導路は錐体路と錐体外路からなる
  - 錐体路：皮質脊髄路(❶前皮質脊髄路と❷外側皮質脊髄路に分けられる)と❸皮質延髄路(皮質核路)があり、主に随意運動に関与する
  - 錐体外路：❶赤核脊髄路、❷視蓋脊髄路、❸網様体脊髄路、❹前庭脊髄路などがある。主に姿勢制御の不随意運動や円滑な随意運動の遂行に関与する
- ＊錐体路障害と錐体外路障害の区別：錐体路障害では運動麻痺が現れ、錐体外路障害では不随意運動と筋緊張の異常が現れる

一次運動野と支配部位の対応(運動の小人)

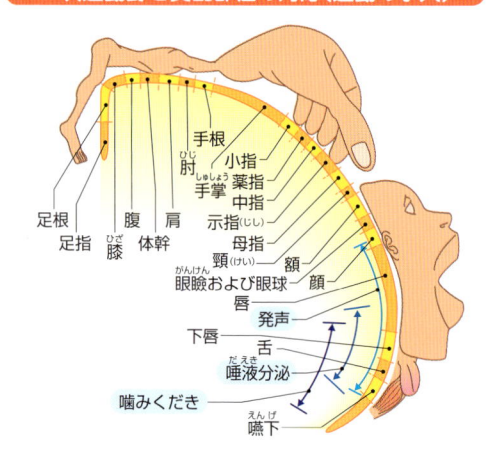

足根 / 足指 / 膝 / 体幹 / 肩 / 腹 / 肘 / 手根 / 手掌 / 小指 / 薬指 / 中指 / 示指 / 母指 / 頸 / 額 / 眼瞼および眼球 / 顔 / 唇 / 発声 / 下唇 / 舌 / 唾液分泌 / 噛みくだき / 嚥下

錐体路 / 錐体外路

錐体路
- 大脳皮質運動野 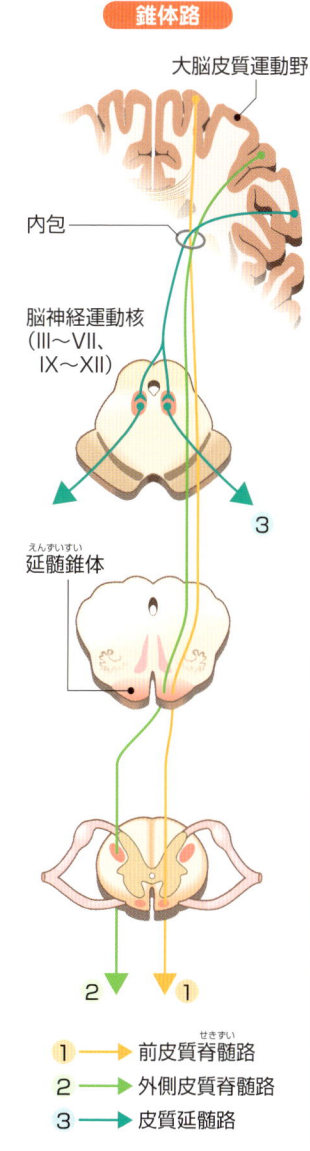
- 内包
- 脳神経運動核（Ⅲ〜Ⅶ、Ⅸ〜Ⅻ）
- 延髄錐体
- 3
- 2　1

1 → 前皮質脊髄路
2 → 外側皮質脊髄路
3 → 皮質延髄路

錐体外路
- 大脳皮質運動野 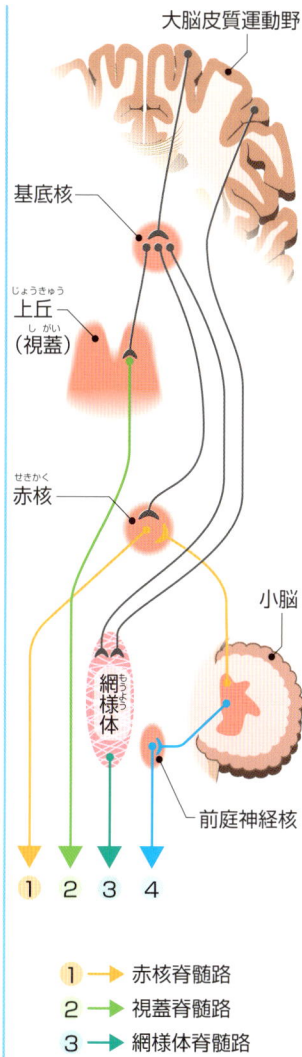
- 基底核
- 上丘（視蓋）
- 赤核
- 網様体
- 小脳
- 前庭神経核
- 1　2　3　4

1 → 赤核脊髄路
2 → 視蓋脊髄路
3 → 網様体脊髄路
4 → 前庭脊髄路

第4章 神経系の機能

神経系の機能

自律機能の調節

◆生体にとって最も基本的な循環、呼吸、消化、代謝、分泌、排泄、体温などの自律機能は、自律神経により、常に調節されている。

- 生体の外部・内部環境の情報は、自律神経系の中枢レベルに統合され、自律神経遠心路を介して自律性効果器に伝えられる
- 生体内で多くの場合、自律機能は自律神経系、内分泌系、体性神経系により協調的に調節される

1 自律神経の中枢
- 脊髄：自律神経節前線維の細胞体がある
- 脳幹：循環中枢、呼吸中枢、嚥下中枢、唾液分泌中枢がある
- 視床下部：自律神経の最高中枢とも呼ばれる

2 末梢自律神経系の構成
- 交感神経系：胸腰髄部線維系
- 副交感神経系：頭部副交感神経系（第Ⅲ・Ⅶ・Ⅸ・Ⅹ脳神経）と仙髄部副交感神経系（骨盤神経）
- 内臓求心性線維：自律神経の求心性線維

交感神経の走行

脊髄
節後線維 1
脊髄神経節
体性求心性線維
介在ニューロン
灰白交通枝
側角 2
節前線維
白交通枝
節後線維
交感神経節
内臓求心性線維 3
傍交感神経節
交感神経幹

末梢自律神経系の構成および分布

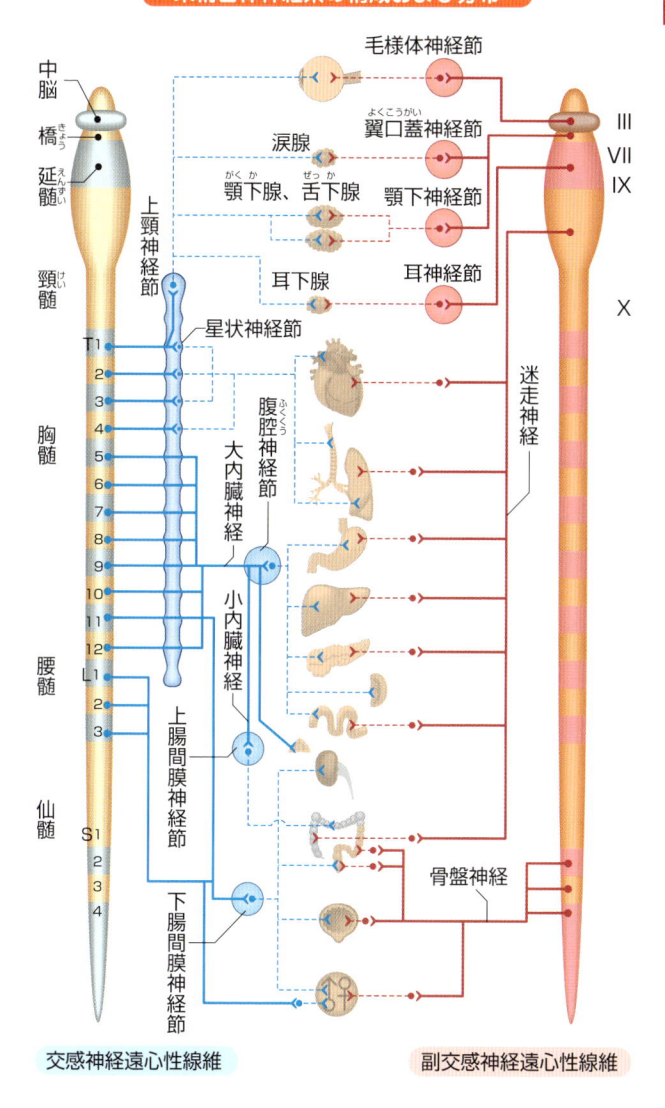

3 末梢自律神経系の機能

❶交感神経系：精神活動や運動時に活動。瞳孔散大、心機能促進、血管収縮(骨格筋では血管拡張)、血圧上昇、気管支拡張、立毛筋収縮、発汗、唾液分泌(粘稠性)、消化抑制などを起こす

❷副交感神経系：休息や睡眠時に活動。瞳孔縮小、心機能抑制、血圧下降、気管支収縮、唾液分泌(漿液性)、消化促進などを起こす

❸内臓求心性線維：内臓の感覚受容器により、動脈圧、胃腸や膀胱の充満度、電解質などの情報を感じ、それらの情報を内臓自律神経の内臓求心線維で内臓中枢までに伝える P.85

交感神経遠心路の機能

― 節前線維
--- 節後線維

大脳辺縁系
視床下部
中脳
橋・延髄
頸髄

上頸神経節
中頸神経節
星状神経節

胸髄 1-12
腰髄 1-5
仙髄 1-5

(大内臓神経)
(小内臓神経)
(最小内臓神経)

腹腔神経節
上腸間膜神経節
下腸間膜神経節

交感神経幹

副交感神経遠心路の機能

― 節前線維
-- 節後線維

	効果器と支配分節	コリン作動性神経に対する応答 ムスカリン様受容体
大脳辺縁系 視床下部 下垂体後葉 中脳 III 橋・延髄 VII, IX (鼓索神経), X — 毛様体神経節 / 翼口蓋神経節 / 顎下神経節 / 耳神経節	眼	縮瞳、毛様体筋の収縮
	涙腺	分泌
	鼻腔腺	分泌
	唾液腺	分泌
頸髄・胸髄 (迷走神経)	心臓	心拍減少、心収縮力減少、伝導速度減少
	気道・肺	気管支筋収縮、気管支腺分泌
	肝臓	グリコーゲン合成
	胃腸管	平滑筋収縮、括約筋弛緩、分泌
	膵臓	膵液分泌、インスリン分泌
腰髄 仙髄 1-5 (骨盤神経)	直腸(S2-4)	平滑筋収縮、括約筋弛緩
	膀胱(S2-4)	膀胱三角・括約筋(内尿道括約筋)弛緩、排尿筋収縮
	生殖器(S2-4)	男性性器勃起

効果器と支配分節	アドレナリン作動性神経に対する応答 α受容体	β受容体	コリン作動性神経に対する応答 ニコチン様受容体
眼(T1-2)	瞳孔拡大	毛様体筋弛緩	
涙腺(T1-3)	……	……	
唾液腺(T1-2)	分泌	分泌	
心臓(T1-5)	……	心拍増加、心収縮力増加、伝導速度増加	
気道・肺(T2-7)		気管支筋弛緩	
肝臓(T6-10)	グリコーゲン分解	グリコーゲン分解	
脾臓(T5-12)	収縮	弛緩	
副腎髄質(T10-L2)	……	……	カテコールアミン分泌
胃腸管(T6-11)	平滑筋弛緩、括約筋収縮	平滑筋弛緩	
膵臓(T6-10)	膵液分泌減少、インスリン分泌抑制	インスリン分泌	
腎臓(T11-L1)	……	レニン分泌	
直腸(T11-L4)	平滑筋弛緩、括約筋収縮	平滑筋弛緩	
膀胱(T12-L4)	膀胱三角・括約筋収縮	排尿筋弛緩	
生殖器(T10-L4)	男性性器射精	……	

			ムスカリン様受容体
汗腺	……	……	分泌
血管	収縮	拡張	拡張(筋血管)
立毛筋	収縮	……	……

『標準生理学』(本郷利憲ほか、医学書院)より抜粋・改変

第4章 神経系の機能

83

4 自律神経系機能の特徴
① 自律性支配：不随意、反射的に機能する
② 持続支配：一定の興奮状態（トーヌスとも呼ばれる）
③ 二重支配：全身のほとんどの器官は、交感神経と副交感神経の両方の支配を受ける（例外：瞳孔散大筋、副腎髄質、脾臓、立毛筋、汗腺、大部分の血管は交感神経のみの支配を受け、瞳孔括約筋は副交感神経のみの支配を受ける）
④ 相反支配（拮抗支配）：交感神経と副交感神経の作用は相反的である（例外：唾液腺の分泌に両方とも促進する）
⑤ 薬物感受性：末梢に神経節が存在するため、薬物の影響を受けやすい

5 自律神経系遠心性線維の化学伝達物質
① 交感神経と副交感神経の節前線維から：アセチルコリン（ACh）
② 副交感神経の節後線維から：アセチルコリン（ACh）
③ 大部分の交感神経の節後線維から：ノルアドレナリン（NA）
④ 汗腺と骨格筋の一部血管を支配する交感神経の節後線維から：アセチルコリン（ACh）
⑤ 化学伝達物質による神経線維の分類：アセチルコリンを放出する神経線維をコリン作動性線維、ノルアドレナリンを放出する神経線維をアドレナリン作動性線維と呼ぶ

6 自律機能の反射性調節
① 内臓―内臓反射：求心神経は自律神経、遠心神経も自律神経
例 血圧調節、胃腸管運動、排尿反射、排便反射
② 体性―内臓反射：求心神経は体性神経、遠心神経は自律神経
例 腹部皮膚の侵害→胃腸運動の抑制
③ 内臓―体性反射：求心神経は自律神経、遠心神経は体性神経
例 内臓の炎症→腹筋収縮（筋性防御）

自律神経求心路（内臓求心性線維）

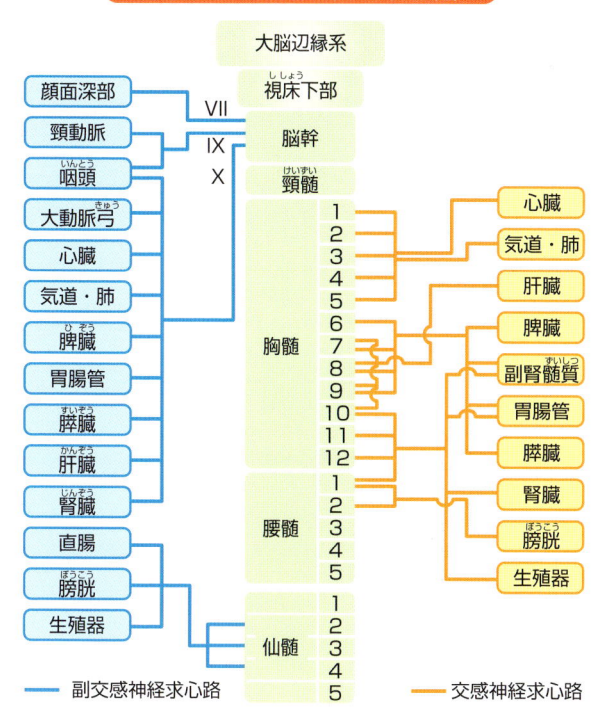

副交感神経求心路：
- 顔面深部 ─ VII
- 頸動脈 ─ IX
- 咽頭 ─ X
- 大動脈弓
- 心臓
- 気道・肺
- 脾臓
- 胃腸管
- 膵臓
- 肝臓
- 腎臓
- 直腸
- 膀胱
- 生殖器

→ 大脳辺縁系、視床下部、脳幹

脊髄区分：
- 頸髄
- 胸髄 1〜12
- 腰髄 1〜5
- 仙髄 1〜5

交感神経求心路：
- 心臓
- 気道・肺
- 肝臓
- 脾臓
- 副腎髄質
- 胃腸管
- 膵臓
- 腎臓
- 膀胱
- 生殖器

― 副交感神経求心路　― 交感神経求心路

自律神経の伝達物質と受容体

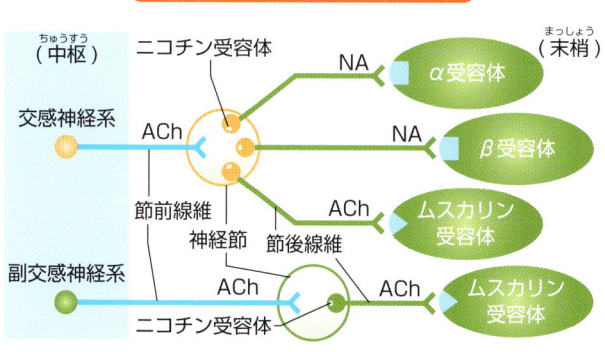

（中枢）─ 交感神経系 ─ ACh ─ ニコチン受容体（神経節）─ 節前線維／節後線維
- NA → α受容体
- NA → β受容体
- ACh → ムスカリン受容体

（中枢）─ 副交感神経系 ─ ACh ─ ニコチン受容体（神経節）─ ACh → ムスカリン受容体（末梢）

主な内臓反射と反射弓

反射	受容器と求心路
圧受容器反射	頸動脈洞の圧受容器→舌咽神経 大動脈弓の圧受容器→迷走神経
化学受容器反射	頸動脈小体の化学受容器→舌咽神経 大動脈体の化学受容器→迷走神経 延髄の化学受容器
心房受容器反射	心房の伸展受容器→迷走神経
ヘーリング・ブロイエル反射	肺の伸展受容器→迷走神経
化学受容器反射	頸動脈小体の化学受容器→舌咽神経 大動脈体の化学受容器→迷走神経 延髄の化学受容器
くしゃみ反射	鼻粘膜の受容器→三叉神経
咳反射	気道粘膜の受容器→迷走神経
嚥下反射	口蓋、咽頭、舌根の受容器→三叉神経、舌咽神経、迷走神経
嘔吐反射	消化道粘膜の受容器→迷走神経、交感神経(ほかの感覚、情動刺激も)
胃—胃反射	胃の伸展受容器→迷走神経
蓄尿反射	膀胱壁の伸展受容器→骨盤神経
排尿反射	膀胱壁の伸展受容器→骨盤神経
排便反射	直腸壁の伸展受容器 →骨盤神経

中枢	遠心路と効果器
延髄	迷走神経興奮、交感神経抑制→心拍減少、心収縮力低下、血管拡張
延髄	迷走神経抑制、交感神経興奮→心拍増加、心収縮力増加、血管収縮
延髄と視床下部	交感神経低下、バゾプレッシン分泌減少→腎臓（尿量増加）
脳幹	体性運動神経→吸筋の弛緩（吸息の抑制）
脳幹	体性運動神経→呼吸筋の収縮（呼吸数増加、換気量増加）
延髄	体性運動神経→呼吸筋の収縮（くしゃみ）
延髄	体性運動神経→呼吸筋の収縮（咳）
延髄	三叉神経・舌咽神経・迷走神経・舌下神経興奮→咽頭部筋肉の収縮（括約筋は弛緩）、食道の蠕動
延髄	迷走神経・内臓神経・体性運動神経興奮→咽頭・口蓋筋の収縮、食道の弛緩、胃の収縮、横隔膜と腹筋の収縮
延髄	迷走神経興奮→胃の弛緩
仙髄	下腹神経興奮→排尿筋の弛緩、内尿道括約筋の収縮 陰部神経興奮→外尿道括約筋の収縮
仙髄	骨盤神経興奮→排尿筋の収縮、内尿道括約筋の弛緩 陰部神経抑制→外尿道括約筋の弛緩
仙髄	骨盤神経興奮→直腸の収縮、内肛門括約筋の弛緩 陰部神経抑制→外肛門括約筋の弛緩

神経系の機能

本能と本能行動

◆**個体維持**と**種族保存**の基本的な生命活動（**本能行動**）は、**大脳辺縁系**と**視床下部**の機能によって協調・統合される。

1 大脳辺縁系と視床下部の構成
❶ 大脳辺縁系の構成
扁桃体、**海馬体**、海馬傍回、**帯状回**、中隔核など
❷ 視床下部の構成
視床の腹側と**下垂体の背側**にある**神経核の群**であり、視索前核、視床下部前野、視索上核、室傍核、視交叉上核、背内側核、腹内側核、弓状核、視床下部外側野、視床下部後野、乳頭体核などがある

2 大脳辺縁系と視床下部の機能
❶ 本能行動：摂食行動、飲水行動、性行動、集団行動、体温調節行動
❷ 情動行動：接近行動、攻撃行動、逃避行動
❸ 自律神経系機能の調節
❹ 内分泌系機能の調節
❺ 睡眠と覚醒
❻ 学習と記憶

3 重要な機能中枢
❶ 体温調節中枢：視床下部前野、体温の設定と維持
❷ 摂食中枢（空腹中枢）：視床下部外側野、摂食促進
❸ 満腹中枢：視床下部腹内側核、摂食抑制
❹ 飲水中枢：視床下部外側野、体内水分量の調節
＊**レプチン**：**脂肪細胞**から分泌されるホルモンとして、**摂食中枢**を抑制し、**過度肥満**を防止する作用がある

大脳辺縁系の構成

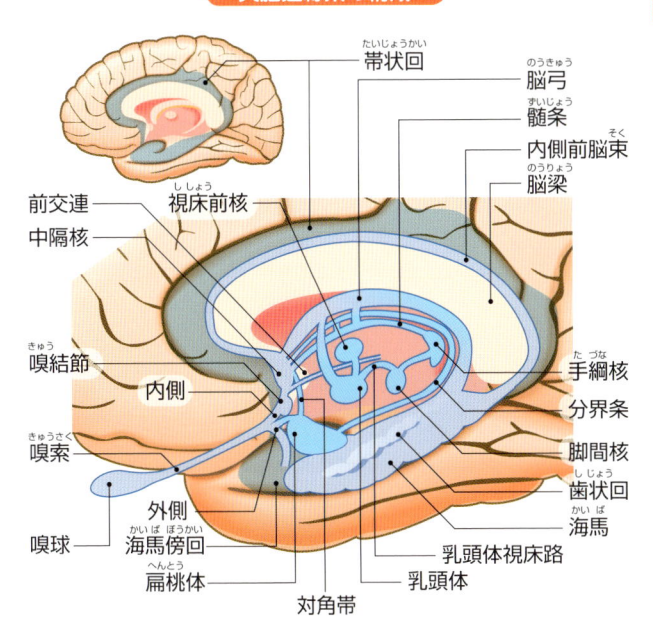

主なラベル: 帯状回、脳弓、髄条、内側前脳束、脳梁、視床前核、前交連、中隔核、嗅結節、内側、手綱核、分界条、嗅索、脚間核、歯状回、外側、海馬傍回、海馬、嗅球、扁桃体、対角帯、乳頭体、乳頭体視床路

『生理学テキスト』(大地陸男、文光堂)より抜粋・改変

視床下部の構成

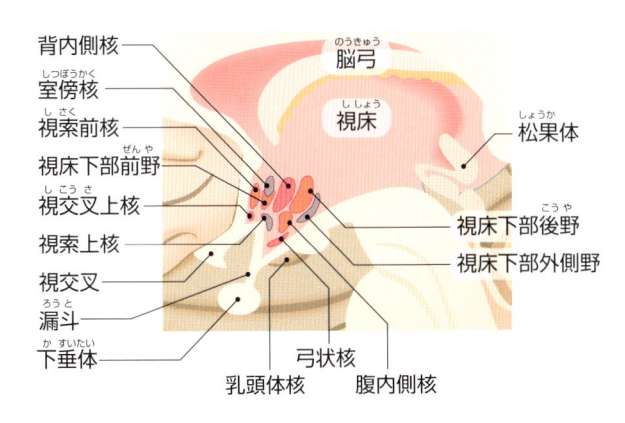

主なラベル: 背内側核、室傍核、視索前核、視床下部前野、視交叉上核、視索上核、視交叉、漏斗、下垂体、脳弓、視床、松果体、視床下部後野、視床下部外側野、弓状核、乳頭体核、腹内側核

89

神経系の機能

大脳の総合機能

◆大脳は感覚系・運動系・自律系の間に介在し、種々の情報を総合して出力パターンを形成し、外界へ働きかける。

1 大脳皮質
- 大脳皮質の分類
  - ❶発生学的:
    - 新皮質
    - 辺縁皮質（古皮質と旧皮質）
  - ❷組織学的:
    - 同種皮質（神経細胞の6層構造をもつ）
      - 同形皮質（明瞭な6層構造、連合野）
      - 異形皮質（不明瞭な6層構造、感覚野・運動野）
    - 異種皮質（6層構造をもたず、辺縁皮質）
- 大脳皮質の主な神経細胞
  - ❶錐体細胞
  - ❷星状細胞（顆粒細胞）
  - ❸紡錘細胞
- 大脳半球内部の連絡
  - ❶連合線維：同側大脳半球皮質間の連絡
  - ❷交連線維：左右大脳半球皮質間の連絡
  - ❸投射線維：大脳半球皮質と下位中枢との連絡
- 大脳皮質の機能分化（ブロドマンの地図、52の領野）
  - ❶運動野：一次運動野と運動前野
  - ❷感覚野：体性感覚野と特殊感覚野
  - ❸連合野：前連合野（前頭連合野）と後連合野（頭頂連合野・側頭連合野）

大脳皮質の機能分化（ブロドマンの地図）

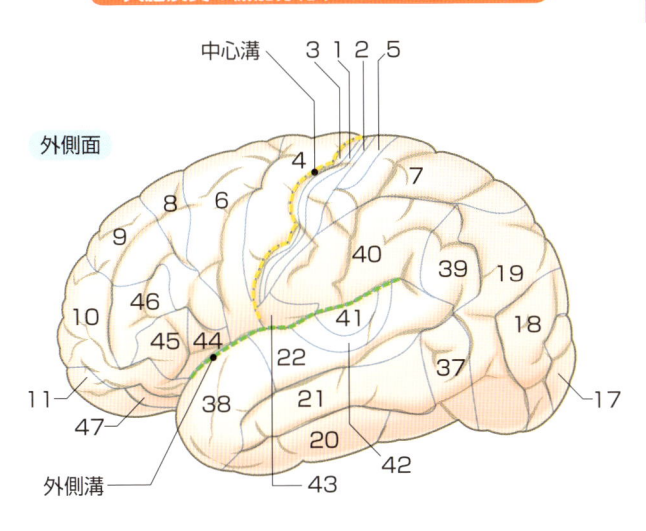

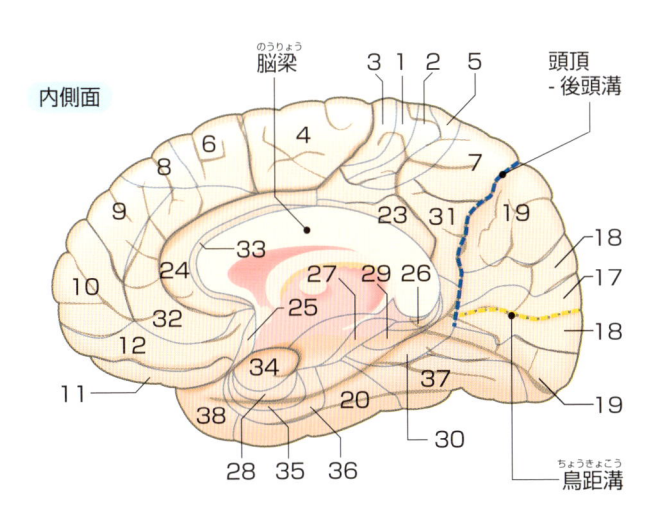

外側面

中心溝
3 1 2 5
4
8 6
9
46
10
45 44
11
47
外側溝
40
7
39 19
41
22
38
21
20 42
43
18
37
17

内側面

脳梁（のうりょう）
3 1 2 5
頭頂-後頭溝
6
8
9
10
32
12
11
4
23 31
33
24 27 29 26
25
34
28 35 36
38
20
30
37
7
19
18
17
18
19
鳥距溝（ちょうきょこう）

第4章 神経系の機能

91

2 脳波

- 脳波(脳電図、EEG)：**頭皮電極**によって大脳皮質神経細胞の自発性**電気活動**を記録する
- 正常脳波：**周波数**(Hz)により、**4**種類に分類される
  1. **β波**：14〜30Hz、**成人目覚め型脳波**
  2. **α波**：8〜13Hz、**閉眼**、**安静状態**(リラックス状態)時の特有脳波、開眼・暗算・精神活動・感覚刺激などによって抑制され(**α波阻止**)、α波からβ波に変わる
  * 優勢部位：**後頭部**(後頭部でよく見られる)
  3. **θ波**：4〜7Hz、**小児基礎脳波**
  4. **δ波**：1〜3Hz、**新生児・乳児基礎波**、**成人の睡眠時脳波**
  * α波より速いβ波を「**速波**」、遅いθ波とδ波を「**徐波**」とも呼ぶ
- 脳波による意識水準の確認
  1. はっきり目覚め：すべて**β波**
  2. ぼんやり目覚め：**α波**の**出現**と**増加**
  3. うとうと状態：**α波**の**減少**、低振幅**θ波**の**出現**
  4. 浅い睡眠状態：**α波**の**消失**、紡錘波と**高振幅徐波**の出現
  5. 深い睡眠状態：半分以上の**高振幅徐波**(主に**δ波**)
  6. レム睡眠状態：低振幅速波の出現
- 異常脳波
  1. **異常波形**の出現：棘波、鋭波、棘徐波、鋭徐波など
  2. 正常波形の**異常出現**：覚醒状態の徐波の出現など

第4章 神経系の機能

脳電図の電極配置

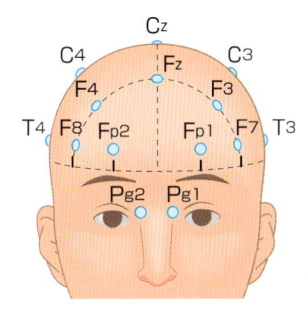

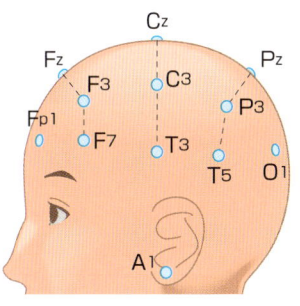

意識水準と脳波の表現

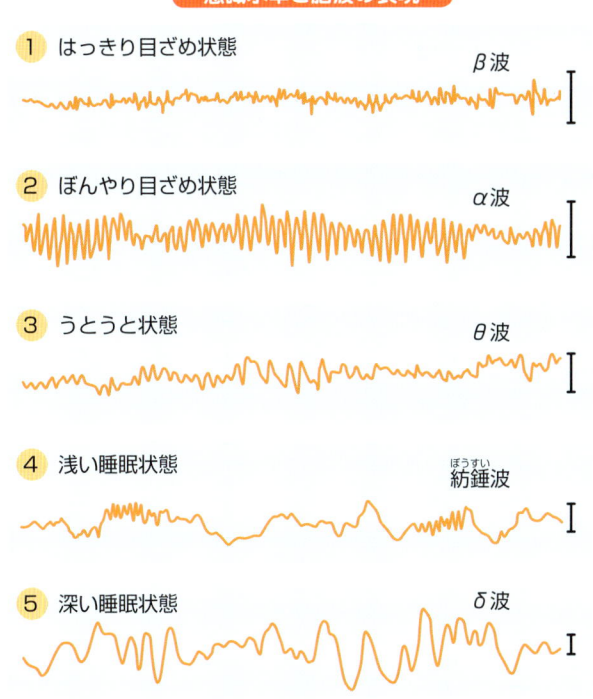

1. はっきり目ざめ状態　　　　　β波

2. ぼんやり目ざめ状態　　　　　α波

3. うとうと状態　　　　　　　　θ波

4. 浅い睡眠状態　　　　　　紡錘波（ぼうすい）

5. 深い睡眠状態　　　　　　　　δ波

1sec

3 睡眠

- 睡眠の分類
  1. **ノンレム睡眠**(NREM)：徐波睡眠とも呼ばれ、深さによって4つの段階に分けられ、循環・呼吸・骨格筋活動の減弱がみられる
  2. **レム睡眠**(REM)：低振幅な速波の出現、急速な眼球運動、循環・呼吸運動の増強、骨格筋運動の消失がみられ、夢を見る

  ＊新生児ではレム睡眠の割合が多く、加齢によって減少する

- 睡眠周期：「ノンレム睡眠→レム睡眠」の周期で1晩約4〜6回を繰り返す

4 意識

- 意識レベル：中脳から視床下部にある「上行性網様体賦活系」が大脳へ神経線維を投射して刺激を送り、大脳機能のレベルを調節する
- 意識レベルの評価：意識清明→意識混濁→混迷→昏睡
- 植物状態：大脳の精神活動が完全・永久に失われる状態
- 脳死：大脳から脳幹までの脳全体の機能が不可逆的に失われる状態

植物状態の定義（日本脳神経外科学会）

項目	内容
1	自力移動が不可能である
2	自力摂食が不可能である
3	糞・尿失禁状態である
4	声を出しても意味のある発語がまったく不可能である
5	簡単な命令にはかろうじて応じることもできるが、ほとんど意思疎通は不可能である
6	眼球は動いていも認識することはできない
以上の6項目を満たし、治療にもかかわらず3か月以上続いた場合を「植物状態」と見なす	

ノンレム睡眠とレム睡眠時の生理機能の比較

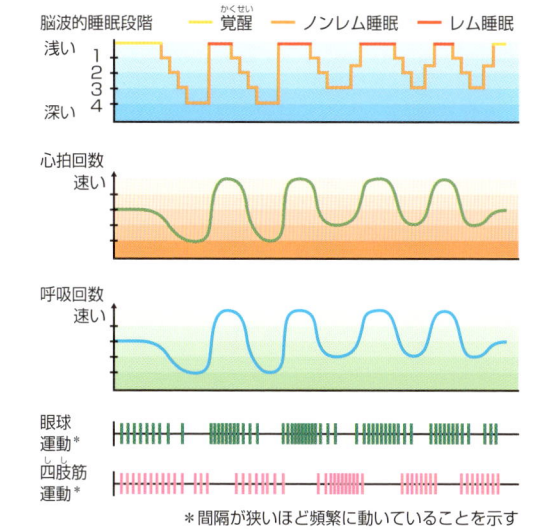

脳波的睡眠段階　　— 覚醒　— ノンレム睡眠　— レム睡眠

浅い 1 2 3 4 深い

心拍回数　速い

呼吸回数　速い

眼球運動*

四肢筋運動*

＊間隔が狭いほど頻繁に動いていることを示す

意識レベルの評価（JCS・日本昏睡尺度）

大分類	小分類	反応
0	0	意識清明
I 覚醒している（1桁の点数で表現）	1	見当識は保たれているが、意識清明ではない
	2	見当識障害がある
	3	自分の名前、生年月日が言えない
II 刺激に応じて一時的に覚醒する（2桁の点数で表現）	10	ふつうの呼びかけで、開眼する
	20	大声で呼びかける、強く揺するなどで開眼する
	30	痛み刺激を加えつつ呼びかけをくり返すと、かろうじて開眼する
III 刺激しても覚醒しない（3桁の点数で表現）	100	痛みに対し、払いのけるなどの動作をする
	200	痛み刺激で手足を動かし、顔をしかめる
	300	痛み刺激に対し、まったく反応しない

第4章　神経系の機能

5 学習と記憶
- 学習の分類
  1. **非連合学習**：与えた**刺激自体**に対する学習（「慣れ」と「鋭敏化」現象がある）
  2. **連合学習**：**条件反射**のような学習
- 記憶の過程
  1. **記銘**：符号化
  2. **保持**：貯蔵
  3. **想起**：検索
  4. **忘却**：検索不能、記憶の失敗
- 記憶の分類
  1. 記憶の持続時間による分類：**感覚記憶**（数秒間以内）、**短期記憶**（数分間）、**長期記憶**（半永久）
  2. 長期記憶の内容による分類：**陳述記憶**（エピソード記憶と意味記憶）、**非陳述記憶**（手順記憶、**運動記憶**）
- 記憶の主な関与部位
  1. 短期記憶：**前頭葉**
  2. 短期記憶から長期記憶への変換：**海馬**
  3. 陳述記憶：**側頭葉**、間脳
  4. 非陳述記憶：大脳皮質運動野―大脳基底核―小脳
- 記憶の障害
  1. **逆向性健忘**：受傷・発症より、昔の記憶が抜け落ちた状態、「**想起**」の障害
  2. **前向性健忘**：受傷などをした時点以降の記憶が抜け落ちる状態、「**記銘**」の障害
* アルツハイマー型認知症：記憶に関与する**前脳基底部**や**海馬**などの病変により、**記憶・認知**の働きが**低下**し、記銘力障害や妄想などの症状が現れ、最終的に人格の崩壊に至る

逆向性健忘と前向性健忘

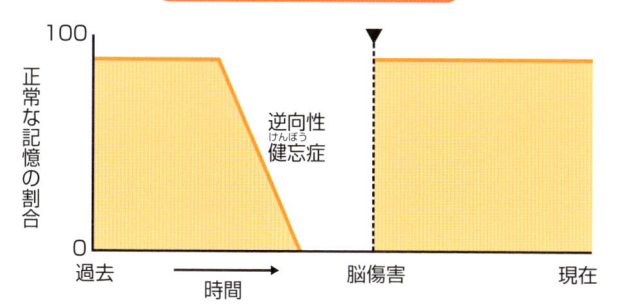

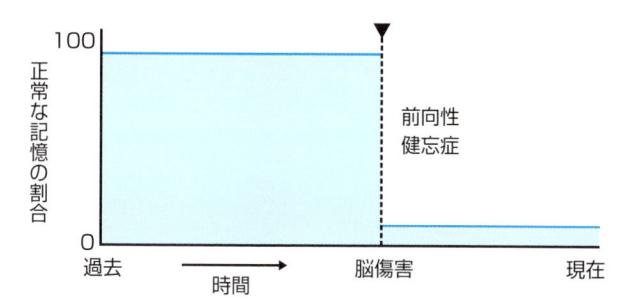

逆向性健忘症

縦軸：正常な記憶の割合 (0〜100)
横軸：過去 → 時間 → 脳傷害 → 現在

前向性健忘症

縦軸：正常な記憶の割合 (0〜100)
横軸：過去 → 時間 → 脳傷害 → 現在

正常の脳とアルツハイマー型認知症の脳（前頭断面）

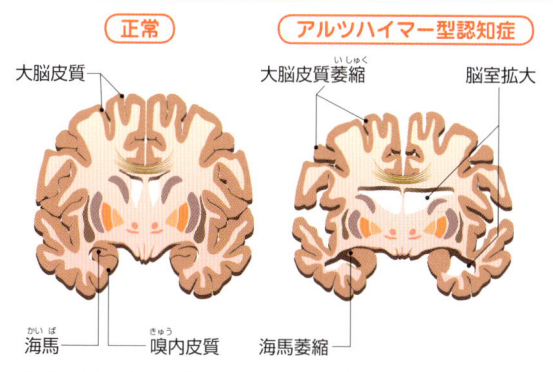

正常
- 大脳皮質
- 海馬（かいば）
- 嗅内皮質（きゅうないひしつ）

アルツハイマー型認知症
- 大脳皮質萎縮（いしゅく）
- 脳室拡大
- 海馬萎縮

左の正常と比べ、アルツハイマー型認知症は大脳皮質と海馬の萎縮および脳室の拡大がみられる

第4章 神経系の機能

6 連合野の統合機能

- 連合野：(一次)運動野・(一次)感覚野以外の大脳皮質領域
- 連合野の働き：大脳皮質運動野と感覚野の間に介在し、認知、記憶、学習、言語、意志など高等な精神統合機能に関与する
- 連合野はヒトではよく発達している
- 連合野の区分
  - 前連合野──前頭連合野
  - 後連合野
    - 頭頂連合野
    - 側頭連合野
    - 後頭連合野

❶後連合野
- 機能：外界からの感覚情報を統合し、認知する
- 障害：感覚機能には異常がなくても認知できない(失認──触覚・空間・視覚・聴覚失認)
* 感覚性失語症：22、39野の感覚性言語野(ウェルニッケ領野)の損傷により、聞いた言葉の意味がわからなくなる

❷前連合野
- 機能：行動制御の最高中枢として意志と感情を作り、行動計画に必要な情報を後連合野から受け取り、複雑な行動計画を組立て、その実行の判断を行う。また、それらの情報は運動野に送られ、運動プログラムとして実行される
- 障害：性格変化(感情消失)、行動プログラミング障害(行動不能)、抽象的カテゴリー化障害、運動性失語症など
* 運動性失語症：44、45野の運動性言語野(ブローカ領野)の損傷により、聞いたり読んだりした話は理解できるが、発語ができなくなる

大脳皮質の機能局在

外側面

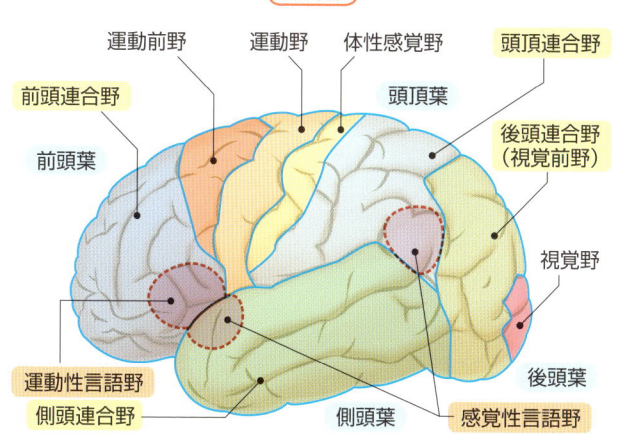

- 運動前野
- 運動野
- 体性感覚野
- 頭頂連合野
- 前頭連合野
- 頭頂葉
- 前頭葉
- 後頭連合野（視覚前野）
- 視覚野
- 運動性言語野
- 後頭葉
- 側頭連合野
- 側頭葉
- 感覚性言語野

内側面

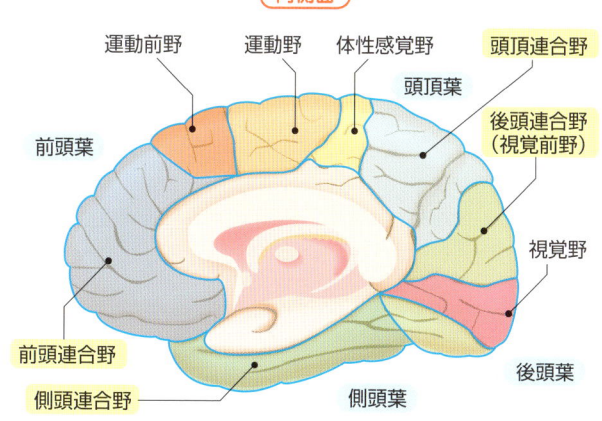

- 運動前野
- 運動野
- 体性感覚野
- 頭頂連合野
- 頭頂葉
- 前頭葉
- 後頭連合野（視覚前野）
- 視覚野
- 前頭連合野
- 後頭葉
- 側頭連合野
- 側頭葉

第4章 神経系の機能

第4章 確認問題

（　）の中から最も適当な言葉を1つ選んでください。

1. 中枢神経系は、（❶脳と脳神経、❷脳神経と脊髄神経、❸脳と脊髄）から構成されている。
2. 脳幹は、上から（❶中脳・橋・延髄、❷橋・中脳・延髄、❸延髄・中脳・橋）の順に区分される。
3. 脳神経に（❶感覚神経、❷交感神経、❸副交感神経）は含まれない。
4. ベル・マジャンディーの法則により、脊髄の（❶前根、❷後根、❸前根と後根）は運動神経である。
5. 筋紡錘には（❶1種類、❷2種類、❸3種類）の求心性神経線維がある。
6. 神経線維（❶Ia、❷Ib、❸Ⅱ）は、伸張反射に関与する。
7. （❶筋紡錘、❷錘外筋、❸ゴルジ腱器官）は、膝蓋腱反射に関与しない。
8. ゴルジ腱器官の求心性神経線維は、（❶Ia、❷Ib、❸Ⅱ）群である。
9. 小脳のプルキンエ細胞から放出される神経伝達物質は、（❶γ-アミノ酪酸、❷ドーパミン、❸セロトニン）である。
10. パーキンソン病は、（❶大脳基底核、❷小脳、❸脊髄）の機能障害である。
11. 角膜反射中枢は、（❶大脳、❷小脳、❸脳幹）にある。
12. 自律神経節前線維の化学伝達物質は、（❶アセチルコリン、❷ノルアドレナリン、❸アドレナリン）である。
13. 唾液腺の分泌を促進するのは、（❶交感神経のみ、❷副交感神経のみ、❸交感神経と副交感神経の両方）である。
14. 瞳孔括約筋は、（❶交感神経のみ、❷副交感神経のみ、❸交感神経と副交感神経の両方）の支配を受けている。
15. 脳電図のα波は、（❶前頭葉、❷側頭葉、❸後頭葉）によく見られる。

解答は269ページ

第5章

感覚機能

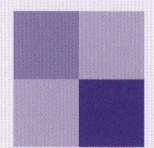

感覚機能

感覚の一般性質

◆身体内外環境の変化に対処するため、その情報を刺激として受容(受け入れ)するのは感覚系の働きである。

1 感覚器と受容器
- 感覚器：身体内外の刺激を受容する器官。例 目・耳・皮膚など
- 受容器：感覚器の中に各種刺激を活動電位に転換する部分。例 網膜・筋紡錘など
- 受容細胞：身体内外の刺激を受け取る細胞。例 視細胞・嗅細胞など
- ＊受容体：受容器や受容細胞を受容体と呼ぶこともある
- ＊生化学的な「受容体」：細胞膜や細胞質また核内にある蛋白質で、それに特異な物質(神経伝達物質・ホルモン・細胞増殖因子など)と結合し、細胞の反応を開始させる

2 感覚の種類
❶体性感覚
（ⅰ）皮膚感覚：触・圧・温・冷・痛
（ⅱ）深部感覚：筋の伸張と張力、関節の位置と運動、痛
❷内臓感覚：飢餓・食欲・渇き・吐き気・便意・尿意・性感・痛(内臓痛覚)
❸特殊感覚：視・聴・前庭(平衡)・嗅・味

3 刺激
- 刺激種類：機械(音振動・触・圧・張力・加速度)、温度(温・冷)、光(可視光)、化学(嗅・味・血中酸素量など)、侵害(痛)、電気
- 適刺激と閾値：ある受容器に応じやすい刺激が適刺激と呼ばれ、適刺激であれば、閾値が最も低くなる

さまざまな感覚受容器

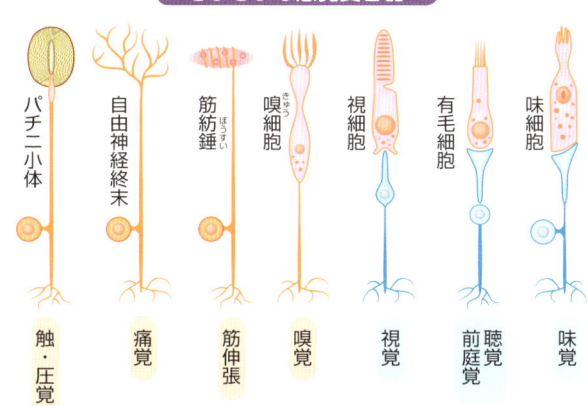

受容器	感覚
パチニ小体	触・圧覚
自由神経終末	痛覚
筋紡錘	筋伸張
嗅細胞	嗅覚
視細胞	視覚
有毛細胞	聴覚・前庭覚
味細胞	味覚

感覚の種類・適刺激・受容器

感覚		適刺激	受容器（受容細胞）
体性感覚	皮膚	触・圧	メルケル盤、ルフィニ小体、マイスネル小体、パチニ小体
		温・冷・痛	自由神経終末
	深部	関節の運動 筋の伸張 筋の張力 痛	ルフィニ小体 筋紡錘 ゴルジ腱器官 自由神経終末
内臓感覚		血圧の上昇 肺胞の拡張 血液O₂とCO₂分圧 痛	頸動脈洞と大動脈弓の圧受容器 肺胞の伸展受容器 頸動脈小体と大動脈体の化学受容器 自由神経終末
特殊感覚	視	可視光	網膜（視細胞）
	聴	音波	蝸牛管のコルチ器（有毛細胞）
	前庭	加速度	半規管の膨大部稜、耳石器の平衡斑（有毛細胞）
	嗅	におい物質	嗅上皮（嗅細胞）
	味	味物質	味蕾（味細胞）

4 感覚の受容（刺激の受け入れ）

- 受容機序：適刺激→受容器→起動電位（受容電位）の発生→活動電位の発生
- 起動電位：適刺激を受け入れ発生する細胞膜電位の変化で、その強さは刺激の強さによって変化する（アナログ信号）
- 活動電位：起動電位は閾電位を超えると発生する膜電位の変化で、その強さは一定であるが、起動電位の強さによって発生する頻度が変わる（デジタル信号）

5 感覚の順応

- 適刺激であっても長く続いていると、感覚神経の活動電位の頻度がしだいに減少し、感覚も弱くなる
- 相動性受容器（触圧覚など）の順応が速く、持続性受容器（痛覚など）の順応が遅い

6 感覚単位と受容野

- 感覚単位：1本の感覚神経とその支配下にあるすべての受容器
- 受容野：1つの感覚単位によって支配される範囲（領域）である。すなわち、ある感覚はその感覚受容野に投射され、その感覚単位の受容器によって感じられる。隣接する受容野は互いに重なり合っている

7 感覚野

- 感覚神経から特定な感覚信号を受け取る大脳皮質の領域。例 体性感覚野は大脳皮質中心後回にある P.108

8 感覚の投射

- 体性感覚信号は、大脳皮質感覚野に達して感覚となる。しかし、生じた感覚は感覚野（の部位）ではなく、刺激の発生部位に投射され、そこで感じる

＊ 大脳皮質に行かない感覚情報もある（脊髄反射、脳幹反射、臓器活動など）

刺激の強さに応じる起動電位の高さ、および活動電位の頻度の変化

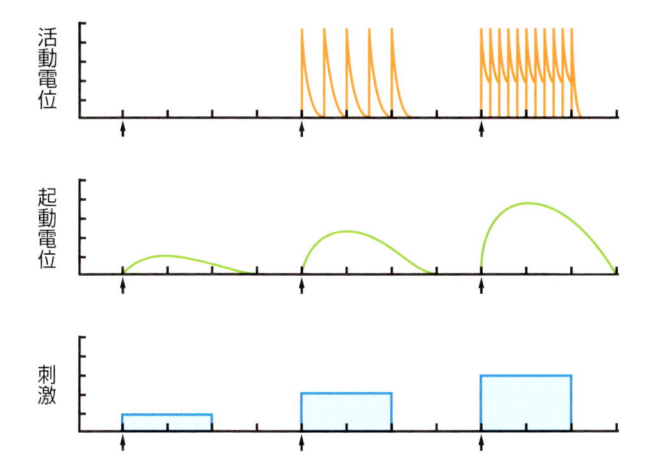

活動電位

起動電位

刺激

感覚単位と受容野の関係

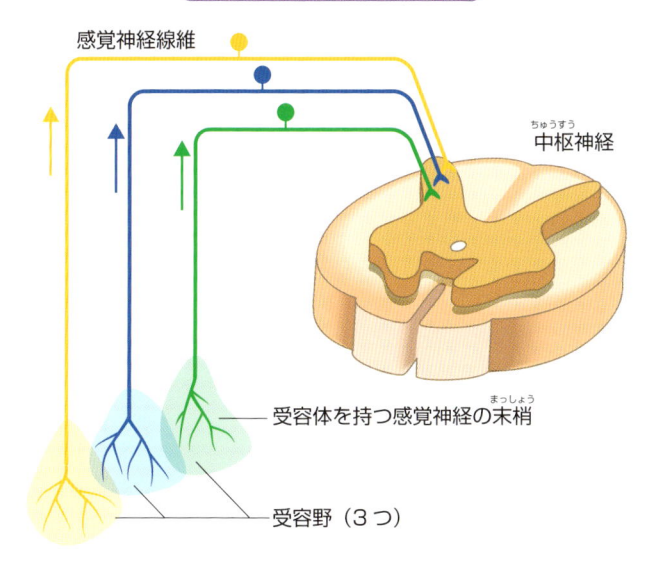

感覚神経線維

中枢神経(ちゅうすう)

受容体を持つ感覚神経の末梢(まっしょう)

受容野（3つ）

第5章 感覚機能

感覚機能

体性感覚

◆皮膚感覚(皮膚および皮膚につながる粘膜の感覚)と深部感覚(筋・腱・関節・靱帯などの感覚)を合わせて体性感覚という。

1 皮膚感覚と受容器
- 機械受容器(次ページ表)
- 触・圧覚(機械的刺激)の受容器:パチニ小体、マイスネル小体、メルケル盤、ルフィニ小体、毛包受容体、クラウゼ小体、触覚盤(毛盤、ピンガス小体)
  * 2点弁別閾:皮膚の2点刺激を2点として感じる最短距離(身体の部位により、非常に異なる)
- 温度感覚と受容器
  ❶温覚:無髄神経線維Cの末端の自由神経終末(40~45℃で敏感)
  ❷冷覚:有髄神経線維Aδの末端の自由神経終末(25~30℃で敏感)
- 痛覚と侵害受容器
  ❶速い痛み(第1次の痛み):有髄神経線維Aδの末端の自由神経終末
  ❷遅い痛み(第2次の痛み):無髄神経線維Cの末端の自由神経終末
- 振動感覚の受容器:パチニ小体、マイスネル小体(粗振動感覚)
- かゆみ:無髄神経線維Cの末端の自由神経終末(ヒスタミンの遊離などの原因で刺激される)

皮膚の機械受容器とその特徴

無毛部	メルケル盤 ルフィニ小体	マイスネル小体	パチニ小体
有毛部	触覚盤(毛盤) ルフィニ小体	毛包受容体	パチニ小体
機能	皮膚変位の大きさ検出	皮膚変位の速さ検出	皮膚変位の加速度検出
順応	遅い	速い	非常に速い

皮膚感覚の受容器

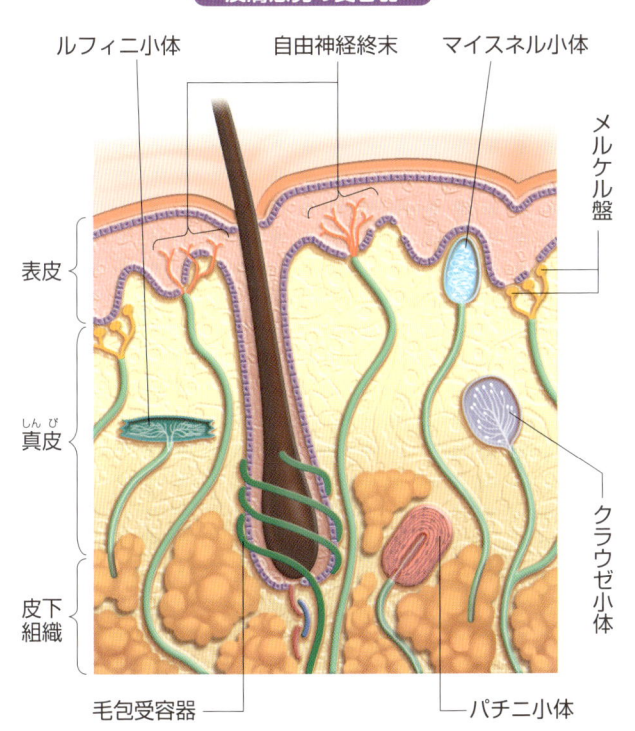

- ルフィニ小体
- 自由神経終末
- マイスネル小体
- メルケル盤
- 表皮
- 真皮
- 皮下組織
- 毛包受容器
- パチニ小体
- クラウゼ小体

第5章 感覚機能

2 深部感覚と受容器
- 深部の機械受容器
  1. **筋紡錘**：横紋筋に存在、筋の伸張を感じる
  2. **ゴルジ腱器官**：腱に存在、筋肉から生じる張力を感じる
  3. **関節受容器**：関節包や靭帯、骨膜にはルフィニ小体・パチニ小体・自由神経終末があり、関節の運動と痛みを感じる
- 固有感覚
  1. 位置の感覚：身体の各部位の相対的位置関係
  2. 動きの感覚：関節角度の変化方向と速度
  3. 力・重さの感覚：姿勢維持や運動時の力と抵抗感
- 深部痛覚：筋・腱・関節・骨膜などに生ずる痛み（痛みの局在は不明瞭）。受容器は自由神経終末

3 体性感覚伝導路
- 顔面部の感覚：三叉神経→内側毛帯→視床→内包後脚→大脳皮質体性感覚野
- 頸部以下の触・圧・深部感覚：脊髄後索系→内側毛帯→視床→内包後脚→大脳皮質体性感覚野
- 頸部以下の痛・温・冷覚：脊髄前側索系→内側毛帯→視床→内包後脚→大脳皮質体性感覚野

4 新皮質体性感覚野
- 体性感覚野：大脳皮質中心後回にある
- 体部位再現：視床で中継された感覚神経線維は、大脳皮質中心後回の一次体性感覚野に投射される。そこで電気刺激が起こると、ある特定の身体部位（刺激された場所）に感覚が生じる（感覚の小人）

体性感覚伝導路

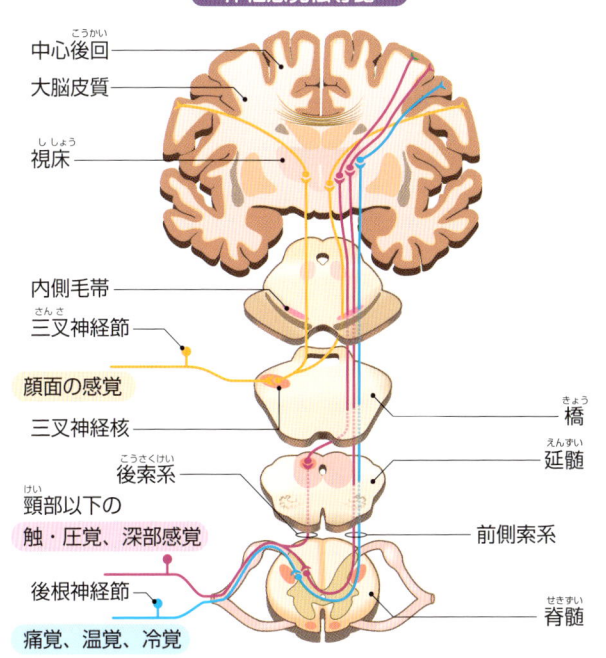

- 中心後回
- 大脳皮質
- 視床
- 内側毛帯
- 三叉神経節
- 顔面の感覚
- 三叉神経核
- 橋
- 後索系
- 延髄
- 頸部以下の触・圧覚、深部感覚
- 前側索系
- 後根神経節
- 脊髄
- 痛覚、温覚、冷覚

一次体性感覚野の身体部位対応

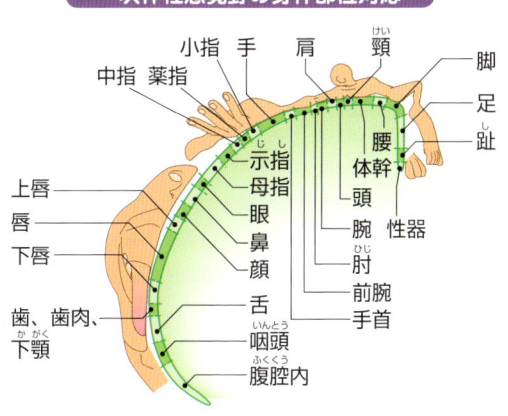

小指 手 肩 頸 脚
中指 薬指　　　　足
　　　　　　腰　趾
示指　　　体幹
母指　　　頭
眼　　　　腕
鼻　　　　肘
顔　　　　性器
　　　　　前腕
上唇　　　手首
唇　　舌
下唇　　咽頭
歯、歯肉、下顎　腹腔内

109

感覚機能

内臓感覚

◆内臓感覚には臓器感覚(飢餓、食欲、渇きなど)と、内臓痛(腹痛、胸痛など)がある。

1 臓器感覚
- 臓器感覚には飢餓・食欲・渇き・吐き気・便意・尿意・性感などがある
- 臓器感覚は身体の欲求を現すため、原始的感覚とも呼ばれる
- 臓器感覚情報が大脳辺縁系に達すると、情動(快・不快など)や本能行動(食行動・飲行動など)が起こされる
- 内臓からの求心神経の一部は大脳皮質まで達するが、大部分は脊髄や脳幹の中枢で遠心神経に切り替えられて反射を起こす(心臓反射・血管反射・呼吸反射・咳反射・嘔吐反射・排尿反射、排便反射など)
- 反射の求心神経は副交感神経といっしょに走る
- 内臓感覚の受容器には、自由神経終末、パチニ小体、臓器内壁の圧受容器・化学受容器、浸透圧や血糖値の受容器などがある

2 内臓痛覚
- 刺激となるのは侵害刺激のほかに、臓器自体の急な拡張や痙攣などがある
- 特徴:不快な鋭い痛み、持続的、局在がはっきりせず、情動との関係が深い
- 受容体:自由神経終末、求心神経はAδ、C線維である

3 関連痛
- 内臓の異常に対して、その内臓の求心性神経と同じ分節に属する皮膚に感覚過敏または痛みを感じることを「関連痛」という。たとえば、心臓に異常があるときには左上腕尺側が痛む

第5章 感覚機能

内臓痛覚に関する神経

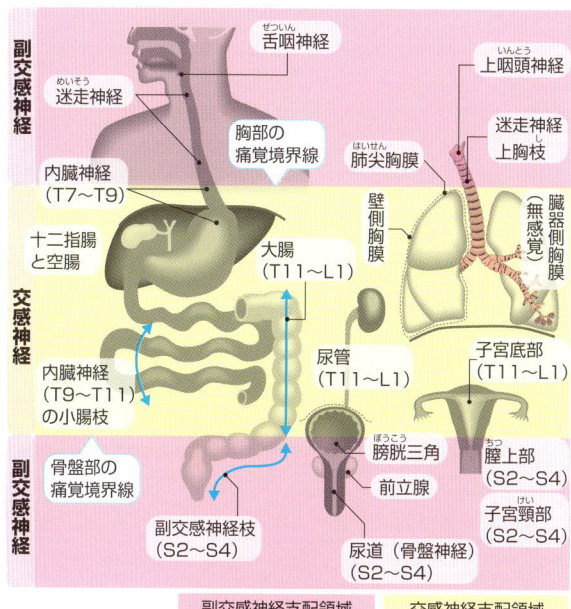

副交感神経
- 舌咽神経
- 迷走神経
- 上咽頭神経
- 迷走神経上胸枝
- 胸部の痛覚境界線
- 肺尖胸膜
- 壁側胸膜
- 臓器側胸膜（無感覚）

交感神経
- 内臓神経（T7〜T9）
- 十二指腸と空腸
- 大腸（T11〜L1）
- 内臓神経（T9〜T11）の小腸枝
- 尿管（T11〜L1）
- 子宮底部（T11〜L1）

副交感神経
- 骨盤部の痛覚境界線
- 副交感神経枝（S2〜S4）
- 膀胱三角
- 前立腺
- 尿道（骨盤神経）（S2〜S4）
- 腟上部（S2〜S4）
- 子宮頸部（S2〜S4）

副交感神経支配領域　交感神経支配領域

関連痛—内臓刺激の体表投射

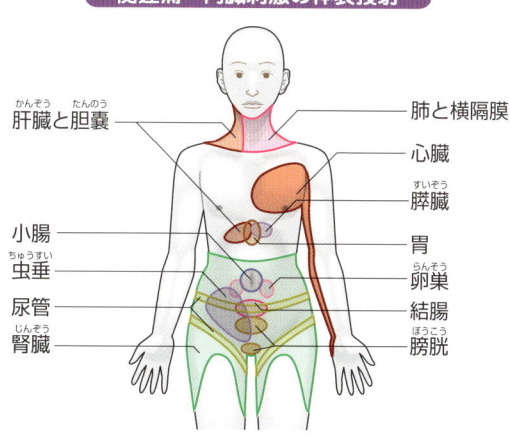

- 肝臓と胆嚢
- 肺と横隔膜
- 心臓
- 膵臓
- 小腸
- 虫垂
- 胃
- 卵巣
- 尿管
- 結腸
- 腎臓
- 膀胱

感覚機能

視覚

◆光（可視光）を感知する視覚器は、像を結ぶ通光部と、光刺激を電気信号に変化する網膜の2部分からなる。

1 通光部の結像
- 通光部の構成：角膜→眼房水→水晶体→硝子体→（網膜）
- 水晶体：毛様体小帯により、毛様体筋と連結
- 正視眼の遠近調節
  - 無調節状態：毛様体筋が弛緩→水晶体は毛様体小帯によって引っ張られる→水晶体が薄くなる（屈折率が低下）→無限遠にある物体（平行光）が網膜上に結像
  - 近くにある物体を見るとき：毛様体筋が収縮→毛様体小帯が緩む→水晶体が自らの弾性によって厚くなる（屈折率が増加）→物体が網膜上に結像
- 毛様体筋の支配神経：副交感神経（動眼神経に含まれる）

2 結像の異常
- 老視（老眼）：年齢とともに水晶体の弾性が低下し、近くの物体を見るときに、凸レンズでの補正が必要となる
- 屈折異常：無限遠の物体（平行光）が網膜上に結像しない
  1. 近視：網膜より前に結像し、凹レンズで矯正
  2. 遠視：網膜より後に結像し、凸レンズで矯正
  3. 乱視：角膜や水晶体のゆがみにより、1か所に結像しない

3 瞳孔反射
- 瞳孔の神経支配
  1. 副交感神経の興奮→瞳孔括約筋の収縮→瞳孔の縮小
  2. 交感神経の興奮→瞳孔散大筋の収縮→瞳孔の散大
- 対光反射：光の強度増強→瞳孔収縮（単眼照射→両眼反応）
- 輻輳反射：物の近づき→眼軸収束（両瞳孔の近づき）

第5章 感覚機能

眼球の機能構造

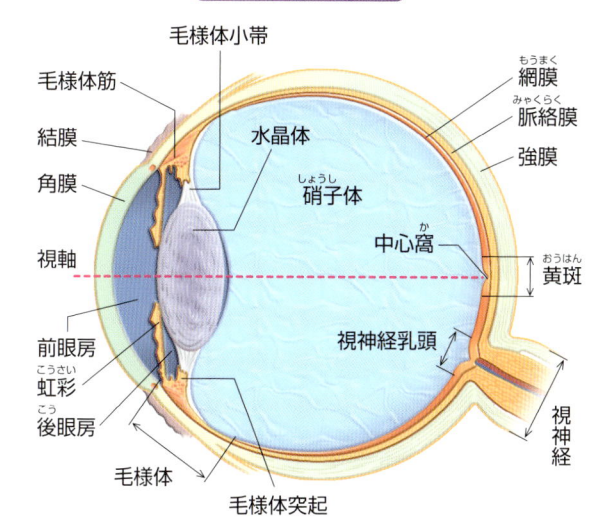

- 毛様体小帯
- 毛様体筋
- 結膜
- 角膜
- 視軸
- 前眼房
- 虹彩
- 後眼房
- 毛様体
- 毛様体突起
- 水晶体
- 硝子体
- 網膜
- 脈絡膜
- 強膜
- 中心窩
- 黄斑
- 視神経乳頭
- 視神経

眼の遠近調節

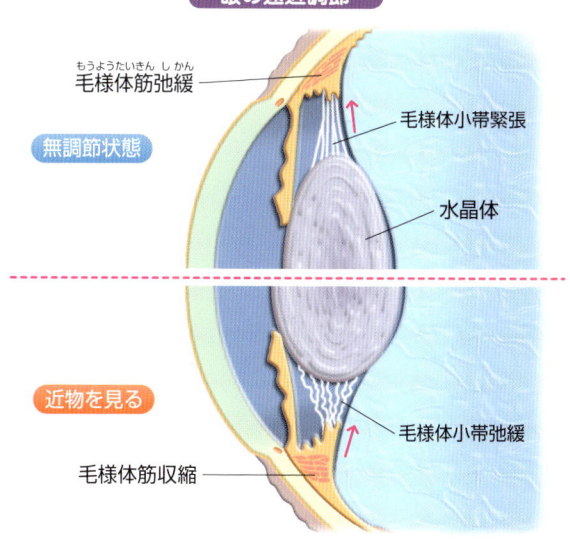

無調節状態
- 毛様体筋弛緩
- 毛様体小帯緊張
- 水晶体

近物を見る
- 毛様体筋収縮
- 毛様体小帯弛緩

113

4 網膜
- 構成：2種類の視細胞(杆体と錐体)と4種類の神経細胞(双極細胞・神経節細胞・水平細胞・アマクリン細胞)からなる
- 錐体と杆体の違い
  1. 網膜上の分布：ほとんどの錐体は中心窩にあるが、すべての杆体はその周辺にある
  2. 働き：錐体には波長吸収曲線の異なる3種類(青錐体、緑錐体、赤錐体)があり、色の弁別ができる。杆体は暗いところで明暗を感知する
  3. 光刺激の応答速度：杆体は感度がよく弱い光でも応答するが、応答が遅い。錐体は感度が悪いが、応答が速い
- 黄斑部の中心窩：視力がいちばんいいところ
- 盲斑：視神経乳頭部で視細胞がないため、視力がない

5 光受容
- 可視光→視細胞→視物質の化学変化→起動電位→活動電位
- 暗順応：明処から暗処に移動→視物質量の増加→網膜の光感受性の増加(数十分間で、遅い)
- 明順応：暗処から明処に移動→視物質量の減少→網膜の光感受性の低下(数分間で、速い)
- 夜盲症：視物質の欠乏→視細胞感受性の低下→暗順応の遅れ

6 視力と視野
- 視力：2点を識別できる最小視角の逆数(錐体の状況や光照射に関与、ランドルト環で視力測定)
- 視野：眼の前の一点を固視したまま同時に見える範囲(色により異なる：白＞黄色＞青＞赤＞緑)
- 「両眼視」(目のレベル)→「単一視」(大脳のレベル、立体感に重要である)

7 視覚伝導路
- 視細胞→双極細胞→神経節細胞→視神経→視交叉(半交叉)→外側膝状体→視覚野(大脳皮質後頭葉の視覚中枢)
- 半盲症：一部の視覚路の損傷(切断)→視野の欠損

第5章 感覚機能

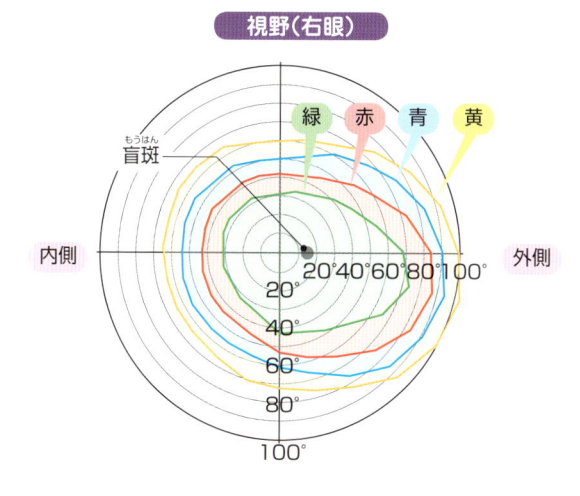

視野（右眼）

緑　赤　青　黄

盲斑

内側　　外側

20°40°60°80°100°

視神経路の損傷による視野欠損

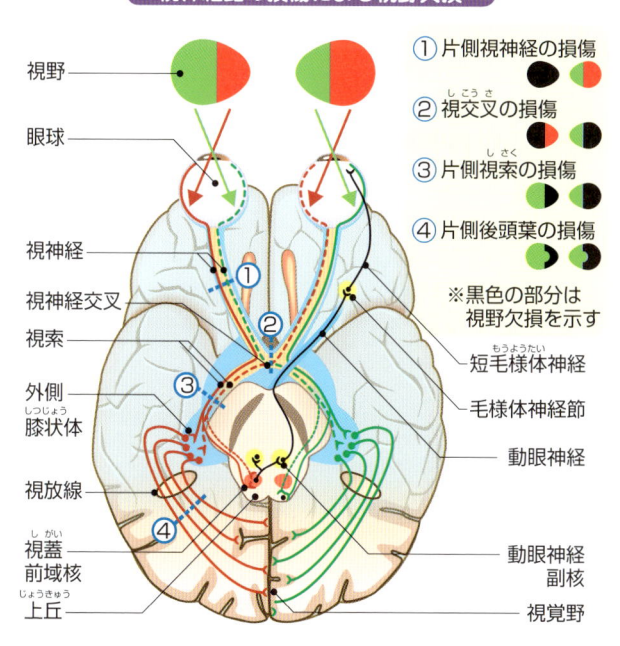

- 視野
- 眼球
- 視神経
- 視神経交叉
- 視索
- 外側膝状体
- 視放線
- 視蓋前域核
- 上丘

① 片側視神経の損傷
② 視交叉の損傷
③ 片側視索の損傷
④ 片側後頭葉の損傷

※黒色の部分は視野欠損を示す

- 短毛様体神経
- 毛様体神経節
- 動眼神経
- 動眼神経副核
- 視覚野

115

感覚機能

聴覚

◆聴覚に対して、適刺激は音波であり、受容器は有毛細胞を含むコルチ器である。

1 聴覚と音波
- 音波:空気の振動
- 音波の高低:音波の周波数、単位はHz(ヘルツ)
- 音波の強弱:音波の音圧(振幅)、単位はdB(デジベル)
- 可聴閾:最大20~20,000Hz、加齢で狭くなる(高音性難聴)

2 耳の機能構成
- 外耳:❶耳介、❷外耳道(外耳孔から鼓膜まで)
- 中耳:❶鼓膜、❷鼓室、❸耳小骨(ツチ骨・キヌタ骨・アブミ骨)、❹耳管(咽頭と連絡)
- 内耳:
  - 骨迷路:側頭骨中の空洞
  - 膜迷路:❶蝸牛管、❷半規管(3つ)、❸耳石器(2つ:卵形嚢と球形嚢)
  - ＊半規管と耳石器は前庭器官となる

3 音波の伝導(伝音系)
- 音波→外耳道→鼓膜の振動→耳小骨の振動→前庭窓の振動→前庭階内の外リンパ液の波動→鼓室階内の外リンパ液の波動→基底膜の振動→コルチ器の振動

4 音波の受容
- 受容器:蝸牛管の中にあるコルチ器
- コルチ器の振動→有毛細胞の毛変形→起動電位の発生→蝸牛神経の活動電位の発生

5 聴覚伝導路
- 蝸牛コルチ器→蝸牛神経→蝸牛神経核(延髄)→内側膝状体(視床)→聴覚野(大脳皮質側頭葉の聴覚中枢)

第5章 感覚機能

耳の機能構成

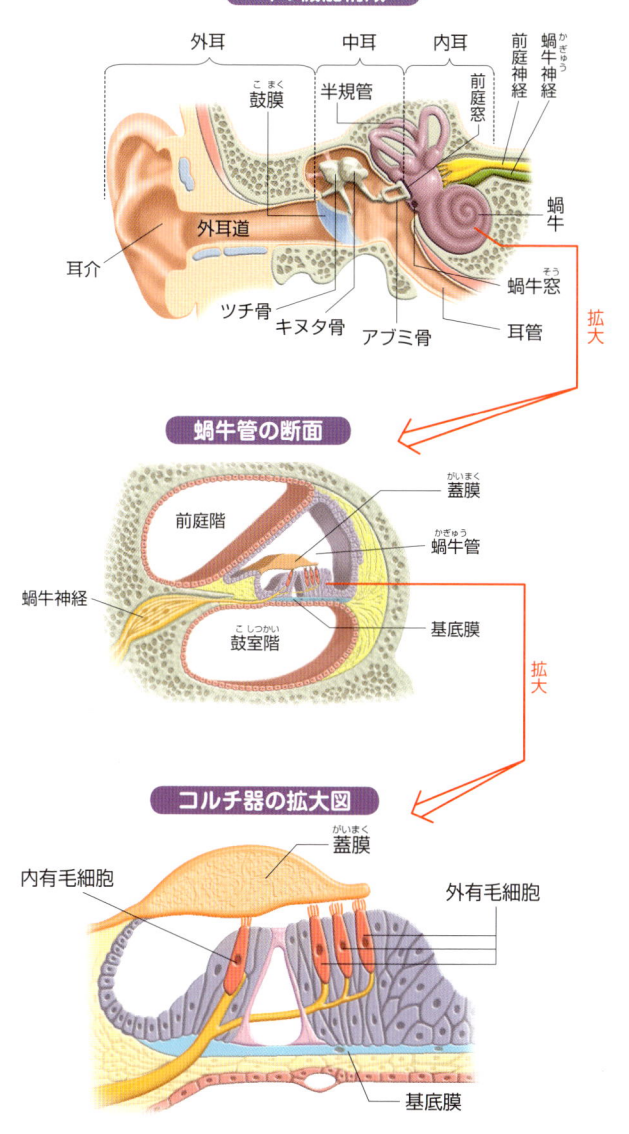

- 外耳: 耳介、外耳道
- 中耳: 鼓膜、ツチ骨、キヌタ骨、アブミ骨
- 内耳: 半規管、前庭窓、前庭神経、蝸牛神経、蝸牛、蝸牛窓、耳管

蝸牛管の断面

- 前庭階
- 蝸牛神経
- 鼓室階
- 蓋膜
- 蝸牛管
- 基底膜

コルチ器の拡大図

- 内有毛細胞
- 蓋膜
- 外有毛細胞
- 基底膜

117

感覚機能

前庭感覚

◆前庭感覚は平衡感覚系の一部として、姿勢維持と運動調節に重要な役割を果たす。

1 平衡感覚と前庭感覚
- 平衡感覚：身体の運動や身体各部の相対的位置に関する感覚であり、❶前庭感覚、❷視覚、❸筋・腱・関節などの深部感覚、❹足底部の皮膚感覚などに関与する
- 前庭感覚：前庭器官によって回転加速度や直線加速度を感知する感覚である

2 前庭器官の構成
- 半規管：前(上)・後・外側(水平)の3半規管からなる
  - 膨大部稜：半規管膨大部にある受容器で、有毛細胞があり、感覚毛の外にクプラという膜がある
- 耳石器（平衡嚢）：❶卵形嚢（水平運動を感知）と❷球形嚢（垂直運動を感知）の2種類がある
  - 平衡斑：球形嚢と卵形嚢の内壁にある受容器で、その中に有毛細胞があり、平衡斑の上に耳石がある

3 前庭感覚の受容
- 半規管：頭の回転（回転加速度、角加速度）→慣性のため半規管内の内リンパ液が相対的逆方向に流れる→膨大部稜のクプラの変形→感覚毛の折れ曲がる→有毛細胞の起動電位の発生→前庭神経の活動電位の発生
- 耳石器：頭の傾き（直線加速度）→平衡斑耳石の移動→平衡斑の耳石膜の変形→感覚毛の折れ曲がる→有毛細胞の起動電位の発生→前庭神経の活動電位の発生

4 前庭感覚伝導路
- 半規管・耳石器→前庭神経→前庭神経核（橋と延髄）→小脳、脊髄（視床経由）、大脳皮質

第5章 感覚機能

半規管と膨大部稜

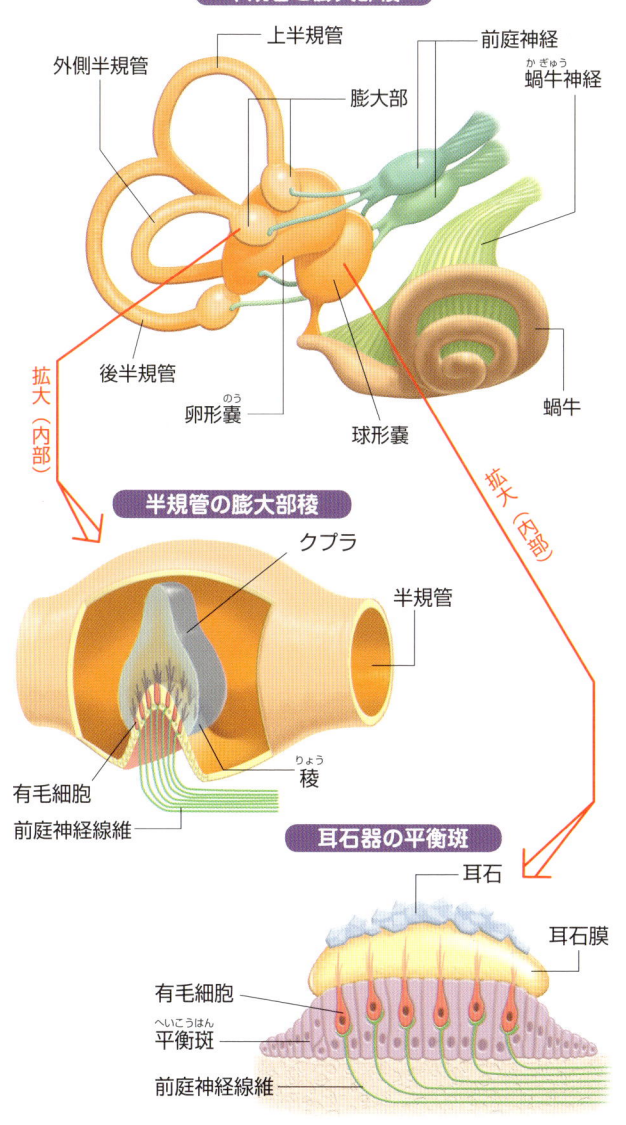

- 外側半規管
- 上半規管
- 膨大部
- 前庭神経
- 蝸牛神経
- 後半規管
- 卵形嚢
- 球形嚢
- 蝸牛

拡大（内部）

半規管の膨大部稜

- クプラ
- 半規管
- 有毛細胞
- 稜
- 前庭神経線維

拡大（内部）

耳石器の平衡斑

- 耳石
- 耳石膜
- 有毛細胞
- 平衡斑
- 前庭神経線維

119

感覚機能

嗅覚と味覚

◆嗅覚と味覚物質の化学的性質を感知する化学感覚で、その物質が気体状か液体状かにより、嗅覚と味覚に分かれる。

1 嗅覚
- におい物質：嗅覚を引き起こす物質
- 受容器：鼻腔の嗅上皮にある嗅細胞
- 嗅覚の受容：におい物質（揮発性物質）→嗅上皮粘液に溶け込む→嗅細胞（先端）にある嗅毛の受容体と結合→嗅細胞起動電位の発生→活動電位の発生
- 嗅覚の伝導路：嗅細胞→嗅神経（嗅細胞の軸索）→嗅球→嗅索→梨状葉皮質などの大脳皮質
- 嗅覚中枢：嗅球（一次）、梨状葉などの大脳皮質（高次）
- 嗅覚の順応：嗅覚は順応が速い（疲れやすい）。1つのにおいに順応しても、ほかのにおいを感じる（選択的疲労）
- 嗅覚の個人差が大きく、身体や環境によって著しく変動する

2 味覚
- 4種類の基本味と舌の感受性：甘味（舌尖）、酸味（舌縁）、苦味（舌根）、塩味（舌尖から舌縁）
    * 第5基本味：旨味（アミノ酸など）
- 受容器：味蕾の味細胞
- 味覚の受容：唾液に溶け込んだ物質→味細胞起動電位の発生→活動電位の発生
- 味覚の伝導路：舌の前2/3→顔面神経 ⎫
　　　　　　　　舌の後1/3→舌咽神経 ⎬→延髄孤束核→視床→大脳皮質味覚野

    * 舌の前2/3の一般感覚は三叉神経、後1/3は舌咽神経支配
- 味覚中枢：大脳皮質味覚野
- 味覚の個人差が大きく、順応も速い

第5章 感覚機能

鼻腔嗅上皮と嗅細胞

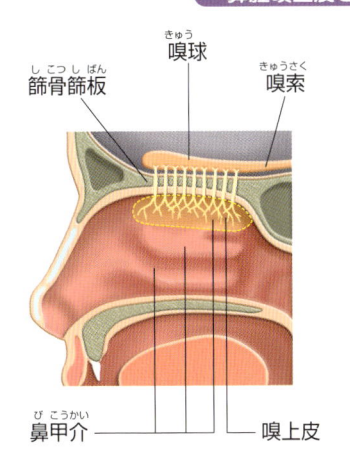

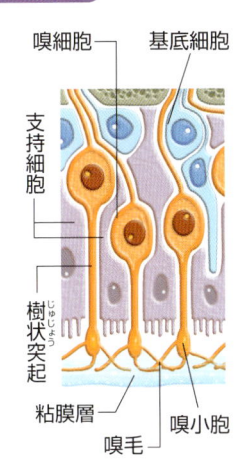

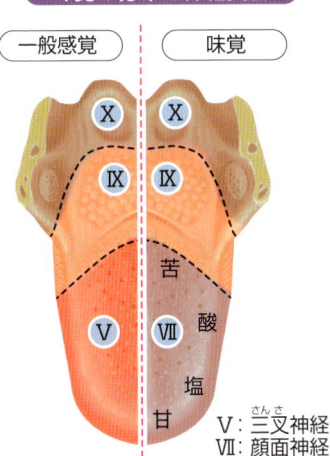

篩骨篩板／嗅球／嗅索
鼻甲介／嗅上皮

嗅細胞／基底細胞
支持細胞
樹状突起
粘膜層／嗅小胞
嗅毛

味覚の分布と神経支配

一般感覚 ／ 味覚

Ⅹ Ⅹ
Ⅸ Ⅸ
　苦
Ⅴ 　酸 Ⅶ
　塩
　甘

Ⅴ：三叉神経
Ⅶ：顔面神経
Ⅸ：舌咽神経
Ⅹ：迷走神経

味蕾と味細胞

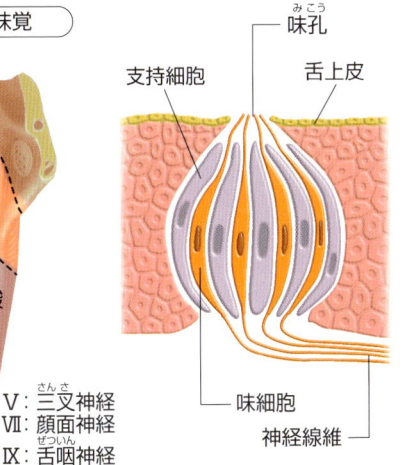

味孔
支持細胞／舌上皮
味細胞
神経線維

第5章 確認問題

( )の中から最も適当な言葉を1つ選んでください。

1. 起動電位(受容電位)の強さは、刺激の強さによって(❶変化する、❷変化しない)。
2. 一定の持続的な刺激により、活動電位の頻度が(❶増加、❷低下)することを順応という。
3. (❶自由神経終末、❷パチニ小体、❸ルフィニ小体)の順応が最も遅い。
4. 痛覚を伝える神経線維は、(❶Aα線維とB線維、❷Aγ線維とB線維、❸Aδ線維とC線維)である。
5. (❶視神経乳頭部、❷黄斑、❸中心窩)は視力がない。
6. 眼の通光部に含まれないものは、(❶角膜、❷水晶体、❸網膜)である。
7. (❶角膜、❷水晶体、❸硝子体)が混濁した状態を白内障という。
8. 毛様体筋が収縮すると、水晶体は(❶厚くなる、❷薄くなる、❸変わらない)。
9. 網膜の(❶網膜の前方、❷網膜の後方、❸網膜)に結像するのを近視という。
10. 視交叉を切断すると、両眼視野の(❶内側(鼻側)、❷外側(耳側)、❸全部)が欠損する。
11. 耳小骨の振動は、直接(❶基底膜、❷鼓膜、❸前庭窓)に伝導する。
12. 球形嚢は、体の(❶回転運動、❷垂直運動、❸水平運動)を感じる。
13. 前庭感覚は、(❶体性感覚、❷内臓感覚、❸特殊感覚)の一種である。
14. 蝸牛は、(❶体の回転運動、❷体の直線運動、❸音波)を感じる。
15. 基本味覚には(❶酸味、❷辛味、❸塩味)を含まない。

解答は269ページ

第6章 内分泌系の機能

内分泌系の機能

ホルモンの一般性質

◆内分泌系はその分泌物質「ホルモン」を利用し、自律神経系とともに全身器官・組織の機能を調節している。

1 内分泌とホルモン
- 内分泌：分泌物質を血液に放出すること
- ホルモン：内分泌された化学物質
- ＊外分泌：導管を介し、分泌物質を体表や外界につながる管腔器官の内腔に放出すること。例 唾液・膵液などの分泌

2 ホルモンの特徴
1. 直接血液に分泌される
2. 血液を介し、標的細胞の受容体（レセプター）に結合する
3. 微量で、緩やかに長時間作用する
4. 分泌にはフィードバック調節機構がある

3 ホルモンの分類（化学的構造による）
1. ペプチド・蛋白質ホルモン：視床下部・下垂体・上皮小体・膵臓・消化管ホルモンなど
2. アミン型ホルモン：甲状腺・副腎髄質ホルモンなど
3. ステロイドホルモン：性腺・副腎皮質ホルモンなど

4 ホルモンの作用
1. 成長および代謝の促進：身体の成長、性器の発達
2. 適応力の増進、内部環境の維持：電解質や栄養素の調節
3. 本能行動の発見：性行動・母性行動
4. ほかの内分泌調節：上位ホルモンとしてほかの内分泌の調節

5 ホルモンの作用機序
1. 水溶性ホルモン：細胞膜上の受容体との結合により、細胞の機能を調節する
2. 脂溶性ホルモン：細胞内（細胞質あるいは核質）の受容体との結合により、細胞の機能を調節する

第6章 内分泌系の機能

ホルモンの作用機序

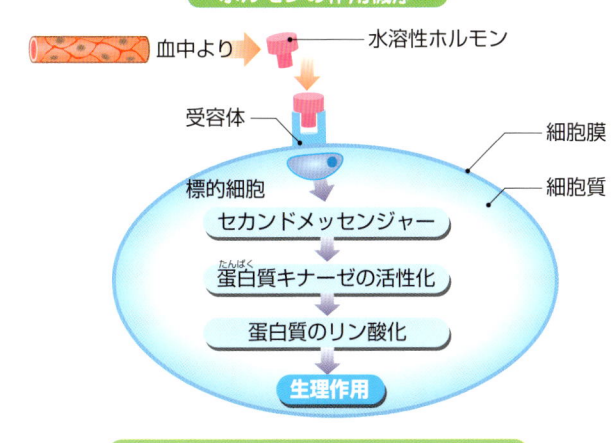

血中より → 水溶性ホルモン

- 受容体
- 標的細胞
- 細胞膜
- 細胞質

標的細胞内:
- セカンドメッセンジャー
- 蛋白質キナーゼの活性化
- 蛋白質のリン酸化
- 生理作用

> 水溶性のペプチド・蛋白質ホルモンとアミン型ホルモンは細胞膜上にある受容体と結合し、細胞の機能を調節する

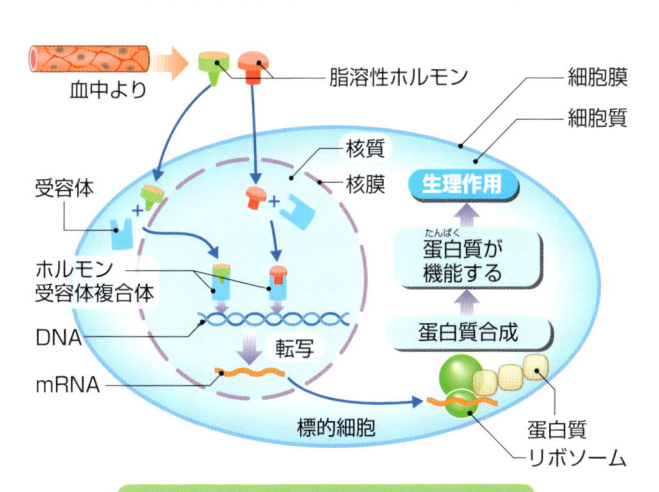

血中より → 脂溶性ホルモン

- 細胞膜
- 細胞質
- 核質
- 核膜
- 受容体
- ホルモン受容体複合体
- DNA
- mRNA
- 標的細胞
- 転写
- リボソーム
- 蛋白質
- 蛋白質合成
- 蛋白質が機能する
- 生理作用

> 脂溶性のステロイドホルモンは細胞膜を通過し、細胞質あるいは核質にある受容体と結合し、細胞の機能を調節する

内分泌系の機能

視床下部と下垂体ホルモン

◆視床下部は神経性内分泌細胞により、中枢神経系と内分泌系の下垂体を形態的・機能的に結び付けている。

1 視床下部ホルモン
- 特徴：❶すべてペプチドホルモンである
  - ❷神経性内分泌細胞によって分泌する
  - ❸放出（促進）と抑制の2種類がある
- 作用：下垂体前葉ホルモン分泌の調節（促進または抑制）
* 神経性内分泌：神経終末から分泌された物質を直接血液に放出し、それをホルモンとしてほかの器官や組織に影響を与える

2 下垂体前葉ホルモン（P.129）

❶成長ホルモン（GH, STH）
- 作用：骨成長の促進、蛋白質合成の促進、体脂肪分解の促進、グルコースの細胞内への取り込みを抑制、および血中への放出の促進による血糖値上昇
- 分泌の調節：視床下部ホルモンによる調節
  - GRH→分泌の促進、GIH（SS）→分泌の抑制
- ほかの分泌刺激因子：睡眠、低血糖、運動など
- 分泌の異常
  - 亢進（過剰）→巨人病（成長期）、末端肥大症（成人）
  - 低下（不足）→小人症（下垂体性低身長症）

❷プロラクチン（乳腺刺激H）（PRL）
- 作用：乳腺発育の促進、乳汁分泌の促進、母性行動の発見
- 分泌の調節：視床下部ホルモンによる調節
  - PRH→分泌の促進、PIH→分泌の抑制
* 高濃度プロラクチンは生殖機能を抑制するため、授乳期間には排卵・妊娠が起こりにくくなる

視床下部ホルモンの種類

下垂体前葉ホルモン放出ホルモン	❶成長ホルモン放出ホルモン（GH放出ホルモン、GRH、GHRH） ❷プロラクチン放出ホルモン（PRL放出ホルモン、PRH） ❸甲状腺刺激ホルモン放出ホルモン（TSH放出ホルモン、TRH） ❹副腎皮質刺激ホルモン放出ホルモン（ACTH放出ホルモン、CRH） ❺性腺刺激ホルモン放出ホルモン（LH放出ホルモン、LHRH、GnGH）
下垂体前葉ホルモン抑制ホルモン	❶成長ホルモン抑制ホルモン（GH抑制ホルモン、GIH） ❷プロラクチン抑制ホルモン（PRL抑制ホルモン、PIH）

視床下部ホルモンの生理作用

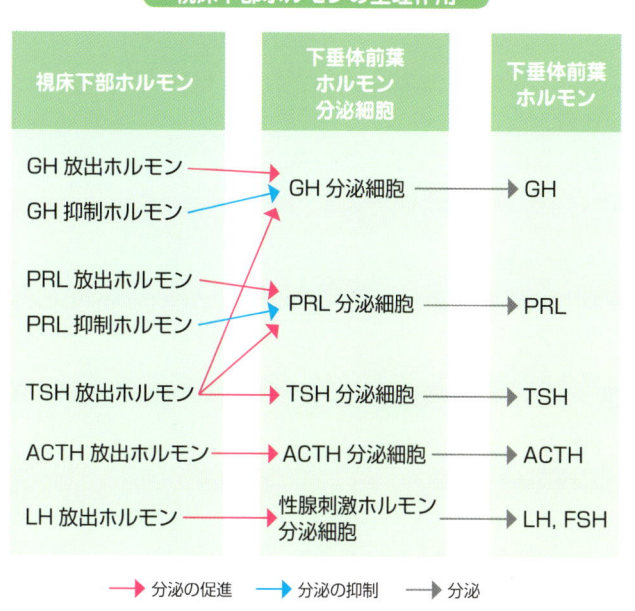

視床下部ホルモン	下垂体前葉ホルモン分泌細胞	下垂体前葉ホルモン
GH 放出ホルモン → GH 抑制ホルモン →	GH 分泌細胞 →	GH
PRL 放出ホルモン → PRL 抑制ホルモン →	PRL 分泌細胞 →	PRL
TSH 放出ホルモン →	TSH 分泌細胞 →	TSH
ACTH 放出ホルモン →	ACTH 分泌細胞 →	ACTH
LH 放出ホルモン →	性腺刺激ホルモン分泌細胞 →	LH, FSH

→ 分泌の促進　→ 分泌の抑制　→ 分泌

第6章 内分泌系の機能

❸ **甲状腺刺激ホルモン（TSH）**
- 作用：**甲状腺ホルモン**（T3・T4）の合成と分泌の促進
- 分泌の調節：**視床下部**ホルモンTRHによる促進

❹ **副腎皮質刺激ホルモン（ACTH）**
- 作用：**糖質コルチコイド**（副腎皮質ホルモンの１つ）の合成と分泌の促進
- 分泌の調節：**視床下部**ホルモンCRHによる促進

❺ **性腺刺激ホルモン（ゴナドトロピン）**
- **卵胞刺激**ホルモン（FSH）、**黄体形成**ホルモン（LH）（男性の場合は間質細胞刺激ホルモン〈ISCH〉とも呼ばれる）
- 分泌の調節：**視床下部**ホルモンLHRHによる促進

2 下垂体中葉ホルモン

- **メラニン細胞刺激ホルモン**（黒色素細胞刺激ホルモン）（MSH）
- 作用：メラニン細胞（黒色素細胞）の**メラニン**（黒色素）**合成**の促進（メラニンの沈着）

3 下垂体後葉ホルモン

❶ **バソプレッシン**（抗利尿ホルモン）（VP・**ADH**）
- 作用
  （ⅰ）**抗利尿**：腎**集合管**における、**水再吸収**の促進による尿量の**減少**、体液量の維持
  （ⅱ）**血圧上昇**：**末梢**血管の**収縮**による血圧の上昇
- 分泌の調節
  （ⅰ）出血・脱水などによる血漿浸透圧の**上昇**→分泌**促進**
  （ⅱ）大量飲水・輸液などによる血漿浸透圧の**下降**→分泌**抑制**
- 異常：分泌の低下→尿量**激増**→**尿崩症**

❷ **オキシトシン**（子宮収縮ホルモン）（OXY）
- 作用：**子宮収縮**（分娩時）、**乳汁射出**（授乳時）
- 分泌の調節
  （ⅰ）**ファーガソン反射**（分娩時）：胎児による子宮頸部の刺激→分泌の増加→子宮収縮
  （ⅱ）**乳汁射出反射**（授乳時）：乳首刺激→分泌増加→乳汁射出

下垂体ホルモンの生理作用

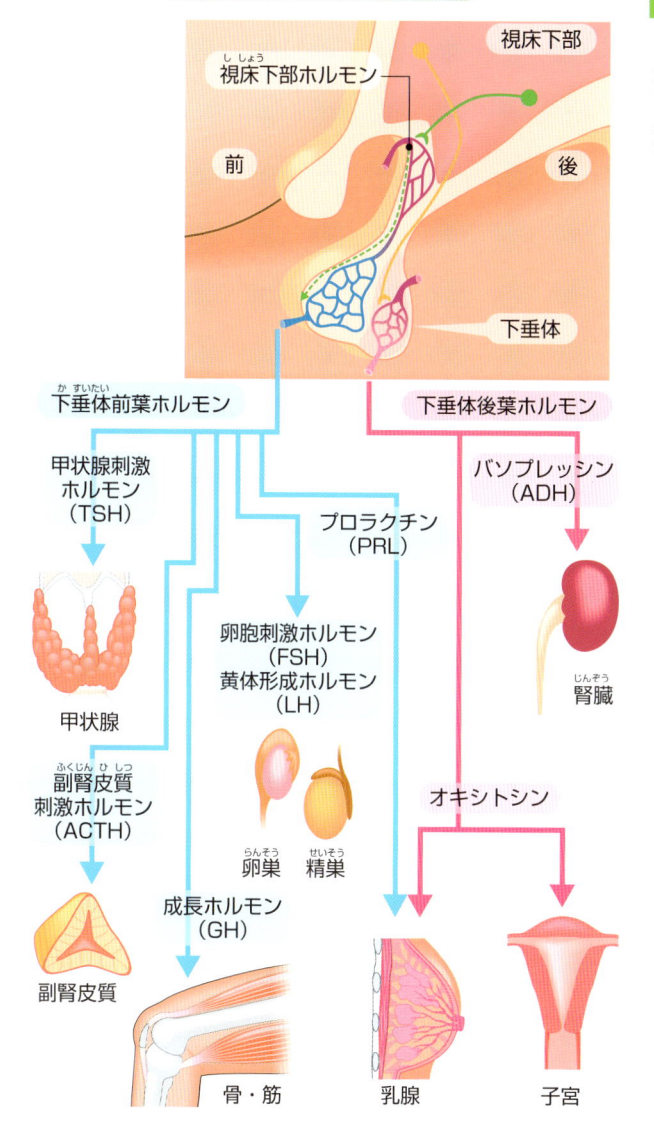

視床下部
視床下部ホルモン
前
後
下垂体

下垂体前葉ホルモン

- 甲状腺刺激ホルモン（TSH）→ 甲状腺
- 副腎皮質刺激ホルモン（ACTH）→ 副腎皮質
- 成長ホルモン（GH）→ 骨・筋
- プロラクチン（PRL）→ 乳腺
- 卵胞刺激ホルモン（FSH）／黄体形成ホルモン（LH）→ 卵巣・精巣

下垂体後葉ホルモン

- バソプレッシン（ADH）→ 腎臓
- オキシトシン → 乳腺・子宮

第6章 内分泌系の機能

内分泌系の機能

甲状腺と上皮小体ホルモン

◆甲状腺ホルモンと上皮小体(副甲状腺)ホルモンは、生体発育や代謝調節、カルシウム代謝に関与する。

1 甲状腺ホルモン
- 種類：サイロキシン(T4)、トリヨードサイロニン(T3)
- 作用：基礎代謝の促進(熱産生の増加、酸素消耗の増加)、発育成長の促進(蛋白質、炭水化物、脂肪代謝の調節)、グリコーゲン分解の促進による血糖値の上昇
- 分泌の調節：血中甲状腺刺激ホルモン(TSH)とT3・T4の濃度により、負のフィードバック調節
- 異常
  - 亢進→バセドウ病(グレーブス病)
  - 低下→クレチン病(小児)、粘液水腫(成人)

2 カルシウム(Ca^{2+})代謝を調節するホルモン

❶パラソルモン(PTH)(上皮小体ホルモン)
- 作用：血Ca^{2+}の上昇(骨吸収とCa^{2+}再吸収の促進、骨形成とCa^{2+}排泄の抑制)
- 分泌の調節：血Ca^{2+}低下→分泌の増加、血Ca^{2+}上昇→分泌の減少
- 異常
  - 亢進→高カルシウム血症、低リン酸血症、腎結石
  - 低下→低カルシウム血症、テタニー(骨格筋の痙攣)

❷カルシトニン(CT)(甲状腺から分泌)
- 作用：血Ca^{2+}の降下(骨吸収とCa^{2+}再吸収の抑制、骨形成とCa^{2+}排泄促進)
- 分泌の調節：血Ca^{2+}上昇→分泌増加、血Ca^{2+}低下→分泌減少

＊Ca^{2+}の生理作用：骨構成・神経伝達・筋収縮・血液凝固
＊Ca^{2+}の吸収：十二指腸と空腸上部、ビタミンDによる促進

第6章 内分泌系の機能

ホルモンによるカルシウム代謝の調節機序

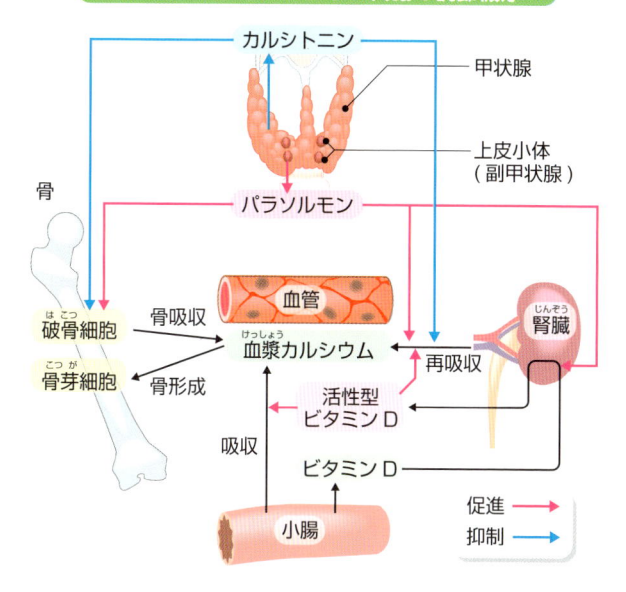

- 甲状腺
- カルシトニン
- 上皮小体（副甲状腺）
- パラソルモン

骨
- 破骨細胞 — 骨吸収 →
- 骨芽細胞 — 骨形成 →

血管
血漿カルシウム ← 再吸収 ← 腎臓
↑ 活性型ビタミンD
吸収 ↑ ビタミンD
小腸

促進 →
抑制 →

骨粗しょう症と骨軟化症に起こる骨の変化

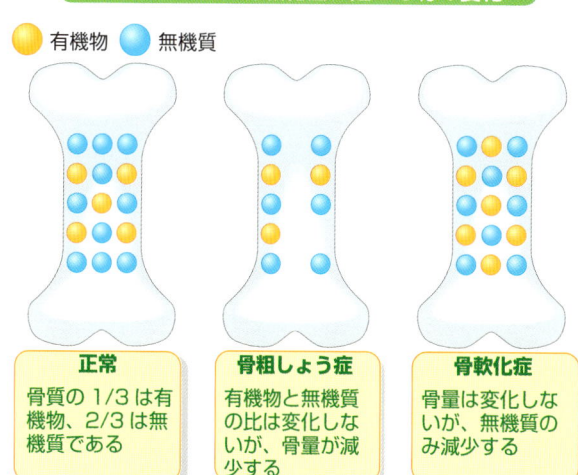

● 有機物　● 無機質

正常
骨質の1/3は有機物、2/3は無機質である

骨粗しょう症
有機物と無機質の比は変化しないが、骨量が減少する

骨軟化症
骨量は変化しないが、無機質のみ減少する

内分泌系の機能

膵臓ホルモン

◆膵臓(すいぞう)のランゲルハンス島(膵島)からは3種類のホルモンが分泌され、それらは糖代謝や血糖値の調節に関与する。

1 インスリン(β細胞から分泌)
- 作用：グルコース取り込みの促進(糖利用の増加)、グリコーゲン合成の促進、蛋白質(たんぱく)合成の促進、体脂肪分解の抑制などによる血糖値の降下
- 分泌の調節
  1. 促進因子：グルコース・アミノ酸・脂肪酸・グルカゴンの血中濃度の上昇および迷走神経の興奮など
  2. 抑制因子：ソマトスタチンおよび交感神経の興奮など
- 異常：低下→糖尿病

2 グルカゴン(α細胞から分泌)
- 作用：グリコーゲン分解の促進、糖新生の促進(蛋白質分解の促進)、脂肪分解の促進などによる血糖値の上昇
- 分泌の調節
  1. 促進因子：低血糖、成長ホルモン、甲状腺ホルモン、糖質コルチコイド、交感神経の興奮など
  2. 抑制因子：高血糖、遊離脂肪酸、インスリン、ソマトスタチンなど

3 ソマトスタチン(δ細胞から分泌)
- 作用：インスリンとグルカゴン分泌の抑制性調節
- 分泌の調節：グルコース、アミノ酸、グルカゴン、コレシストキニン、交感神経の興奮による促進

＊血糖値を調節するホルモン(次ページ)
1. 血糖降下ホルモン：インスリン(1つしかない)
2. 血糖上昇ホルモン：グルカゴン・成長ホルモン・甲状腺ホルモン・糖質コルチコイド・アドレナリン(5つもある)

ホルモンによる血糖値の調節機序

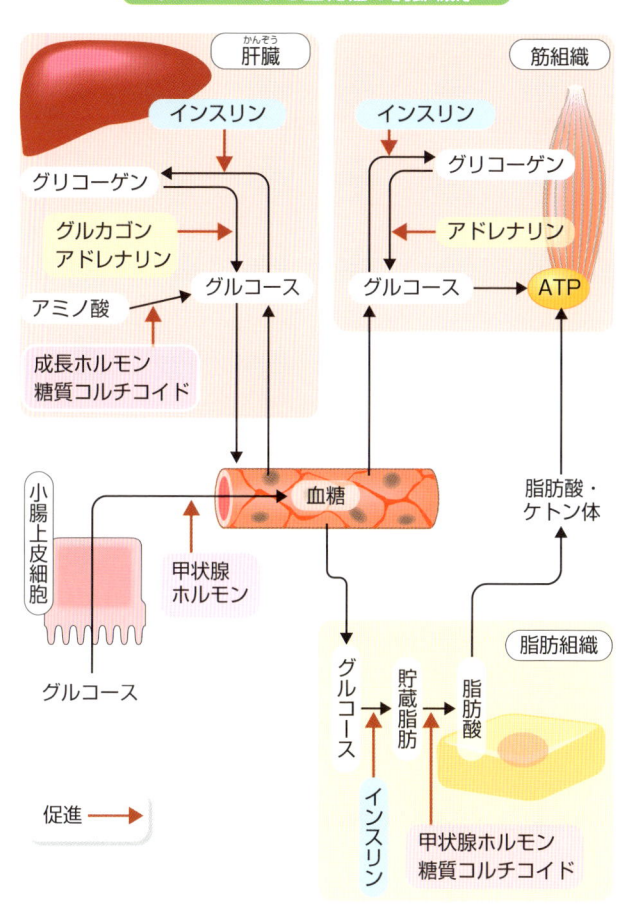

肝臓
- インスリン → グリコーゲン
- グリコーゲン → グルコース
- グルカゴン・アドレナリン → グルコース
- アミノ酸 → グルコース
- 成長ホルモン・糖質コルチコイド

筋組織
- インスリン → グリコーゲン
- グリコーゲン → グルコース
- アドレナリン → グルコース
- グルコース → ATP

血糖
- 甲状腺ホルモン
- 小腸上皮細胞：グルコース → 血糖

脂肪組織
- グルコース → 貯蔵脂肪 → 脂肪酸
- インスリン → 貯蔵脂肪
- 甲状腺ホルモン・糖質コルチコイド → 脂肪酸
- 脂肪酸・ケトン体 → ATP

促進 →

内分泌系の機能

副腎皮質と副腎髄質ホルモン

◆副腎は皮質と髄質に分かれ、それぞれが副腎皮質ホルモンと副腎髄質ホルモンを分泌する。

1 副腎皮質ホルモン

❶糖質コルチコイド(コルチゾル)
- 作用：体内蛋白質分解の促進、糖新生の促進、グリコーゲン合成の促進、細胞内への糖取り込みの抑制、血糖値の上昇
  * 薬物として抗炎症・抗免疫作用をもつ
- 分泌の調節：血中糖質コルチコイド濃度の低下、ストレス刺激など→視床下部のCRHの分泌が増加→下垂体前葉のACTHの分泌が増加→糖質コルチコイド分泌が促進
- 異常：亢進→クッシング症候群、低下→アジソン病

❷電解質コルチコイド(アルドステロン)
- 作用：腎臓の遠位尿細管と集合管におけるNa$^+$・水再吸収の促進により、体液量を保持、血圧の低下を防止
- 分泌の調節：細胞外液量の減少、血圧低下、交感神経の興奮など→腎臓からのレニン分泌の増加→肝臓からのアンジオテンシノジェンの活性化→電解質コルチコイドの分泌の促進

❸性ホルモン
- 種類：男性ホルモンの一種、デヒドロエピアンドロステロン
- 作用：女性の腋毛・陰毛の発生や性欲に関与

2 副腎髄質ホルモン

- 種類：アドレナリン(約80％)、ノルアドレナリン(約20％)、ドーパミン(わずか)
- 作用：心機能の促進(心拍量の増加)、血圧の上昇、消化機能の抑制、グリコーゲン分解の促進、グルコースの血中放出の促進によって血糖値を上昇
- 分泌の調節：交感神経興奮による分泌が増加

糖質コルチコイドの抗炎症作用機序

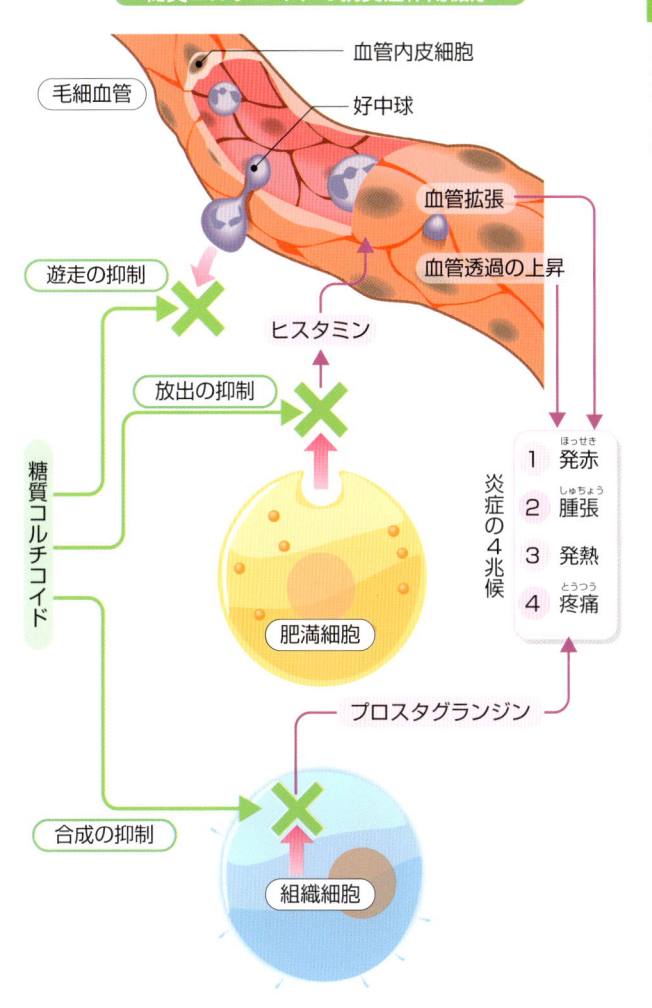

毛細血管
血管内皮細胞
好中球
血管拡張
血管透過の上昇

遊走の抑制

ヒスタミン

放出の抑制

糖質コルチコイド

肥満細胞

炎症の4兆候
1 発赤 (ほっせき)
2 腫張 (しゅちょう)
3 発熱
4 疼痛 (とうつう)

プロスタグランジン

合成の抑制

組織細胞

第6章 内分泌系の機能

135

内分泌系の機能

性腺ホルモン

◆精巣と卵巣は精子と卵子をつくるほか、男性ホルモンと女性ホルモンを産生・分泌する。

1 男性ホルモン(アンドロゲン)
- 作用:男性第二次性徴の発現、骨格筋の発達、骨端線の閉鎖(思春期)、精子形成の促進、性行動の促進
- 分泌の調節:下垂体前葉からの性腺刺激ホルモン(ゴナドトロピン)一種である黄体形成ホルモン(LH)(間質細胞刺激ホルモンとも呼ばれる)による促進

2 女性ホルモン
❶ 卵胞ホルモン(エストロゲン)
- 作用:女性第二次性徴の発現、卵胞発育、子宮内膜増殖、乳腺発育、骨端線の閉鎖(思春期)、女性性行動の促進

❷ 黄体ホルモン(プロゲステロン)
- 作用:子宮内膜分泌、子宮筋興奮性の抑制、妊娠維持、乳腺発育、体温上昇、基礎代謝の促進

3 月経周期におけるホルモンの変化
- 月経期:黄体からのエストロゲンとプロゲステロンの分泌減少のため、子宮内膜が脱落
- 増殖期:卵胞の成熟によってエストロゲン分泌が増加、それに応じる子宮内膜が増殖
- 分泌期:黄体生成ホルモン(LH)と卵胞刺激ホルモン(FSH)の血中濃度増加によって排卵→排卵後に黄体形成→黄体からのプロゲステロンによって子宮内膜の分泌が増加(受精卵が着床しやすい状態)

＊妊娠しない場合:黄体退化、プロゲステロン分泌の減少により、次の月経期が開始

第6章 内分泌系の機能

性腺刺激ホルモン(FSH,LH)の作用と女性ホルモン(エストロゲンとプロゲステロン)の分泌

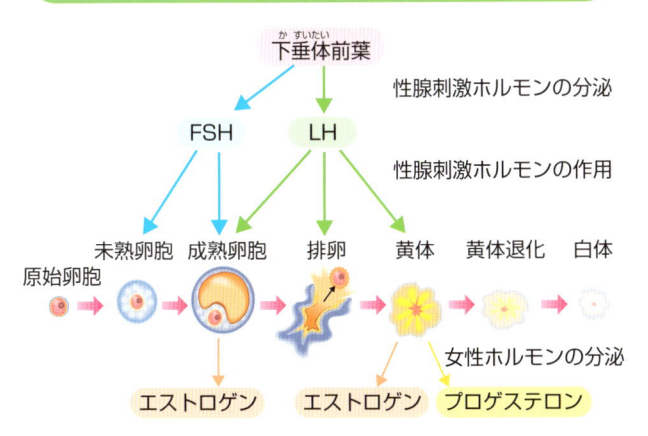

下垂体前葉

性腺刺激ホルモンの分泌

FSH　LH

性腺刺激ホルモンの作用

原始卵胞 → 未熟卵胞 → 成熟卵胞 → 排卵 → 黄体 → 黄体退化 → 白体

女性ホルモンの分泌

エストロゲン　エストロゲン　プロゲステロン

月経周期におけるホルモンの変化

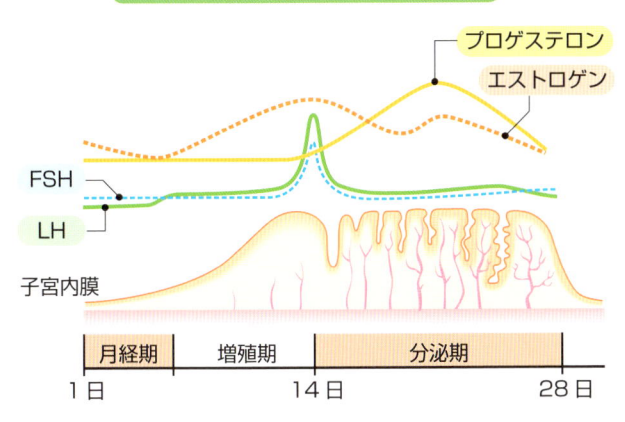

プロゲステロン
エストロゲン
FSH
LH
子宮内膜

月経期	増殖期	分泌期
1日	14日	28日

＊妊娠する場合：黄体維持、プロゲステロン分泌の維持、さらに胎盤からプロゲステロン分泌の開始、妊娠維持

137

内分泌系の機能

その他のホルモン

◆体内では、内分泌腺と呼ばれる器官以外にも、多くの部位からホルモンが分泌されている。

1 松果体からのホルモン
- メラトニン：生物時計に関与、思春期開始の抑制
  - 亢進→思春期遅発症
  - 低下→思春期早発症

2 心臓からのホルモン
- 心房性ナトリウム利尿ペプチド：腎臓におけるNa⁺排泄の増加による利尿作用、血管拡張作用（血圧の降下）

3 消化管からのホルモン
- ガストリン：胃酸分泌の促進、胃運動の促進
- セクレチン：アルカリ性膵液分泌の促進
- コレシストキニン（CCK）：酵素性膵臓分泌の促進、胆嚢収縮の促進

4 腎臓からのホルモン
- レニン：細胞外液量の減少、血圧低下、交感神経の興奮など→レニン分泌の増加→肝臓からのアンジオテンシノゲンの活性化（アンジオテンシノゲン→アンジオテンシンⅠ→アンジオテンシンⅡ）→電解質コルチコイド（アルドステロン）の分泌を促進（「レニン－アンジオテンシン－アルドステロン系」と呼ばれる）P.134「副腎皮質ホルモン」を参照
- エリトロポエチン：骨髄からの赤血球生成の促進

5 脂肪からのホルモン
- レプチン：摂食行動の抑制（食欲の抑制）

6 胸腺
- サイモシン：リンパ球生成の促進

「レニン-アンジオテンシン-アルドステロン系」による体液の量と血圧の維持機序

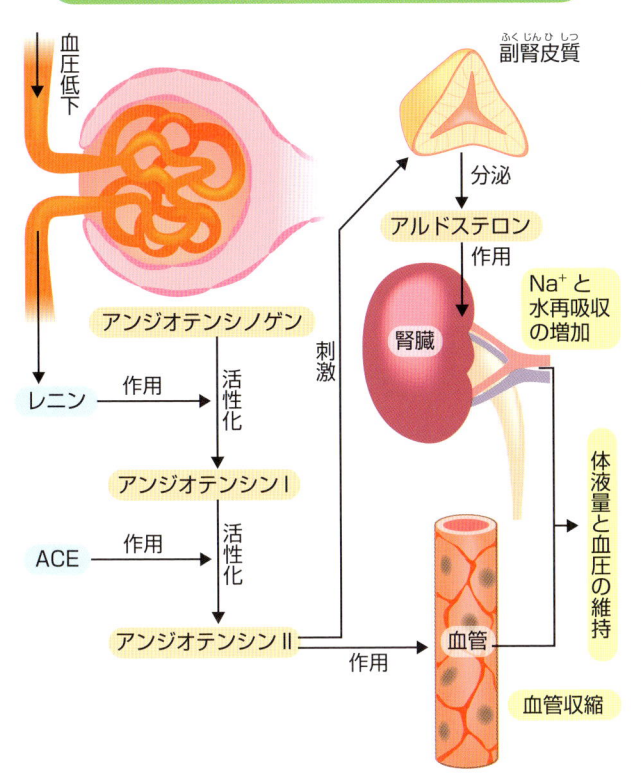

血圧低下 → レニン →(作用)→ アンジオテンシノゲン 活性化 → アンジオテンシンI

ACE →(作用)→ 活性化 → アンジオテンシンII

アンジオテンシンII →(刺激)→ 副腎皮質 →(分泌)→ アルドステロン →(作用)→ 腎臓 → Na^+ と水再吸収の増加

アンジオテンシンII →(作用)→ 血管 → 血管収縮

→ 体液量と血圧の維持

* ACE：血管内皮細胞にあるアンジオテンシン変換酵素

7 胎盤からのホルモン

- **ヒト絨毛性性ゴナドトロピン**(hCG)：性腺刺激ホルモンの一種として、黄体退化の防止、妊娠の維持、プロゲステロン、エストロゲン P.136 「女性ホルモン」を参照

第6章 確認問題

( )の中から最も適当な言葉を1つ選んでください。

1. 水溶性ホルモンは、標的細胞の(❶細胞膜、❷細胞質、❸細胞核)にある受容体と結合する。
2. (❶下垂体ホルモン、❷甲状腺ホルモン、❸副腎皮質ホルモン)は、ステロイドホルモンである。
3. 視床下部ホルモンは、(❶下垂体の全体、❷下垂体の前葉、❸下垂体の後葉)に作用する。
4. バソプレッシンは、(❶視床下部、❷下垂体前葉、❸下垂体後葉)ホルモンである。
5. 成長ホルモンの分泌不足は、(❶巨人病、❷末端肥大症、❸小人症)の病因になる。
6. (❶基礎代謝の低下、❷熱産生の増加、❸発育成長の促進)は、甲状腺ホルモンの生理作用と認められない。
7. 甲状腺機能の亢進は、(❶粘液水腫、❷バセドウ病、❸クレチン病)の病因になる。
8. 血漿Ca^{2+}濃度の低下により、(❶パラソルモン、❷カルシトニン、❸エストロゲン)の分泌が促進される。
9. (❶くる病、❷骨粗しょう症、❸骨軟化症)の場合は、骨の有機質と無機質の比は一定のままして、骨の量が減少する。
10. カルシトニンは、(❶骨吸収の促進、❷腎臓Ca^{2+}排泄の抑制、❸血漿Ca^{2+}濃度上昇の抑制)作用を持つ。
11. 血糖値の上昇は、主に(❶インスリン、❷グルカゴン、❸ソマトスタチン)の分泌を促進する。
12. インスリンは、(❶グリコーゲン合成の抑制、❷体脂肪分解の促進、❸体細胞糖利用の促進)作用を持つ。
13. (❶糖質コルチコイド、❷アドレナリン、❸男性ホルモン)は抗炎症・抗免疫作用を持つ。
14. (❶心臓機能、❷消化管運動、❸肝臓グリコーゲン分解)の促進は、副腎髄質ホルモンの機能でない。

解答は 269 ページ

第7章

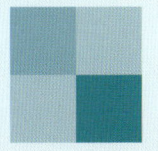

循環器系の機能

循環器系の機能

循環器系の機能構成

◆循環器系は血管系とリンパ管系からなり、血管系は心臓を中心として体循環と肺循環に分けられる。

1 血管系の機能
- 血管系は血液を介し、酸素・二酸化炭素・栄養素・老廃物質・ホルモン・体熱などを運ぶ

2 体循環(大循環)
- 循環経路：左心室→大動脈→細動脈→全身の毛細血管→細静脈→静脈→上・下大静脈→右心房
- 弾性血管系(大動脈と太い動脈)：発達した弾性組織の弾力により、心臓から拍出された血液(動脈血)を各器官に送る
- 抵抗血管系(細動脈)：発達した平滑筋の収縮・弛緩により、血流量と血圧を調節する
- 交換血管系(毛細血管)：血管壁が薄く、血流が遅く、物質交換をする
- 容量血管系(静脈)：内径が大きい、血液を貯蔵する

3 肺循環(小循環)
- 循環経路：右心室→肺動脈→肺の毛細血管→肺静脈→左心房
- 肺循環の圧力は低く、体循環の1／5程度である
- 体循環と逆に、肺動脈中の血液は酸素が少ない静脈血であり、肺静脈中の血液は酸素が多い動脈血である

4 門脈循環
- 胃・腸・膵臓・脾臓からの静脈を集めて「門脈」になり、肝臓に流入する。門脈は肝臓の中で分枝して毛細血管に分かれ、その後に再び集まって肝静脈となり、下大静脈に入る

5 リンパ管系の機能
- リンパ管・リンパ節・リンパ液からなり、血管系に対して補助的に機能する。リンパ液は最終的に静脈に流れ込む

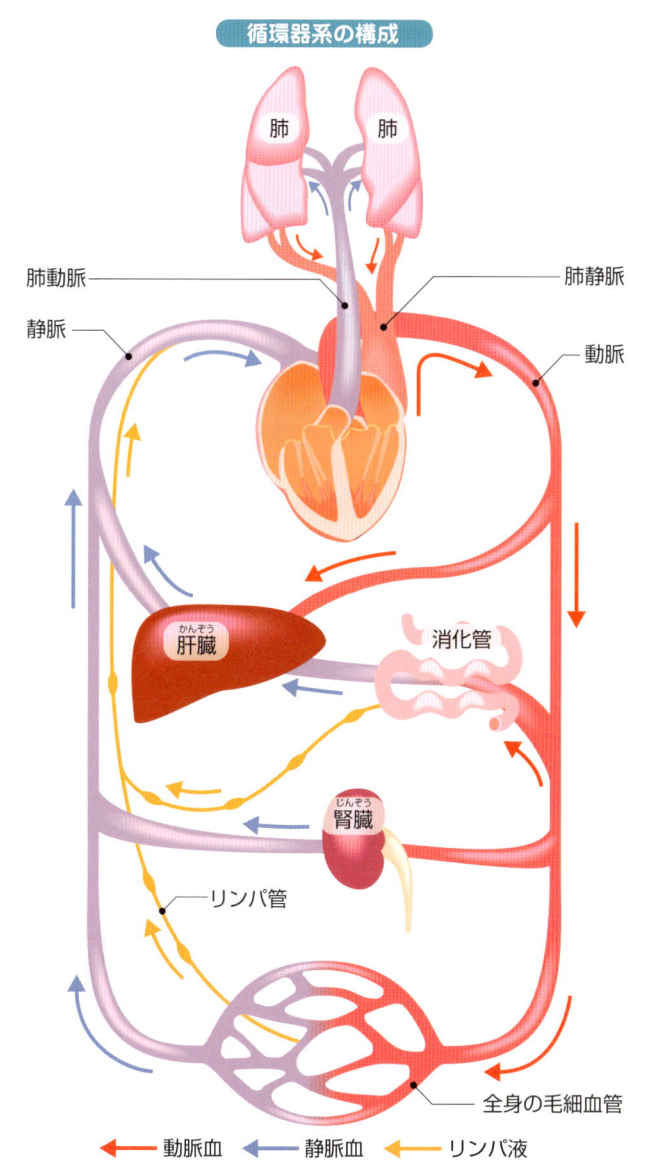

循環器系の構成

- 肺
- 肺動脈
- 肺静脈
- 静脈
- 動脈
- 肝臓（かんぞう）
- 消化管
- 腎臓（じんぞう）
- リンパ管
- 全身の毛細血管

← 動脈血　← 静脈血　← リンパ液

第7章 循環器系の機能

循環器系の機能

心臓の生理機能

◆心臓は全身血液循環のポンプとして、心室の収縮によって血液を動脈に駆出する。

1 心臓の構成
- 心筋の種類
  - ❶固有心筋—心臓壁を構成し、収縮によって血液を駆出する
  - ❷特殊心筋—興奮伝導系を構成し、興奮を産生・伝導する
- 心筋の特徴
  - ❶不随意運動の横紋筋：横紋筋で随意運動をしない
  - ❷自動興奮性：自ら興奮を繰り返し産生する
  - ❸機能的合胞体：心筋細胞間のギャップ結合により、心房または心室全体が同時に収縮する
  - ❹長い不応期：強縮は起こらない
- 心臓の区分：左心房・右心房・左心室・右心室
- 心臓の弁膜
  - ❶房室弁：僧帽弁(二尖弁)と三尖弁があり、心室収縮時に心室から心房への血液逆流を防止する
  - ❷動脈弁：大動脈弁と肺動脈弁があり、心室弛緩時に動脈から心室への血液逆流を防止する
- 心臓における血液の流れ
  - ❶右心：上下大静脈→右心房→(三尖弁)→右心室→(肺動脈弁)→肺動脈
  - ❷左心：肺静脈→左心房→(僧帽弁)→左心室→(大動脈弁)→大動脈

2 心臓の興奮
- 興奮の産生：特殊心筋により、自動的に興奮を産生する
- 洞調律：洞房結節の興奮により、心臓の通常のリズムとなる

第7章 循環器系の機能

心臓の構成および血液の流れ

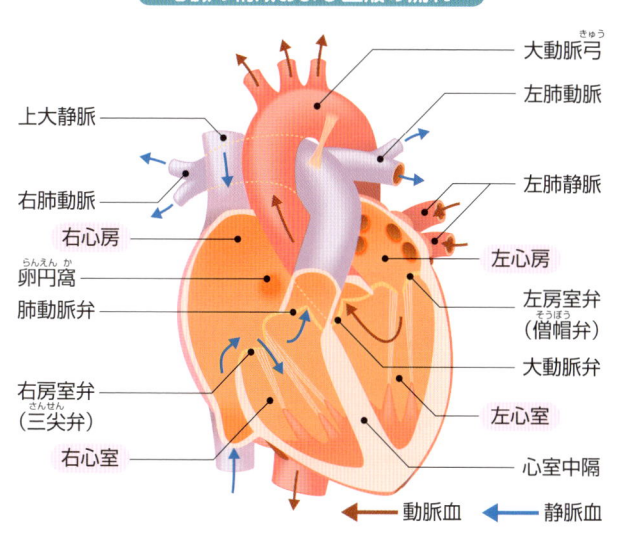

- 大動脈弓
- 左肺動脈
- 上大静脈
- 右肺動脈
- 左肺静脈
- 右心房
- 左心房
- 卵円窩
- 肺動脈弁
- 左房室弁(僧帽弁)
- 大動脈弁
- 右房室弁(三尖弁)
- 左心室
- 右心室
- 心室中隔

動脈血 ← 静脈血

心臓の興奮伝導系

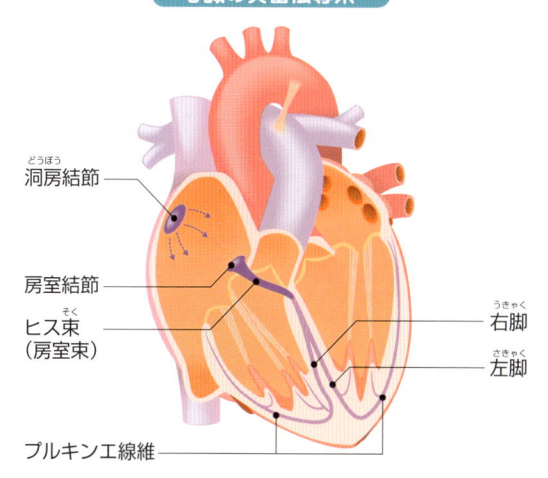

- 洞房結節
- 房室結節
- ヒス束(房室束)
- 右脚
- 左脚
- プルキンエ線維

洞房結節(洞結節)→心房伝導系→房室結節→ヒス束(房室束)→左脚・右脚→プルキンエ線維

145

3 心臓の拍動
- 心臓周期：心内圧、容積、弁膜の変化により、5期に分ける
  - ❶心房収縮期：心房収縮→血液は心房から心室に流れ込む
  - ❷等容性収縮期：心室収縮の開始→心室圧の上昇→「心室圧＞心房圧」→房室弁が閉鎖（第Ⅰ心音が発生）
  - ＊この期には、動脈弁が閉鎖したまま、血液を駆出していない→心室の容積が変わらない（等容）
  - ❸駆出期：心室圧の上昇→「心室圧＞動脈圧」→動脈弁が開放→血液を動脈へ駆出
  - ＊駆出期の最終に、「心室圧＝動脈圧」→「最高血圧」
  - ❹等容性弛緩期：駆出の終了→「心室圧＜動脈圧」→動脈弁が閉鎖（第Ⅱ心音が発生）
  - ＊この期には、「心室圧＞心房圧」→房室弁が閉鎖したまま→心室の容積が変わらない（等容）
  - ❺充満期：「心室圧＜心房圧」→房室弁が開放→血液は心房から心室に流入
- 心音
  - ❶第Ⅰ心音：心室収縮の開始時に、房室弁の閉鎖によって発生、音調が低く、心尖部で聞きやすい
  - ❷第Ⅱ心音：心室弛緩の開始時に、動脈弁の閉鎖によって発生、音調が高く、心底部で聞きやすい
  - ＊心雑音：弁膜症（狭窄症、閉鎖不全症）のときに聞こえる
- 心拍出量：1分間に心臓から駆出される血液量
- 心拍出量（ℓ／分）＝ 1回拍出量（ℓ）×心拍数（回数／分）
- 1回拍出量を増加する要因：心筋収縮力の増加、心拍数の減少、静脈還流量（前負荷）の増加、末梢血管抵抗（後負荷）の減少、交感神経の興奮、副腎髄質ホルモンなど
  - ＊スターリングの心臓の法則：心臓の拡張終期容積が増大すると、心臓の収縮力も増大する
- 心拍数：1分間の心臓の拍動数
- 心拍数の調節：洞房結節自身と神経性・体液性の調節

心臓周期における容積、弁膜および血流の変化

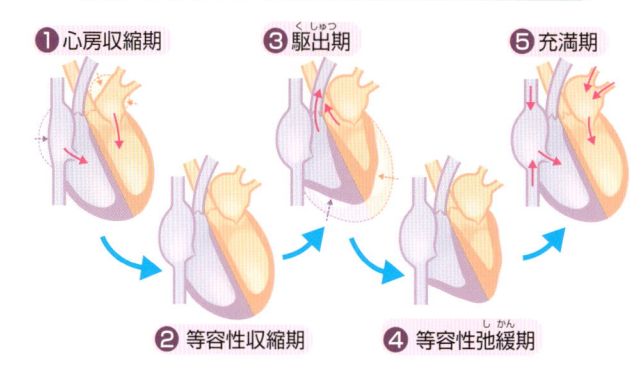

❶ 心房収縮期
❷ 等容性収縮期
❸ 駆出期
❹ 等容性弛緩期
❺ 充満期

心臓機能に対する自律神経の調節作用

	変時作用 （心拍数）	変力作用 （収縮力）	変伝導作用 （房室間伝導時間）
交感神経	増加	増強	短縮
迷走神経	減少	減弱	延長

心拍数に影響する要因

要因	心拍数の増加	心拍数の減少
年齢	若者	老人
性別	女性	男性
体温	上昇（発熱）	低下
呼吸	吸息	呼息
血液pH	酸性傾向	アルカリ傾向
血圧	降下	上昇
自律神経	交感神経興奮	迷走神経興奮
ホルモン	アドレナリン	アセチルコリン
精神状態	運動、興奮、怒	睡眠、不安、悲
感覚刺激	痛い、寒い	暖かい
運動	筋運動	安静、睡眠
その他	貧血（血中O_2欠乏）	脳内圧上昇

第7章 循環器系の機能

循環器系の機能

心電図(ECG)

◆心電図は心筋の活動電位の総和を体表から記録したものである。心臓興奮伝導の異常、不整脈、心筋障害の診断の際に使われる。

1 心電図の測定法
- 肢誘導(前額面)
  1. 双極肢誘導：Ⅰ＝L－R、Ⅱ＝F－R、Ⅲ＝F－L
  2. 単極肢誘導：aVR、aVL、aVF
- 胸部誘導(水平面)：V1、V2、V3、V4、V5、V6

2 正常心電図
- 心電図の主な成分と意味：P波…心房の興奮(脱分極)、QRS波…心室の興奮(脱分極)、T波…心室興奮の回復(再分極)、PQ(PR)間隔…房室間興奮の伝導時間、ST部分…心室全体の興奮時間

3 異常心電図の例
- 不整脈や心筋梗塞など心臓の障害により、心電図の波形に変化が起こる
  * 不整脈：正常洞調律以外の心臓の興奮生成の異常や、興奮伝導の異常など、調律の異常である
- 異常心電図の例
  1. 不完全房室ブロック：PQ間隔の延長(心房心室間の伝導遅延)、QRS波の脱落
  2. 完全房室ブロック：P波とQRS波は無関係、それぞれの周期で出現(心房心室間の伝導がなくなる)
  3. 心房期外収縮：前行性P波の出現、R-R間隔が突然短縮
  4. 心室期外収縮：P波の先行しない変形したQRS波の出現
  5. 心房細動：不規則な高頻度P波、不規則なQRS波の間隔
  6. 心室細動：各波の区別ができない
  7. 心筋梗塞の急性期：ST上昇、異常Q波と冠性T波の出現

第7章 循環器系の機能

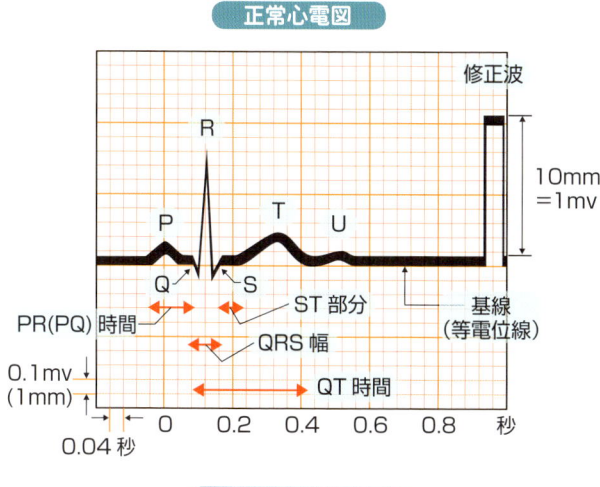

正常心電図

- 修正波
- 10mm = 1mv
- P, Q, R, S, T, U
- PR(PQ)時間
- ST部分
- QRS幅
- QT時間
- 基線（等電位線）
- 0.1mv (1mm)
- 0.04秒
- 0, 0.2, 0.4, 0.6, 0.8 秒

異常心電図の例

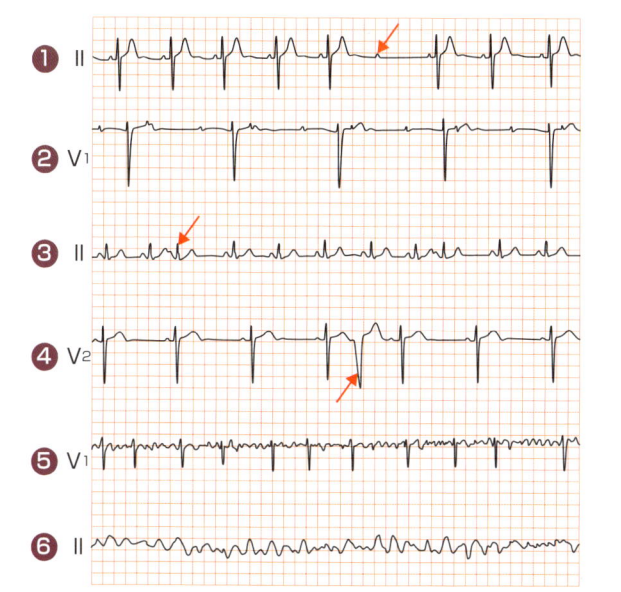

❶ II
❷ V₁
❸ II
❹ V₂
❺ V₁
❻ II

（土井忠文著「手にとるようにわかる心電図入門」より抜粋・改変）

循環器系の機能

血液循環

◆血液は心室の収縮により、動脈・毛細血管・静脈を経て心房に戻る。これは血液循環と呼ばれる。

1 血液循環の条件
- 心室の収縮により、血液を押し出す
- 動脈壁弾性組織の弾力により、血液を前方に送る
- 大動脈弁により、心室への血液逆流を防ぐ
- 細動脈平滑筋の収縮により、血圧を保つ
- 静脈弁により、心房への血液還流の逆流を防ぐ
- 吸息時に胸腔内の陰圧が増加し、大静脈や心房が引っ張られ、血液還流が増える(肺ポンプ)
- 骨格筋の収縮によって周囲の静脈を圧迫し、血液還流を助ける(筋ポンプ)
* 充血:動脈側の血管拡張により、組織への血液流入が増加
* うっ血:静脈側還流の障害により、組織から血液流出が減少

2 血圧
- 血液循環の場所によって血圧の呼び方は変わるが(次ページ)、通常は大動脈血圧のことを略して「血圧」と呼ぶ
- 最高血圧(収縮期血圧):心臓収縮期(駆出期)における、動脈のいちばん高い血圧
- 最低血圧(拡張期血圧):心臓弛緩期における、動脈のいちばん低い血圧
- 脈圧:脈圧=最高血圧-最低血圧
- 平均血圧=(脈圧÷3)+最低血圧
* 平均血圧とは、1つの心臓周期における、すべての血圧の平均値であり、最高血圧と最低血圧の単純な平均値でない
- 脈拍:体表浅在の動脈の脈動。例 橈骨動脈の脈拍
- 血圧の異常:高血圧と低血圧

体循環における血管各部の血圧

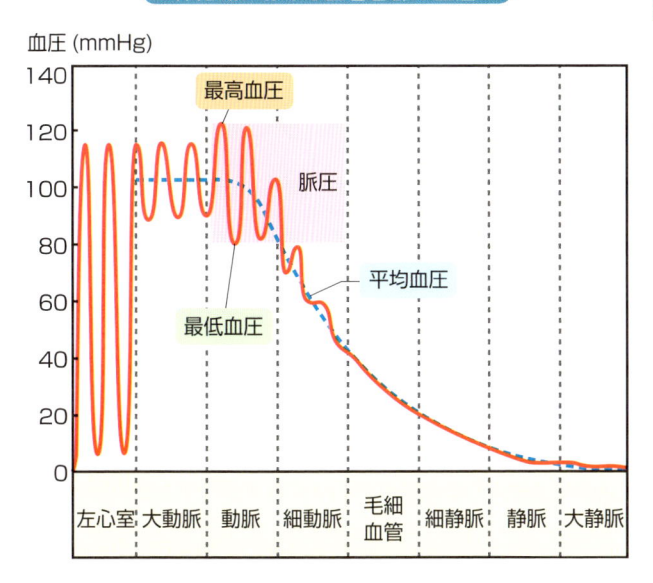

血圧 (mmHg)

グラフの各部位: 左心室、大動脈、動脈、細動脈、毛細血管、細静脈、静脈、大静脈

ラベル: 最高血圧、脈圧、平均血圧、最低血圧

高血圧の基準（日本高血圧学会より）

分類	最高分類血圧(mmHg)		最低血圧(mmHg)
至適血圧	<120	かつ	<80
正常血圧	<130	かつ	<85
正常高値血圧	130〜139	または	85〜89
軽症高血圧	140〜159	または	90〜99
中等症高血圧	160〜179	または	100〜109
重症高血圧	≧180	または	≧110
収縮期高血圧	≧140	かつ	<90

＊収縮期血圧と拡張期血圧が異なる分類に入る場合は、高いほうの分類に組み入れる

3 血圧の変化

- 血圧を決める要因：**血圧＝心拍出量×血管抵抗**

  この式から、「心拍出量」や「血管抵抗」を影響する因子は、すべて血圧にも影響をもたらす

- 血圧上昇の要因

  ❶**心臓機能**の亢進：「心拍出量」を増加

  ❷**静脈還流量**の増加：「心拍出量」を増加

  ❸**末梢血管**の収縮：「血管抵抗」を増大

  ❹**血液粘度**の上昇：「血管抵抗」を増大

  ❺**動脈壁**の硬化：「血管抵抗」を増大

4 血圧の調節

- 調節方法：**神経性**調節、**体液性**調節
- 調節内容：**心機能**の調節、**血管運動**の調節、**体液量**の調節
- 神経性調節

  ❶**循環中枢**（心臓中枢と血管運動中枢）：**延髄**に散在する

  ❷**圧受容器**：**頸動脈洞**、**大動脈弓**に位置する

  ❸減圧反射：血圧の**上昇**→**圧受容器**の感知→舌咽神経または迷走神経→延髄の**循環中枢**→交感神経の抑制または迷走神経の興奮→末梢血管の**拡張**（末梢抵抗の低下）→心拍出量の**減少**または心拍数の**減少**→血圧の**降下**（正常値の維持）

- 体液（ホルモン）性調節

  ❶ホルモン：副腎髄質ホルモン・レニン-アンジオテンシン系・バソプレッシンなど

  ❷作用：血圧の**低下**→副腎髄質ホルモン・バソプレッシンの分泌増加、レニンによるアンジオテンシンの活性化→心拍出量の**増加**、末梢血管の**収縮**、腎臓の尿量**減少**→血圧の**上昇**（正常値の維持）

＊**ショック**とは、急性に起こる**全身**の**血液循環**の**障害**であり、重要な臓器・組織の微小循環が障害される。主な症状として、**血圧**の低下、微弱で頻数な**脈拍**、**皮膚**の蒼白、**意識**状態の異常、**尿量**の減少などがある

血圧の調節機序

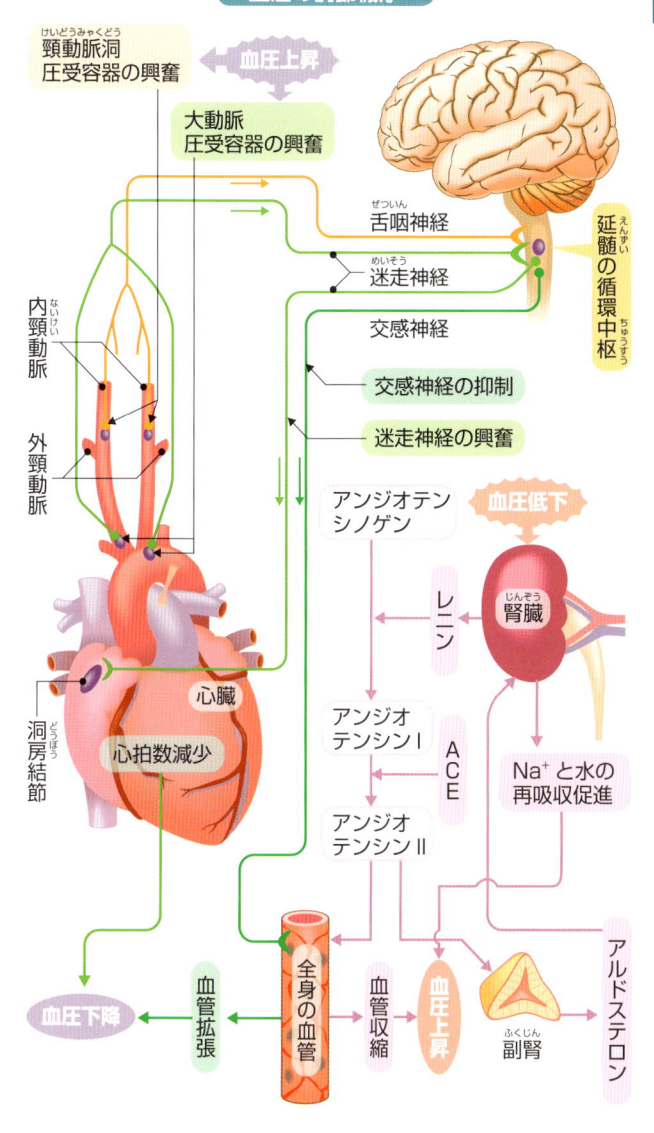

血圧上昇

- 頸動脈洞圧受容器の興奮
- 大動脈圧受容器の興奮
- 舌咽神経
- 迷走神経
- 交感神経
- 延髄の循環中枢
- 内頸動脈
- 外頸動脈
- 交感神経の抑制
- 迷走神経の興奮

血圧低下

- 腎臓 → レニン
- アンジオテンシノゲン
- アンジオテンシンI
- ACE
- アンジオテンシンII
- Na⁺と水の再吸収促進
- 心臓
- 洞房結節
- 心拍数減少
- アルドステロン
- 副腎
- 全身の血管
- 血管拡張 → 血圧下降
- 血管収縮 → 血圧上昇

第7章 循環器系の機能

循環器系の機能

特殊部位の循環

◆心臓・脳・骨格筋・皮膚・腹部内臓などの血液循環は、それぞれの構造と機能の特徴に応じる調節機序をもつ。

1 冠状循環（心臓の血液循環）
- 特徴
  1. 冠状動脈血流は心臓収縮期に減少し、拡張期に増加する
  2. 心不全によって冠状動脈の流れが低下すれば、心不全を悪化させる（自己増悪）
  3. ショックなど非常事態の際に、冠状動脈は拡張する
- 循環の調節：心筋活動の増加→酸素の減少と代謝産物の増加→心臓血管平滑筋の拡張→循環血量の増加（自己調節現象）

2 脳循環
- 特徴
  1. 常に大量な血液（心拍出量の約15%）は確保されている
  2. 全身血圧の変動が起こっても、脳灌流圧が一定に確保されている
- 調節：脳組織のCO_2分圧の上昇またはO_2分圧の低下→脳血管の拡張、脳組織のCO_2分圧の低下またはO_2分圧の上昇→脳血管の収縮

3 骨格筋循環
- 特徴
  1. 血流量は活動（運動）状況により、著しく変化する
  2. 静止時に前毛細血管括約筋の収縮により、筋血流量が低くなる
  3. 運動時に代謝産物の作用により、血管が拡張し、筋血流量が増える（運動性充血）
- 調節：運動時→交感神経の興奮、局所代謝産物の増加→筋血管拡張→筋血流量の増加

全身各器官への血流量の分布（安静時）

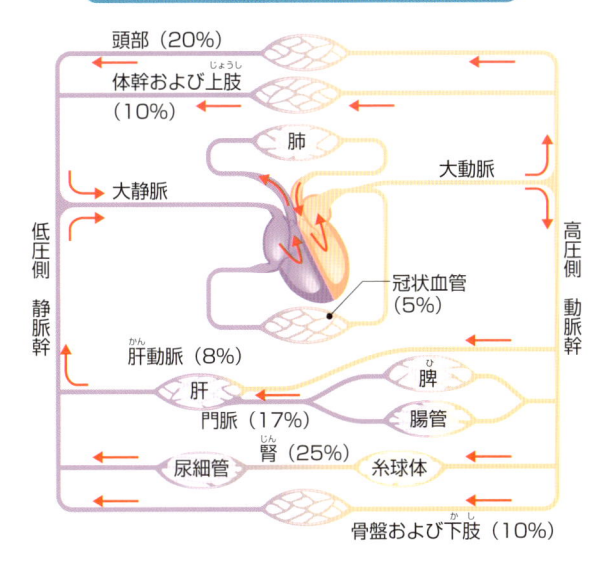

- 頭部（20%）
- 体幹および上肢（10%）
- 肺
- 大静脈
- 大動脈
- 冠状血管（5%）
- 低圧側 静脈幹
- 高圧側 動脈幹
- 肝動脈（8%）
- 肝
- 脾
- 腸管
- 門脈（17%）
- 尿細管
- 腎（25%）
- 糸球体
- 骨盤および下肢（10%）

4 皮膚循環
- 特徴：**体熱調節**の必要に応じ、**血流**を大きく変化させる
- 調節：**温熱時**→動静脈吻合の**開放**→皮膚循環血量の**増加**→皮膚による**体熱放散**の**増加**（正常体温の維持）

5 腹部内臓の循環
- 特徴
  1. 消化管・膵臓・脾臓を還流した血液は**門脈**に合流し、**肝臓**に至る。門脈の**血流量は多い**が、**圧力は低い**
  2. 栄養を供給するだけでなく、**血液貯蔵**機能ももつ
  3. **交感神経**による収縮支配を強く受ける
- 調節：運動や出血など→交感神経**興奮**→動静脈が急に収縮→内臓の血流量の**激減**→骨格筋や心臓・中枢神経への血液流量の**確保**

＊**門脈圧亢進症**：肝硬変などにより、肝循環**抵抗**が増大し、門脈系に**うっ血**が生じる

循環器系の機能

リンパ循環

◆リンパ管は毛細血管の近くからはじまり、各組織に分布し、静脈機能の補充や生体防御機能を果たす。

1 リンパ循環の構成
- リンパ液：血液の一部は毛細血管壁を通って細胞間の間質液になる。その大部分は再び毛細血管に集められ、静脈血に混じって心臓に戻され、一部は毛細リンパ管に入り、リンパ液となる。リンパ液は血漿に似ているが、蛋白質が少ない。リンパ液の流量は約3〜4ℓ／日である
- リンパ管：静脈に似て、逆流防止の弁膜がある。毛細リンパ管は毛細血管より透過性が高い
- リンパ節：リンパ球やマクロファージが集まり、生体防御機能を果たす

2 リンパ循環
- リンパ循環の流れ
  1. 右上半身のリンパ管→右リンパ本幹→右静脈角
  2. 左上半身のリンパ管→胸管→左静脈角
  3. 下半身のリンパ管→乳び槽→胸管（左上半身と合流）
- リンパ循環の特徴：求心性のみ（一方向）
- リンパ循環を促進する因子：筋肉運動・呼吸運動・消化管運動・脈拍など

3 リンパ循環の機能
- 静脈機能の補充
  1. 濾出した血漿を取り込み、血液に戻す
  2. 組織中の異物や代謝産物を除去する
  3. 脂肪の回収：小腸内に消化された脂肪を吸収する
- 生体防御機能：体内に侵入した病原菌などを取り込み、リンパ節に送り、リンパ球やマクロファージに取り除かせる

第7章 循環器系の機能

リンパ循環の概観

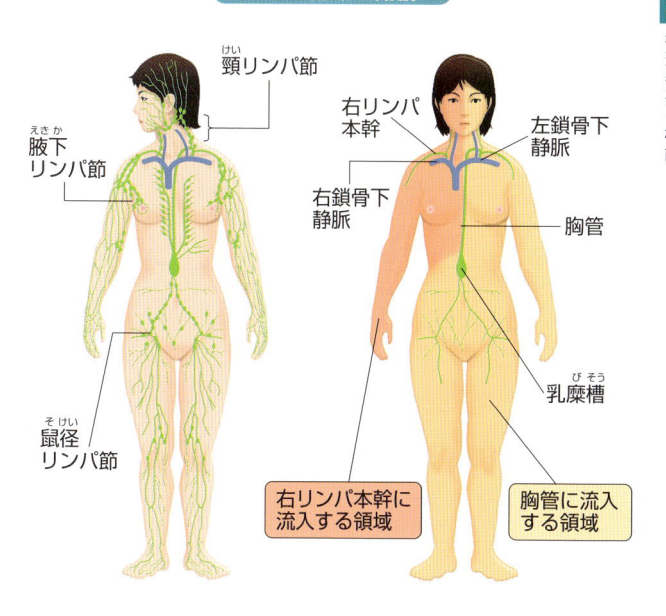

- 頸リンパ節
- 腋下リンパ節
- 鼠径リンパ節
- 右リンパ本幹
- 右鎖骨下静脈
- 左鎖骨下静脈
- 胸管
- 乳糜槽

右リンパ本幹に流入する領域

胸管に流入する領域

毛細リンパ管の働き

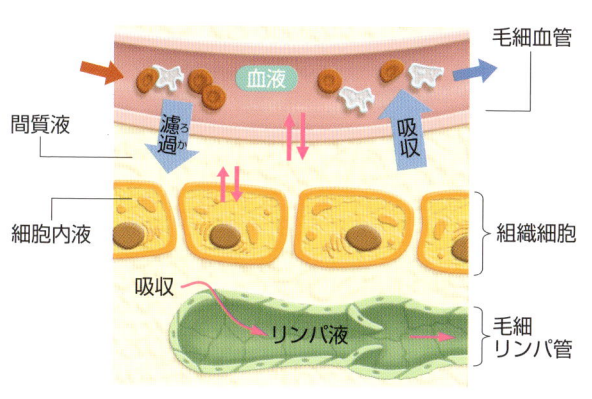

- 毛細血管
- 血液
- 間質液
- 濾過
- 吸収
- 細胞内液
- 組織細胞
- 吸収
- リンパ液
- 毛細リンパ管

⇅ : ガス・物質交換

157

循環器系の機能

脳脊髄液循環

◆脳と脊髄にはリンパ液や間質液がなく、その代わりに脳脊髄液という特別な体液が循環している。

1 脳脊髄液の産生と循環
- 生成：側脳室・第3脳室・第4脳室の脈絡叢から脳室に分泌される。全量は100～150mℓで、脳部と脊髄部にそれぞれ約半分ずつある
- 循環：側脳室→モンロー孔→第3脳室→中脳水道→第4脳室→マジャンディ孔とルシュカ孔→（脳と脊髄の）クモ膜下腔→クモ膜顆粒→静脈洞（静脈に吸収される）

2 脳脊髄液の組成と機能
- 組成：リンパ液によく似ているが、蛋白質がもっと少ない
- 機能
  1. 外部の衝撃などから脳と脊髄を守る
  2. 過剰な脳・脊髄細胞外液を排出する

3 血液―脳関門と血液―脳脊髄液関門
- 中枢神経系には、毛細血管内側の内皮細胞が互いに密着し、基底膜が連続し、外側は星状グリア細胞（星状膠細胞）の突起（終足）で囲まれている
- 血液―脳関門：上述の特徴により、血中物質の中枢神経への透過は他の組織と比べ制限されている。このような物質透過に対する障壁を血液―脳関門という。血液から中枢神経細胞への有害物質の侵入を防止する役割をもつ
- 血液―脳脊髄液関門：血液と脳脊髄液間の障壁を血液―脳脊髄液関門という。血液から脳脊髄液の組成を守る役割をもつ
* 脳圧（頭蓋内圧）亢進：脳脊髄液の通過障害および吸収障害などにより、脳脊髄液圧が上昇する。脳圧亢進時には脳脊髄液の採取は禁忌である

脳脊髄液循環

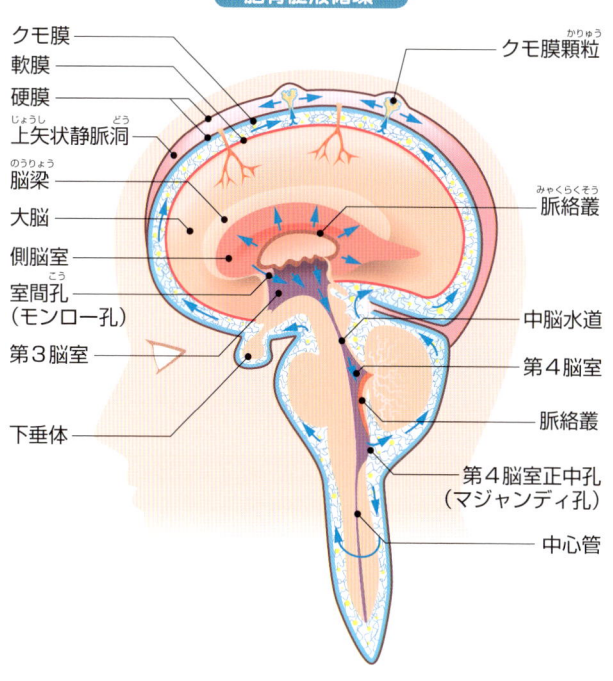

- クモ膜
- 軟膜
- 硬膜
- 上矢状静脈洞
- 脳梁
- 大脳
- 側脳室
- 室間孔（モンロー孔）
- 第3脳室
- 下垂体
- クモ膜顆粒
- 脈絡叢
- 中脳水道
- 第4脳室
- 脈絡叢
- 第4脳室正中孔（マジャンディ孔）
- 中心管

血液—脳関門

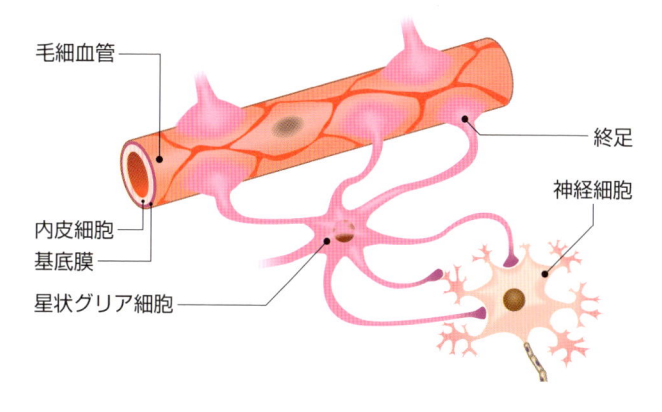

- 毛細血管
- 内皮細胞
- 基底膜
- 星状グリア細胞
- 終足
- 神経細胞

第7章 循環器系の機能

第7章 確認問題

( )の中から最も適当な言葉を1つ選んでください。

1. 正常心臓のペースメーカーは、(❶ヒス束、❷房室結節、❸洞房結節)である。
2. 心臓興奮伝導系の順は、(❶房室結節→洞房結節→ヒス束、❷洞房結節→房室結節→ヒス束、❸洞房結節→ヒス束→房室結節)→左・右脚→プルキンエ線維である。
3. 洞房結節の興奮を心室まで伝導するのは、(❶特殊心筋、❷固有心筋、❸自律神経)である。
4. 心室の興奮は、心電図上の(❶P波、❷QRS波、❸T波)として示される。
5. 房室ブロックとは、心臓の(❶洞刺激生成異常、❷異所性興奮生成、❸興奮伝導異常)である。
6. 第Ⅱ心音の発生は、(❶動脈弁閉鎖、❷房室弁閉鎖、❸房室弁開放)によって起こる。
7. (❶発熱、❷貧血、❸血圧上昇)は、心拍数を増加させる要因でない。
8. (❶体温の上昇、❷血圧の上昇、❸心筋酸素消費量の増加)は、脈拍数の減少を起こす要因である。
9. (❶細動脈の収縮、❷頸動脈洞の圧迫、❸血液容量の減少)によって血圧が上昇する。
10. 心拍出量を決定する因子でないのは、(❶心拍数、❷静脈還流量、❸冠状動脈圧)である。
11. (❶吸息運動、❷頭蓋内圧亢進、❸動脈血圧上昇)は、心拍出量を増加させる原因である。
12. 心臓収縮期には、冠循環血液量が(❶増加する、❷減少する、❸変動しない)。
13. 脈圧とは、(❶収縮期血圧、❷拡張期血圧、❸収縮期血圧と拡張期血圧の差)のことである。
14. 下半身のリンパ液は、最後に(❶右静脈角、❷左静脈角、❸右心房)に流入する。

解答は269ページ

第8章

呼吸器系の機能

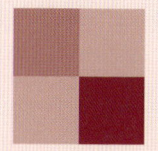

呼吸器系の機能

呼吸器系の機能構成

◆呼吸は体内すべての細胞に対して、代謝に必要な酸素を供給し、代謝によって生じた二酸化炭素を除去する。

1 呼吸の構成
- 外呼吸(肺呼吸)：肺胞内の空気と血液とのガス交換
- 内呼吸(組織呼吸)：血液と組織液とのガス交換

2 呼吸器の構成
- 気道：鼻腔⇄咽頭⇄喉頭⇄気管⇄左右の気管支⇄細気管支⇄終末細気管支⇄呼吸細気管支⇄肺胞
- 気管と気管支：喉頭から枝分かれまでの気道を気管といい、枝分かれしたあとの部分を気管支という
  - ＊左気管支より右気管支のほうが短く、太く、小角度であるため、異物が入りやすい
- 細気管支と終末細気管支：輪状の平滑筋で囲まれる。この平滑筋は交感神経の興奮によって弛緩し、副交感神経(迷走神経)の興奮によって収縮する(異常収縮→喘息)
- 肺胞：呼吸細気管支の先、半球形の盲嚢で、周囲を毛細血管網が取り囲む。空気と血液とのガス交換の場所である
- 肺の表面活性物質(サーファクタント)：肺上皮細胞から分泌され、肺胞表面張力を下げ、肺が拡張しやすいように働く
  - ＊欠乏：肺胞の拡張不全…新生児呼吸困難症候群など

3 胸郭と胸膜
- 胸郭：脊柱・肋骨・肋軟骨・胸骨と、それらを連結する筋肉によって形成され、底面は横隔膜によって腹腔と区別される。呼吸運動時には胸腔の容積が変化する
- 胸膜(肺門を除く)：肺表面の肺胸膜と、胸郭内面の壁胸膜
- 胸膜腔：肺胸膜と壁胸膜の間の空間(常に真空状態)

第8章 呼吸器系の機能

呼吸器の構成

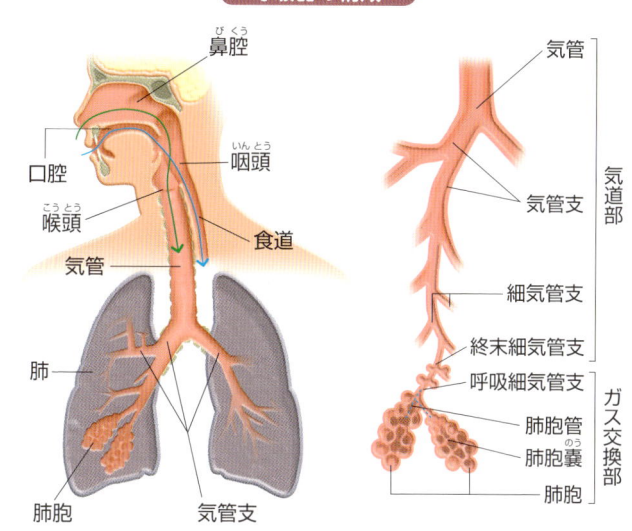

- 鼻腔
- 口腔
- 咽頭
- 喉頭
- 食道
- 気管
- 肺
- 肺胞
- 気管支

気道部
- 気管
- 気管支
- 細気管支
- 終末細気管支

ガス交換部
- 呼吸細気管支
- 肺胞管
- 肺胞嚢
- 肺胞

肺胞の構造

- 肺静脈の枝（動脈血）
- 呼吸細気管支
- 肺胞管
- 肺動脈の枝（静脈血）
- 肺胞嚢
- 肺胞

163

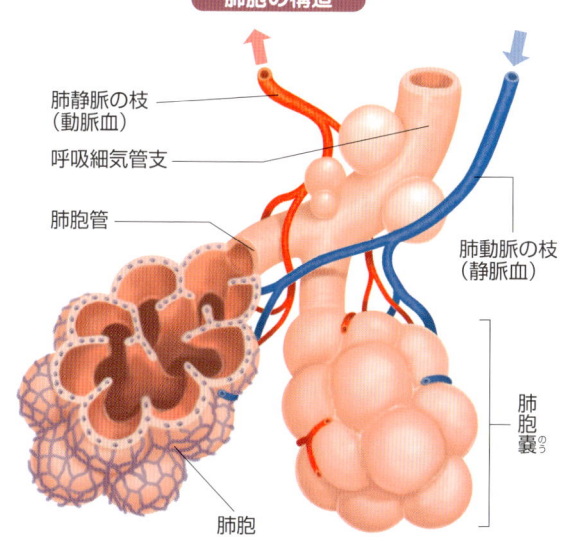

呼吸器系の機能

呼吸運動と呼吸気量

◆肺自体には運動性がないが、呼吸筋の運動によって胸腔容積が変化し、呼吸運動を行う。

1 呼吸運動
- 腹式呼吸：横隔膜のみ収縮（降下）・弛緩（上昇）
- 胸式呼吸：肋間筋などの収縮・弛緩
- 呼吸筋
    1. 吸息筋：横隔膜＋外肋間筋、補助的吸息筋（斜角筋・胸鎖乳突筋・肩甲挙筋・大胸筋など）（努力性吸息）
    2. 呼息筋：内肋間筋、補助的呼息筋（腹直筋などの腹壁筋群）
- 呼吸の仕組み
    1. 吸息：吸息筋の収縮→胸郭の拡大→胸膜腔の陰圧増大→肺胞の拡大→肺胞内圧の降下（陰圧になる）→空気の流入
    2. 呼息：吸息筋の弛緩→胸郭の縮小→胸膜腔の陰圧減少→肺胞の縮小→肺胞内圧の上昇（陽圧になる）→空気の排出
    ＊呼息筋は、強制的呼息の際にのみ働く

2 呼吸に関する圧力
- 肺弾性圧：肺が自らの弾力によって縮小しようとしている圧力、内向きの力
- 肺胞内圧（肺内圧）：外界とつながる肺胞内の圧力
- 胸膜腔内圧：外界とつながっていない胸膜腔の圧力
- 呼吸と圧力の関係
    1. 呼吸の静止期：肺胞内圧＝肺弾性圧＋胸膜腔内圧
    2. 吸息時：肺胞内圧＞肺弾性圧＋胸膜腔内圧
        （結果として、肺胞が拡張、外気が肺胞に流入）
    3. 呼息時：肺胞内圧＜肺弾性圧＋胸膜腔内圧
        （結果として、肺胞が縮み、肺胞気が外に流出）
    ＊気胸：外傷などにより外気が胸膜腔に流入、肺胞が縮む

呼吸運動時の胸郭の変化

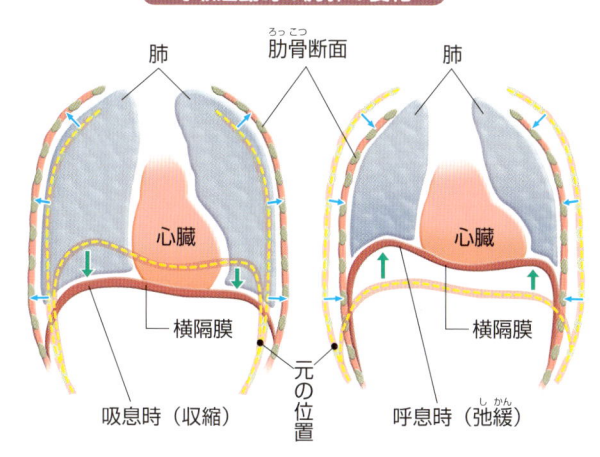

肺　肋骨断面　肺

心臓　心臓

横隔膜　横隔膜

吸息時（収縮）　元の位置　呼息時（弛緩）

呼吸における肺胞内圧と胸膜腔内圧の変化

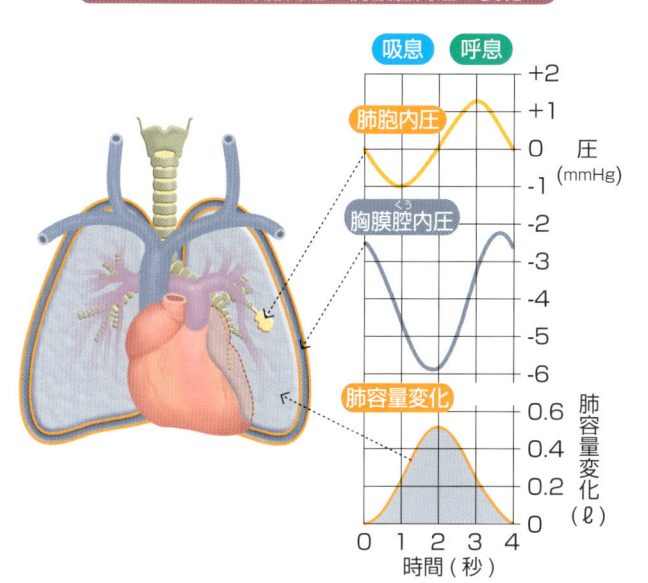

吸息　呼息

肺胞内圧

胸膜腔内圧

圧 (mmHg)

肺容量変化

肺容量変化 (ℓ)

時間（秒）

3 呼吸気量
1. **1回換気量(TV)**：安静時の呼吸気量(約500㎖)
2. **予備吸気量(IRV)**：安静時の吸気後にさらに努力し、吸入する気量(約1,800㎖)
3. **予備呼気量(ERV)**：安静時の呼気後にさらに努力し、呼出する気量(約1,000㎖)
4. **肺活量(VC)**：❶1回換気量＋❷予備吸気量＋❸予備呼気量(3,000〜4,000㎖)
5. **残気量(RV)**：最大限に呼気後、気道に残る気量(約1,000㎖)
6. **機能的残気量(FRC)**：安静呼気後、気道に残る気量＝❸予備呼気量＋❺残気量(約2,000㎖)
7. **最大吸気量(IC)**：❶1回換気量＋❷予備吸気量
8. **全肺気量(TLC)**：❹肺活量＋❺残気量＝❶1回換気量＋❷予備吸気量＋❸予備呼気量＋❺残気量
* **分時換気量**：1分間の換気量＝1回換気量×1分間の呼吸回数

4 時間肺活量
- **1秒量、3秒量**：最大吸息後、速く息を吐き出し、最初の1秒または3秒に呼出される気体の量
- **1秒率、3秒率**：1秒量または3秒量の肺活量に対する比(％)
  * 基準値：1秒率は70％、3秒率は90％以上
  * 気道の抵抗に関与するため、気管支喘息など閉塞性換気障害のときに肺活量の減少がわずかで、時間肺活量の減少が目立つ

5 肺胞換気量と死腔量
- **肺胞換気量**：呼吸時、肺胞に入る空気の量(約350㎖)
- **死腔量**：呼吸時、ガス交換に関与しない部分の気道容積(約150㎖)
- **関係**：肺胞換気量＝1回換気量－死腔量

呼吸気量の区分と変化

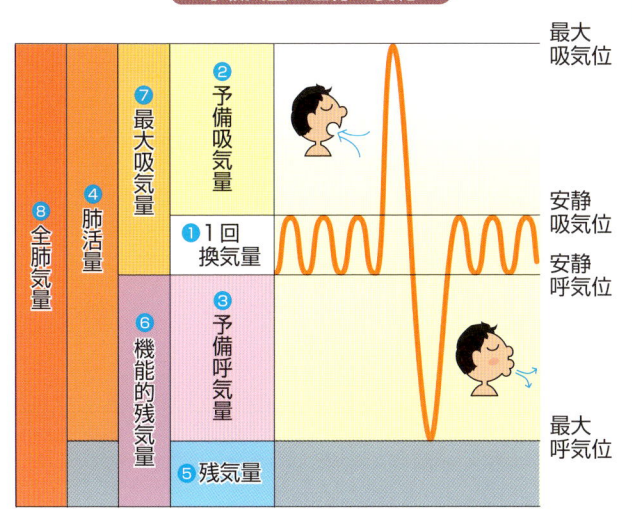

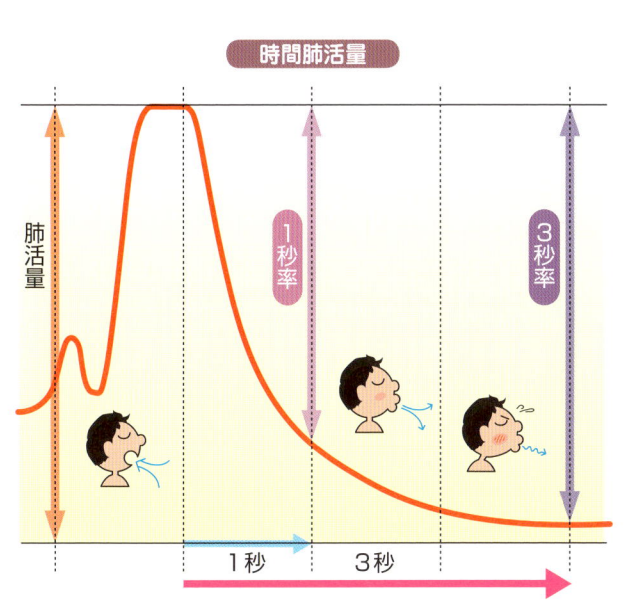

- ⑧ 全肺気量
- ④ 肺活量
- ⑦ 最大吸気量
- ② 予備吸気量
- ① 1回換気量
- ⑥ 機能的残気量
- ③ 予備呼気量
- ⑤ 残気量

最大吸気位
安静吸気位
安静呼気位
最大呼気位

時間肺活量

肺活量

1秒率

3秒率

1秒　3秒

呼吸器系の機能

ガス交換

◆呼吸の目的はガス交換（$O_2 \rightleftarrows CO_2$）であり、ガス交換の動力は各ガスの分圧の差である。

1 ガス分圧（P）
- 分圧：混合ガス中の特定のガスによって生じる圧力
- 体内ガスの分圧（次ページ）
- 分圧の差：同じガスに分圧の差があれば、このガスは分圧の差にしたがって拡散する。分圧の差はガス拡散の動力となる

2 呼吸におけるガス交換
- 吸気（外気）と肺胞気の間のガス交換
- 肺胞気と静脈血の間のガス交換
- 動脈血と組織液の間のガス交換

3 肺拡散能
- 肺拡散能：あるガスについて、圧力差1mmHgのとき、1分間に肺胞と肺毛細血管の間を拡散するガスの量のことである。O_2の肺拡散能は20〜25mℓ/mmHg/minで、CO_2の肺拡散能はその20倍以上である
- 肺拡散能を抑える因子
  1. 拡散の距離増大：肺水腫での間質液の増加、肺炎での肺胞内面浸出液の増加、僧帽弁狭窄での肺毛細血管の拡張
  2. 拡散の面積減少：肺気腫での肺胞隔壁の破壊、肺胞の融合
  3. 拡散の分圧差減少：換気障害、血流障害

＊CO（一酸化炭素）中毒：COは、Hbとの親和性がO_2の200倍もあるため、血液に入ると競合的にHbと結合し、O_2とHbとの結合を妨害する。さらに、結合したHb-O_2からO_2の解離をも妨害する。その結果、体内組織のO_2が不足する。治療法として高圧酸素療法がある

身体各部位におけるガス分圧(mmHg)

名称	吸気	呼気	肺胞気	動脈血	静脈血
O_2	158	116	100	95	40
CO_2	0.3	32	40	40	46
N_2	596	565	573	573	573
水蒸気	5.7	47	47	47	47
計	760	760	760	755	706

ガス分圧(mmHg)の差によるガス交換

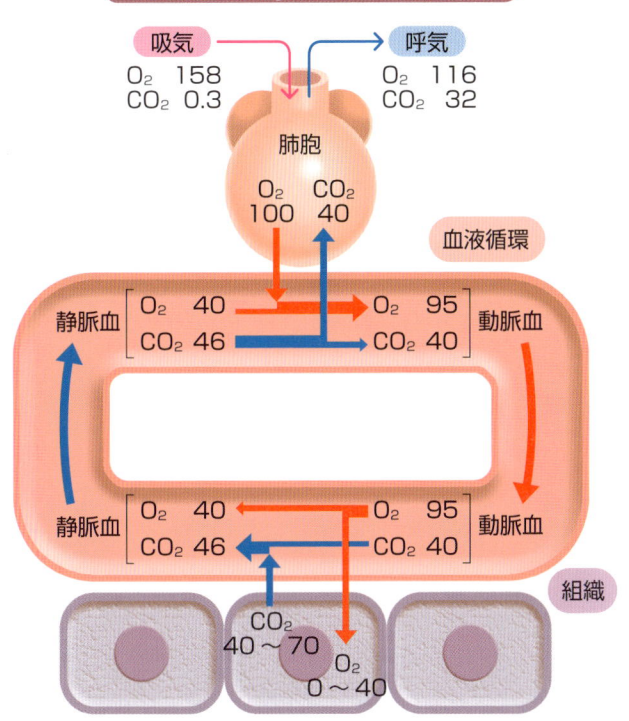

吸気
O_2 158
CO_2 0.3

呼気
O_2 116
CO_2 32

肺胞
O_2 100 CO_2 40

血液循環

静脈血 [O_2 40 / CO_2 46] 　動脈血 [O_2 95 / CO_2 40]

静脈血 [O_2 40 / CO_2 46] 　動脈血 [O_2 95 / CO_2 40]

組織

CO_2 40～70
O_2 0～40

第8章 呼吸器系の機能

呼吸器系の機能

ガス運搬

◆血液は多様な形で、呼吸ガスである酸素を肺から全身各組織へ、二酸化炭素を全身組織から肺へ運搬する。

1 血液における酸素の運搬
- 血液中のO_2は、ほとんどがヘモグロビン(Hb)と結合して運ばれる
- HbがO_2と結合するか解離するかは、まずO_2の分圧(P_{O_2})によって決まる。P_{O_2}が高いとその結合度も高くなり、同時に解離度が低くなる(「S字形」の関係を示す)
- 動脈血のP_{O_2}は95mmHgで、HbのO_2結合度は97%である。静脈血のP_{O_2}は40mmHgで、HbのO_2結合度は75%である。すなわち、血液循環で22%のO_2は全身の組織細胞に利用される
- そのほかのHbのO_2結合度を影響する因子
  1. pHの低下、P_{CO_2}の上昇、体温の上昇、DPGの増加により、HbのO_2結合度は低下する(S字曲線は右方移動)
  2. pHの上昇、P_{CO_2}の低下、体温の低下、DPGの減少により、HbのO_2結合度は上昇する(S字曲線は左方移動)
  * DPGは、赤血球で産生する物質で、O_2解離を促進する

2 血液における二酸化炭素の運搬
1. 約70%のCO_2は重炭酸イオン(HCO_3^-)の形で運搬
(組織)$CO_2 + H_2O \leftrightarrows H_2CO_3 \leftrightarrows H^+ + HCO_3^- \leftrightarrows H_2CO_3 \leftrightarrows CO_2 + H_2O$(肺)
2. 約25%のCO_2はカルバミノ化合物($R-NHCOO^-$)の形で運搬
$CO_2 + R-NH_2$(蛋白質) $\leftrightarrows R-NHCOO^- + H^+$
3. 約5%のCO_2は血漿と赤血球内に物理的に溶解される
  * 赤血球内の特有な炭酸脱水酵素の働きにより、上記①の化学反応がしやすいため、大量のCO_2はいったん赤血球に入り、HCO_3^-に変えられてから血漿に戻る

ヘモグロビンの酸素解離曲線とその影響因子

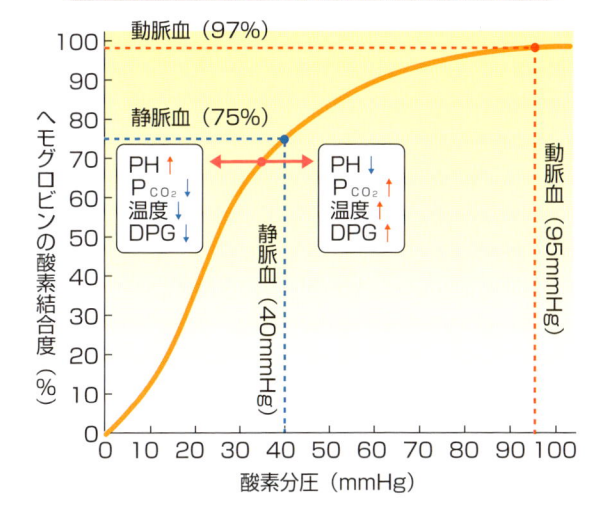

動脈血（97％）
静脈血（75％）

PH ↑
P_{CO_2} ↓
温度 ↓
DPG ↓

PH ↓
P_{CO_2} ↑
温度 ↑
DPG ↑

静脈血（40mmHg）
動脈血（95mmHg）

ヘモグロビンの酸素結合度（％）
酸素分圧（mmHg）

血液における二酸化炭素の運搬

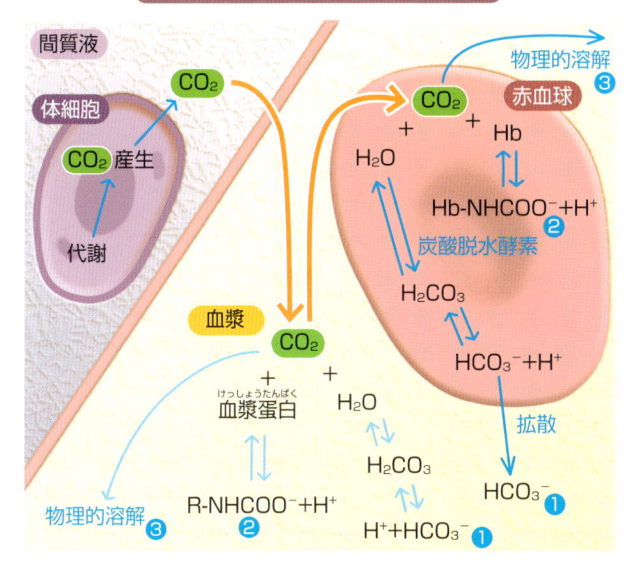

間質液
体細胞
CO_2 産生
代謝

血漿
CO_2

赤血球
CO_2 物理的溶解 ❸
$+$ $+$ Hb
H_2O
Hb-NHCOO$^-$+H$^+$ ❷
炭酸脱水酵素
H_2CO_3
HCO$_3^-$+H$^+$
拡散
HCO$_3^-$ ❶

CO_2 + 血漿蛋白 + H_2O
R-NHCOO$^-$+H$^+$ ❷
H_2CO_3
H$^+$+HCO$_3^-$ ❶
物理的溶解 ❸

呼吸器系の機能

呼吸運動の調節

◆呼吸運動は規律的な運動であるが、体内の酸素消費と二酸化炭素蓄積の状況に合わせて調節される。

1 神経機構
- 呼吸中枢：延髄にあり、吸息中枢と呼息中枢に分かれる
- 呼吸調節中枢：橋にあり、呼息中枢の活動を調節する
  1. 吸息中枢興奮→吸息筋収縮→吸息運動
  2. 呼息中枢興奮→呼息筋収縮→呼息運動

2 化学受容器
- 中枢化学受容器（延髄の腹側面）：血液のPCO_2の増加→中枢化学受容器の感知→呼吸中枢の刺激→呼吸運動の促進
- 末梢化学受容器（頸動脈小体と大動脈小体）：血液のPO_2低下や、PCO_2とH^+濃度の増加→末梢化学受容器の感知→舌咽神経または迷走神経→呼吸中枢の刺激→呼吸運動の促進

3 肺からの反射
- ヘーリング-ブロイエル反射：吸息運動→肺拡張→肺の伸展受容器の興奮→迷走神経求心性線維→呼吸中枢→迷走神経遠心線維→吸息の停止と呼息の開始（正常な呼吸パターンの形成に関与する）

    ＊迷走神経の切断→吸息亢進

4 その他の影響因子
- 精神状態・睡眠・ホルモン・体温・痛み・発声・嚥下・咳・くしゃみなど

5 運動時の呼吸
- 呼吸促進：激しい運動→O_2消費の増加とCO_2の蓄積→呼吸運動の亢進→O_2の吸入とCO_2の排出の増加
- 酸素負債：運動中に供給不足分のO_2（酸素負債）→運動後に呼吸亢進状態の継続→酸素負債の返済

呼吸の神経性調節

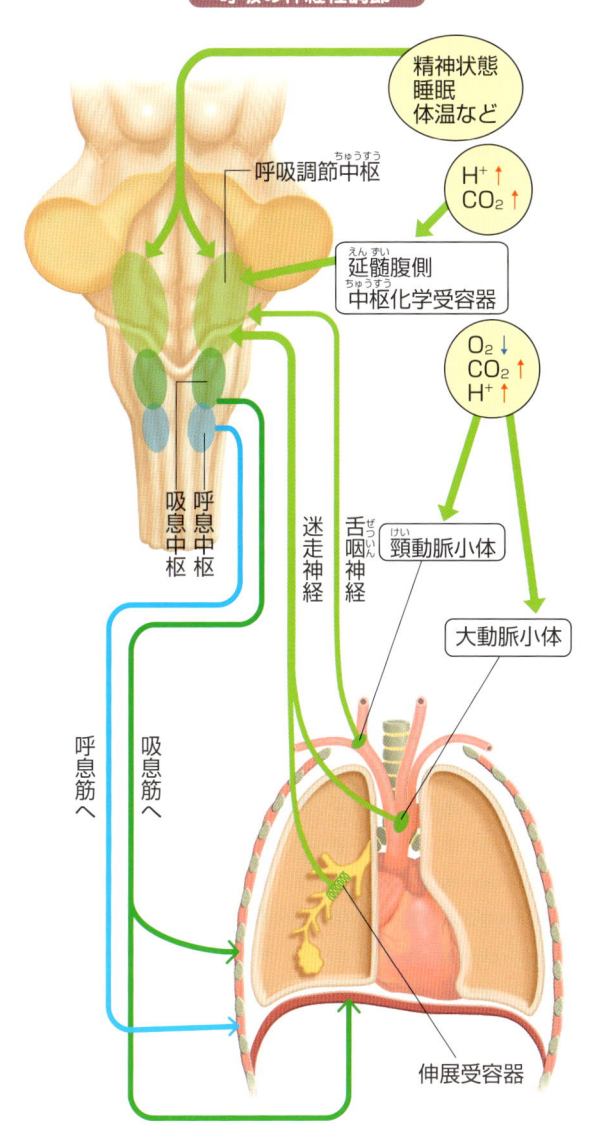

- 精神状態
- 睡眠
- 体温 など

呼吸調節中枢

H^+ ↑
CO_2 ↑

延髄腹側
中枢化学受容器

O_2 ↓
CO_2 ↑
H^+ ↑

呼息中枢
吸息中枢

迷走神経
舌咽神経

頸動脈小体

大動脈小体

呼息筋へ
吸息筋へ

伸展受容器

第8章 呼吸器系の機能

173

呼吸器系の機能

呼吸の異常と低酸素症

◆呼吸運動の異常や呼吸機能の障害などにより、生体に必要な分の酸素が取れなくなる異常状態を低酸素症という。

1 呼吸運動異常
- 睡眠時無呼吸症候群(SAS)：睡眠中に無呼吸を繰り返す病気の総称で、咽頭周囲の気道が狭くなることなどによって生じる。寝不足のため、日中の居眠りの原因となる
- チェイン・ストークス呼吸：無呼吸のあとに1回換気量が漸増・漸減し、そのあと再び無呼吸となる。呼吸中枢機能の低下が原因となる
- ビオー呼吸：頻呼吸と無呼吸が繰り返す。脳圧亢進など
- クスマウル呼吸：深く速い呼吸の状態。糖尿病や尿毒症などによる代謝性アシドーシスの代償性呼吸状態である

2 呼吸機能障害
- 換気障害
  1. 閉塞性換気障害：気管支喘息・慢性気管支炎などにより、気道が狭くなる。1秒率の減少が特徴
  2. 拘束性換気障害：肺線維症・重症筋無力症などにより、肺胞や胸郭の拡張が制限される。肺活量の減少が特徴
- 拡散障害
  1. 肺胞ガス交換面積の減少：肺気腫・肺切除
  2. 肺胞壁の肥厚：間質性肺炎
  3. 肺間質液の貯留：肺水腫

3 低酸素症
- 組織レベルのO_2不足状態により、局部や全身で症状（チアノーゼ、呼吸困難、悪心・嘔吐、意識障害など）がみられる
- 主な原因：高所環境（外気の酸素分圧が低く過ぎる）、呼吸器疾患（換気障害や拡散障害など）

第8章 呼吸器系の機能

睡眠時無呼吸症候群

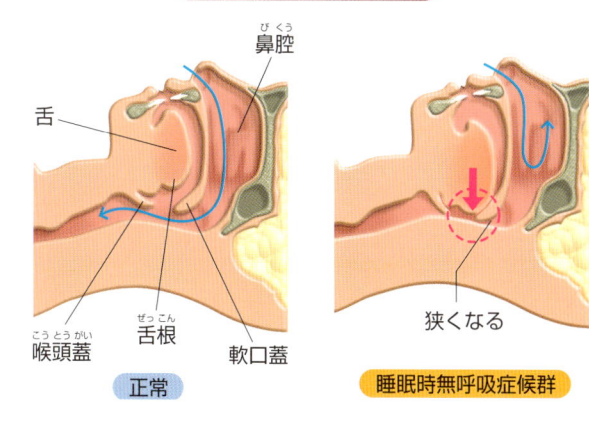

鼻腔
舌
喉頭蓋　舌根　軟口蓋
正常

狭くなる
睡眠時無呼吸症候群

呼吸運動の異常

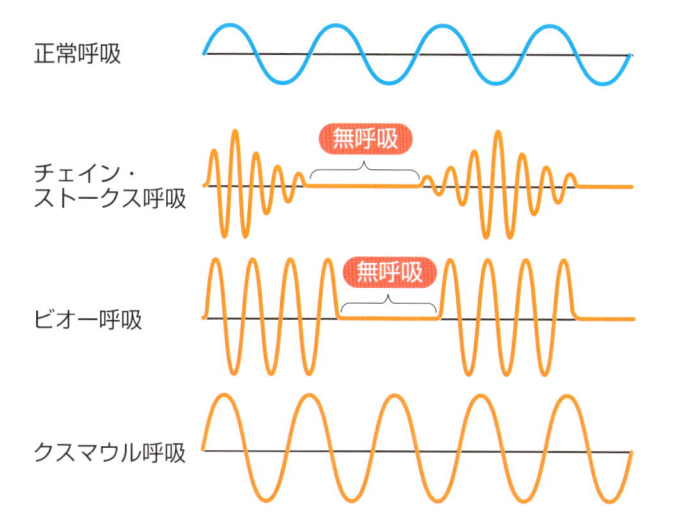

正常呼吸

チェイン・ストークス呼吸　無呼吸

ビオー呼吸　無呼吸

クスマウル呼吸

175

第8章 確認問題

( )の中から最も適当な言葉を1つ選んでください。

1. 気道に入った異物は、(❶左肺、❷右肺、❸左右の肺同時)に入りやすい。
2. 気管支の平滑筋は、(❶交感神経、❷副交感神経、❸体性神経)の興奮によって収縮し、気道が狭くなる。
3. (❶気道、❷肺胞、❸胸膜腔)の中は常に真空状態に維持されている。
4. (❶吸息時の肺胞内圧、❷呼息時の肺胞内圧、❸吸息時の胸膜腔内圧)は、陽圧になる。
5. 気管支喘息などによって気道が狭くなると、(❶全肺容量、❷肺活量、❸時間肺活量)が減少する。
6. 運動時の呼吸は、(❶分時換気量が減少、❷動脈血の酸素分圧が上昇、❸肺拡散能が増大)する。
7. (❶横隔膜、❷外肋間筋、❸内肋間筋)の収縮では吸息運動が起こらない。
8. 呼吸運動時に横隔膜は、収縮で(❶上昇する、❷下降する、❸上下に動かない)。
9. 動脈血のCO_2分圧($PaCO_2$)の上昇によって、換気量が(❶増大する、❷減少する、❸あまり変らない)。
10. 動脈血のO_2分圧(PaO_2)は、通常約(❶40、❷46、❸95)mmHgに維持されている。
11. 血中(❶pHの上昇、❷P_{CO_2}の上昇、❸体温の上昇)により、ヘモグロビンの酸素結合度が上がる。
12. 血液によるCO_2の運搬の大部分は、(❶重炭酸イオン、❷カルバミノ化合物、❸直接溶解)の形で行われる。
13. 呼吸中枢は(❶脊髄、❷延髄、❸中脳)にあり、吸息中枢と呼息中枢に分かれる。
14. ヘーリング-ブロイエル反射は、(❶吸息促進、❷吸息抑制、❸呼吸促進)に関与する。

解答は269ページ

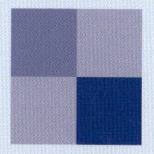

第9章 消化器系の機能

消化器系の機能

消化器系の機能構成

◆消化器系は消化管・消化腺および付属器官からなり、食物の摂取、摂取物の消化と吸収、吸収されない部分の排泄をする。

1 消化管
- 口腔・咽頭・食道：口腔中で咀嚼運動によって食物を粉砕し、唾液と混ぜ、食塊を作る。嚥下運動によって咽頭と食道を通して食塊を胃に送る
- 胃：蠕動運動と胃液によって蛋白質の消化をしながら、内容物（かゆ状液）を小腸に送る
- 小腸（十二指腸・空腸・回腸）：十二指腸で膵液と胆汁が、空腸と回腸で腸液が加えられ、内容物（かゆ状液）の消化と栄養素や水・電解質の吸収を行う
- 大腸（盲腸・結腸・直腸）：消化はほとんど行われず、水と電解質の吸収をし、固形物の糞便を作り、直腸まで送る
- 肛門：排便反射により、便を排泄する

2 消化腺および付属器官
- 唾液腺：耳下腺・顎下腺・舌下腺から唾液を口腔に分泌する
- 胃腺：消化酵素と塩酸を含む胃液を分泌する
- 腸腺：粘液・重炭酸塩を含む腸液を分泌する
- 膵臓：消化酵素と重炭酸塩を含む膵液を十二指腸に分泌する
- 肝臓：胆汁の生成、栄養素の代謝や解毒作用などを行う
- 胆嚢：胆汁を貯蔵・濃縮し、十二指腸に流出する

3 消化管の神経
- 内在性（壁内神経）：❶マイスネル神経叢（腸粘膜下にあり、腸液の分泌を調節する）、❷アウエルバッハ神経叢（腸筋層間にあり、平滑筋の運動を調節する）
- 外来性（自律神経）：内在性神経を介し、または直接的に消化管の運動と消化液の分泌を調節する。

消化器系の機能構成

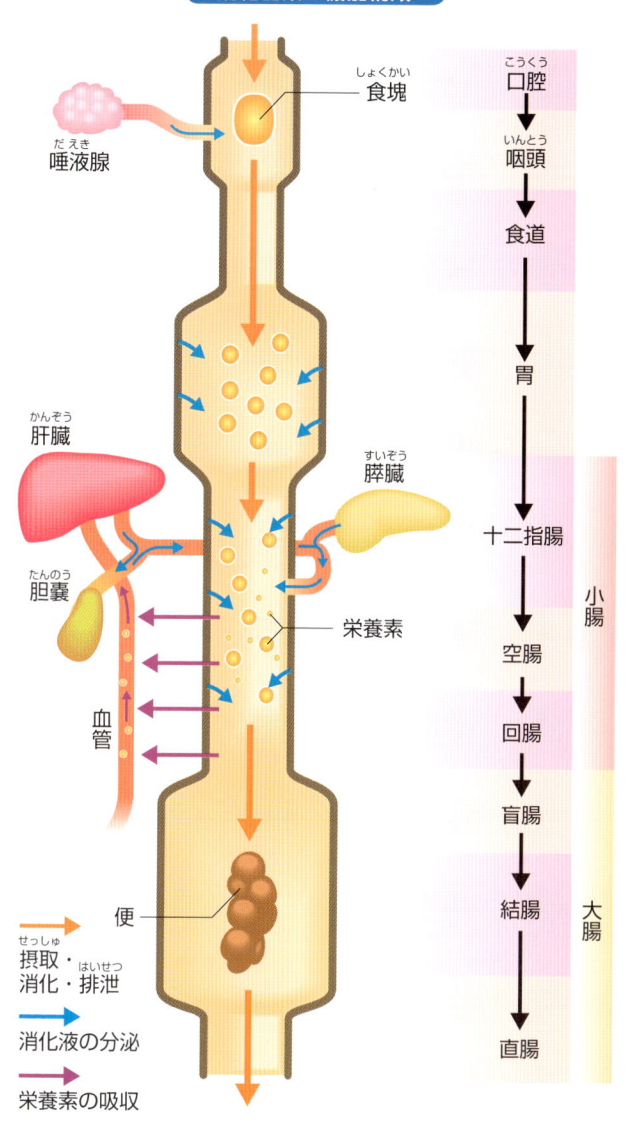

食塊
唾液腺
肝臓
膵臓
胆嚢
栄養素
血管
便

→ 摂取・消化・排泄
→ 消化液の分泌
→ 栄養素の吸収

口腔
↓
咽頭
↓
食道
↓
胃
↓
十二指腸
↓
空腸
↓
回腸
↓
盲腸
↓
結腸
↓
直腸

小腸
大腸

第9章 消化器系の機能

179

消化器系の機能

消化管の運動

◆口腔からの咀嚼をはじめ、嚥下・胃腸の運動により、消化管は摂取物を消化液に混合しながら直腸まで移動させる。

1 消化管運動の基本
- 消化管の筋肉：口腔から食道中部までの消化管と外肛門括約筋は横紋筋であり、ほかはすべて平滑筋である。消化管の平滑筋は一般的に内側の輪走筋と外側の縦走筋からなる
- 消化管運動の調節：迷走神経の興奮によって平滑筋が脱分極し、興奮が増強される。交感神経の興奮や副腎髄質ホルモンによって消化管平滑筋の静止膜電位が過分極し、興奮が抑制される。そのほか、消化管ホルモンにも影響される
- 消化管の主な運動
  1. 分節運動：輪走筋の律動収縮で、摂取物と消化液を混合する。内容物は進まない
  2. 振子運動：縦走筋の律動収縮で、摂取物と消化液を混合する。内容物は進まない
  3. 蠕動運動：輪走筋と縦走筋の収縮で生じる収縮輪が口腔側から肛門側に伝わり、内容物を前方に押し込み移動させる

2 嚥下運動
- 食物を口腔、咽頭および食道の共同運動によって胃に運ぶ一連の運動であり、3相からなる
- 第1相…口腔期（口腔→咽頭）：随意的および反射的な舌の運動により、食塊を咽頭に押し込む
- 第2相…咽頭期（咽頭→食道）：反射運動（嚥下反射）で、軟口蓋が咽頭後壁に押し付けられ（軟口蓋が挙上）、喉頭蓋が気管の入口をふさぎ（喉頭蓋が倒れる）、声門が閉じ、呼吸も一時的に停止する（嚥下性無呼吸）
- 第3相…食道期（食道→胃）：不随意運動、食道の蠕動運動

第9章 消化器系の機能

消化管の主な運動

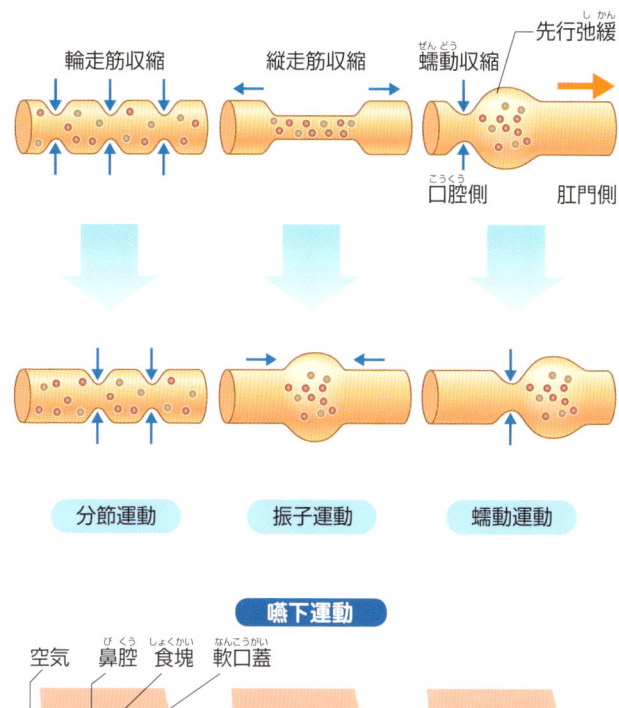

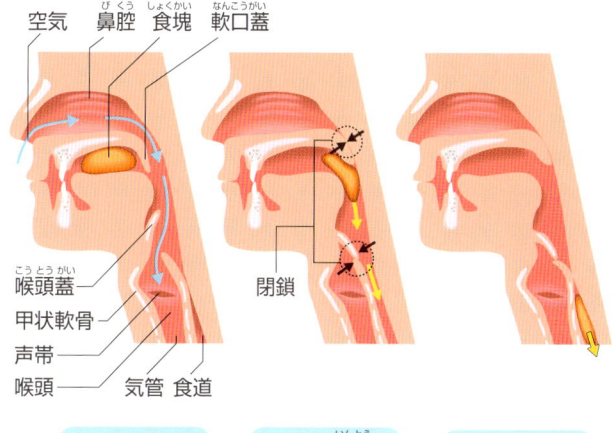

輪走筋収縮 / 縦走筋収縮 / 蠕動収縮
先行弛緩
口腔側 / 肛門側

分節運動 / 振子運動 / 蠕動運動

嚥下運動

空気 / 鼻腔 / 食塊 / 軟口蓋
喉頭蓋
甲状軟骨
声帯
喉頭 / 気管 / 食道
閉鎖

第1相 口腔期 / 第2相 咽頭期 / 第3相 食道期

3 胃の運動
- 受け入れ弛緩：胃は摂取した食塊の量に応じて反射的に弛緩し、食塊を受け入れる
- 胃の蠕動：充満した胃は蠕動運動によって食塊を粉砕し、消化液と混合させながら、「かゆ状液」にしてから十二指腸に排出する
- 腸胃抑制反射：胃の運動または胃から十二指腸への内容物の排出速度は、十二指腸・空腸からの神経刺激とホルモン刺激によって抑制される
- 飢餓収縮：激しい空腹時に胃の収縮が起こる

4 小腸の運動
- 小腸は分節運動と振子運動によって内容物を消化液と混合させ、小腸粘膜と接触させつつ、蠕動運動によって大腸方向へ押し込む

5 大腸の運動
- 近位結腸：蠕動と逆蠕動により、水分の吸収を促進する
- 遠位結腸：1日数回の「大蠕動」により、内容物を直腸に送る

6 排便運動
- 支配神経（遠心性）
  1. 骨盤神経（副交感神経）：直腸平滑筋の収縮、内肛門括約筋の弛緩（排便）
  2. 下腹神経（交感神経）：直腸平滑筋の弛緩、内肛門括約筋の収縮（我慢）
  3. 陰部神経（体性神経）：外肛門括約筋の収縮または弛緩（我慢または排便）
- 便意発生：直腸の伸展、骨盤神経求心線維から中枢へ伝達
- 排便反射：内・外肛門括約筋の弛緩、直腸平滑筋の収縮
- 反射中枢：第2〜4仙髄（脳幹など上位中枢の調節も受ける）

7 腸管運動の異常
- 下痢：消化・吸収不良、感染症によって腸管の運動亢進
- 便秘：腸管の運動低下や通過障害など

第9章 消化器系の機能

胃の運動

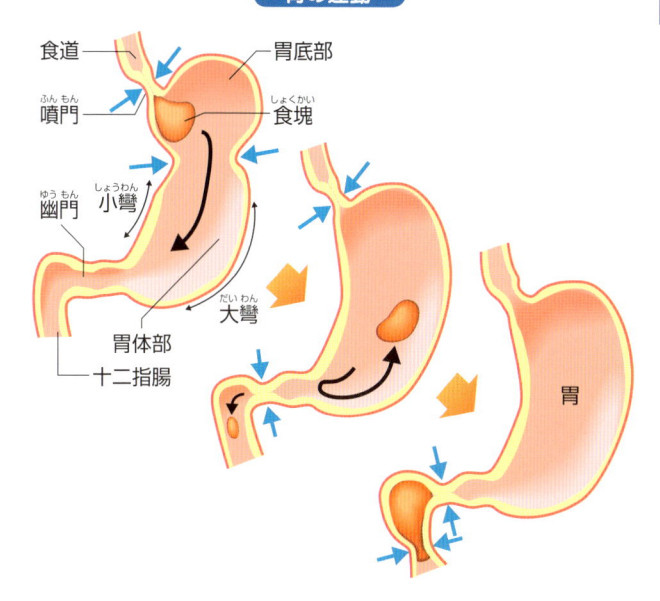

- 食道
- 噴門
- 胃底部
- 食塊
- 幽門
- 小彎
- 大彎
- 胃体部
- 十二指腸
- 胃

排便運動

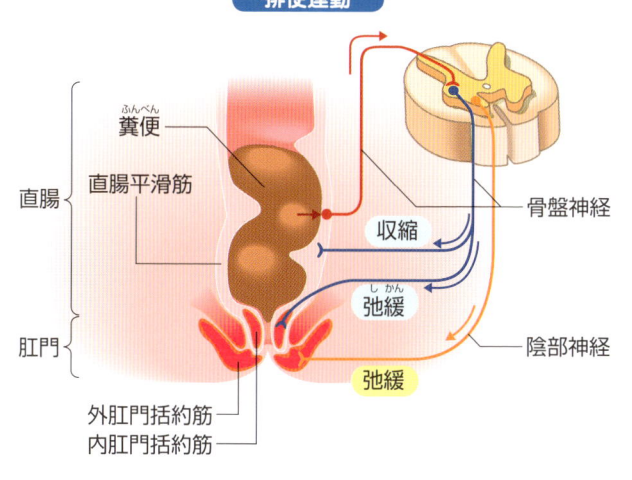

- 直腸
  - 糞便
  - 直腸平滑筋
- 肛門
  - 外肛門括約筋
  - 内肛門括約筋
- 骨盤神経
- 収縮
- 弛緩
- 陰部神経
- 弛緩

消化器系の機能

消化液の分泌

◆消化液には唾液・胃液・腸液・膵液・胆汁があり、それぞれの分泌は神経反射および消化管ホルモンによって調節される。

1 唾液
- 分泌：唾液腺(耳下腺・顎下腺・舌下腺)から分泌、中性(pH約7.0)、0.5〜1.5ℓ／日
- 成分と作用
  1. 水分：食物を潤し、口腔を清浄する
  2. 粘液：ムチンを含み、食塊の表面を滑らかにする
  3. 消化酵素：唾液αアミラーゼ(プチアリン)は、デンプンを消化する

2 胃液
- 分泌：胃腺(噴門腺・胃底腺・幽門腺)から分泌、強酸性(pH 1〜2)、1.5〜2.5ℓ／日
- 成分と作用
  1. 消化酵素(ペプシノゲン)：主細胞から分泌、胃酸によって活性化されてペプシンになる。蛋白質を消化する
  2. 胃酸(塩酸)：壁細胞から分泌、生体防御作用(殺菌)と消化促進作用(ペプシノゲンの活性化と蛋白質の変性)をもつ
  3. 粘液：副細胞から分泌、胃粘膜を胃酸とペプシンから保護する
  4. 内因子：壁細胞から分泌、小腸におけるビタミンB12の吸収を促進する

  * キモシン(レンニン)：胃内で産生される乳児特有の消化酵素で、ミルク中の蛋白質を消化する
  * 胃切除、萎縮性胃炎など→内因子欠乏→ビタミンB12吸収障害→造血障害→悪性貧血

第9章 消化器系の機能

唾液分泌の調節

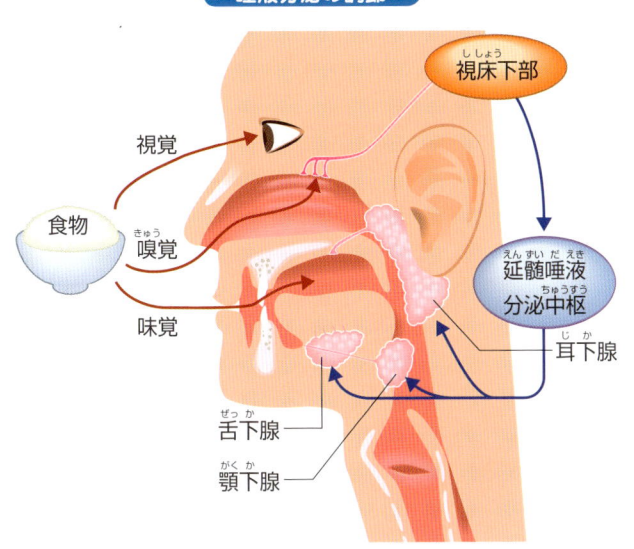

- 視床下部
- 視覚
- 食物
- 嗅覚
- 味覚
- 延髄唾液分泌中枢
- 耳下腺
- 舌下腺
- 顎下腺

胃腺と胃液の分泌細胞

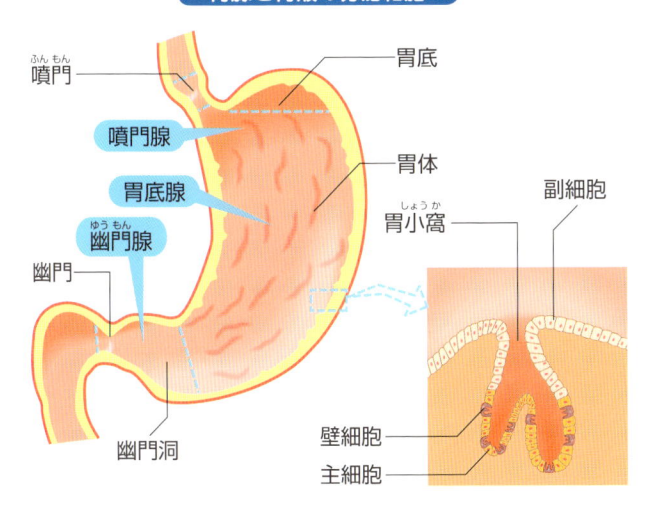

- 噴門
- 噴門腺
- 胃底腺
- 幽門腺
- 幽門
- 幽門洞
- 胃底
- 胃体
- 胃小窩
- 副細胞
- 壁細胞
- 主細胞

185

- 胃液分泌の調節
  1. **脳相**：視覚・嗅覚・味覚により、迷走神経を介して胃液の分泌を促進する
  2. **胃相**：胃に入った食物成分の刺激により、消化管ホルモンの1つであるガストリン（G）が分泌される。ガストリンは胃液の分泌を促進する
  3. **腸相**：十二指腸に入った胃内容物の刺激で、消化管ホルモンの胃抑制ペプチド（GIP）・セクレチン（S）・ソマトスタチンが、胃液の分泌を抑制する

3 腸液
- 分泌：腸腺から分泌、弱アルカリ性（pH8.3）、2.5ℓ／日。
- 成分と作用
  1. HCO_3^-：小腸内の弱アルカリ性環境を作る
  2. 各種消化酵素：小腸における管腔内消化と膜消化をする
- 分泌の促進：腸粘膜の機械・化学的な刺激、消化管ホルモンの作用

4 膵液
- 分泌：膵臓から分泌、弱アルカリ性（pH8.5）、0.5〜0.8ℓ／日
- 成分と作用
  1. HCO_3^-：胃内容物の酸性を中和する
  2. 各種消化酵素：小腸における管腔内消化を行う
- 分泌の促進：胃からの酸性内容物による、十二指腸粘膜の刺激、消化管ホルモン（セクレチン、コレシストキニン）の作用

5 胆汁
- 分泌と貯蔵：肝臓から分泌（肝胆汁、pH5.7〜8.6）、0.2〜0.8ℓ／日、胆嚢で濃縮貯蔵（胆嚢胆汁、pH6.1〜8.6）
- 成分と作用
  1. 胆汁酸：脂肪の乳化と脂肪酸の吸収を促進する
  2. 胆汁色素：ヘモグロビンの分解産物として排泄される
- 分泌の促進：蛋白質・脂肪性食物の摂取、消化管ホルモン（コレシストキニン）の作用

胃液分泌の調節

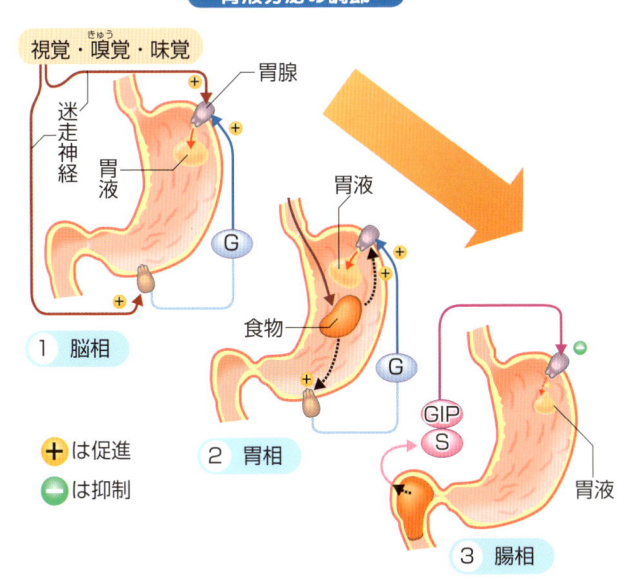

視覚・嗅覚・味覚
迷走神経
胃腺
胃液
G

1 脳相

胃液
食物
G

➕ は促進
➖ は抑制

2 胃相

GIP
S
胃液

3 腸相

膵液分泌と胆汁排出の調節

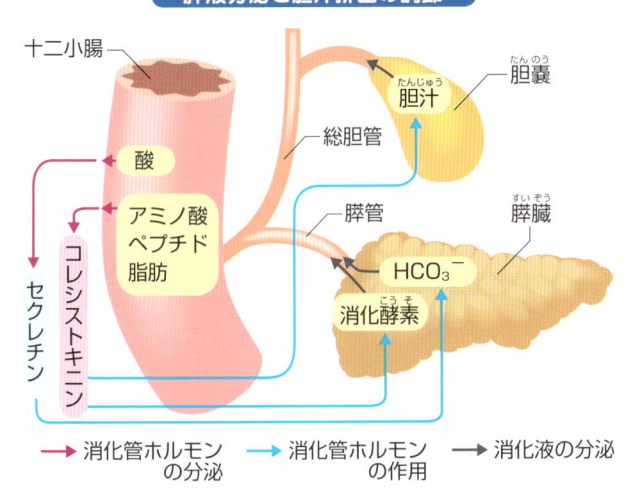

十二小腸
胆汁
胆嚢
総胆管
酸
アミノ酸
ペプチド
脂肪
膵管
膵臓
HCO_3^-
消化酵素
セクレチン
コレシストキニン

→ 消化管ホルモンの分泌
→ 消化管ホルモンの作用
→ 消化液の分泌

消化器系の機能

消化管ホルモン

◆胃や十二指腸、空腸で合成・分泌されるホルモンとして、消化液の分泌や消化管の運動を調節する。

- 消化管ホルモンの特徴
    1. 消化管粘膜に散在する内分泌細胞から産生される
    2. 内分泌と傍分泌の2タイプがある
    3. 多器官で多方面で消化に関与する

1 ガストリン(G)
- 分泌：胃幽門腺のG細胞から分泌、迷走神経や胃内容物のペプチド・アミノ酸・アルコールで促進される
- 作用：①胃液(胃酸とペプシノゲン)分泌の促進、②胃運動の促進、③下部食道括約筋の緊張、④幽門括約筋とオッディ(Oddi)括約筋の弛緩、⑤胃・小腸粘膜成長の促進

2 セクレチン(S)
- 分泌：十二指腸と空腸のS細胞から分泌、十二指腸に入った酸性の胃内容物の刺激で分泌が促進される
- 作用：①重炭酸塩(HCO_3^-)性膵液分泌の促進、②肝臓から胆汁へのHCO_3^-分泌の促進、③胃のペプシノゲン分泌の促進、④胃酸分泌の抑制、⑤胃と十二指腸運動の抑制、⑥幽門括約筋の収縮

3 コレシストキニン(CCK)
- 分泌：十二指腸と空腸で分泌、同部位に入った脂肪やアミノ酸の刺激により、促進される
- 作用：①消化酵素性膵液分泌の促進、②胆嚢の収縮・オッディ(Oddi)括約筋の弛緩、③セクレチン作用の増強

4 胃抑制ペプチド(GIP)
- 十二指腸と空腸から分泌、セクレチンと類似作用をもつ

第9章 消化器系の機能

消化管ホルモンの分泌機序

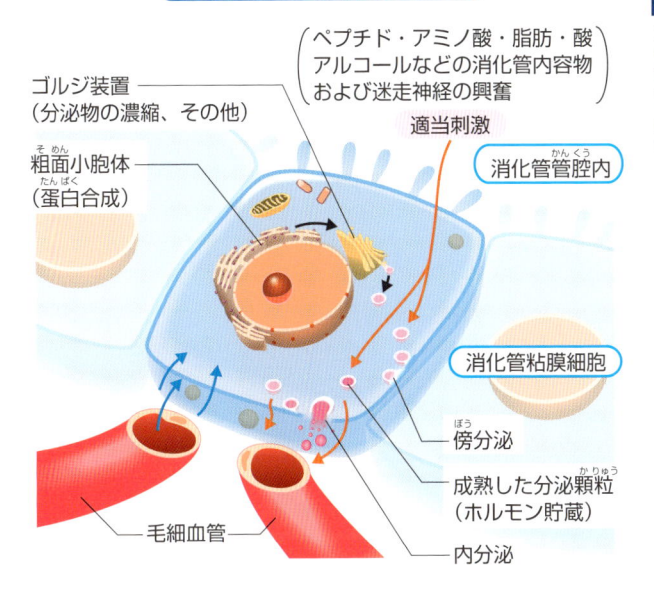

- ゴルジ装置（分泌物の濃縮、その他）
- 粗面小胞体（蛋白合成）
- ペプチド・アミノ酸・脂肪・酸・アルコールなどの消化管内容物および迷走神経の興奮
- 適当刺激
- 消化管管腔内
- 消化管粘膜細胞
- 傍分泌
- 成熟した分泌顆粒（ホルモン貯蔵）
- 内分泌
- 毛細血管

消化管ホルモンの分泌とその作用

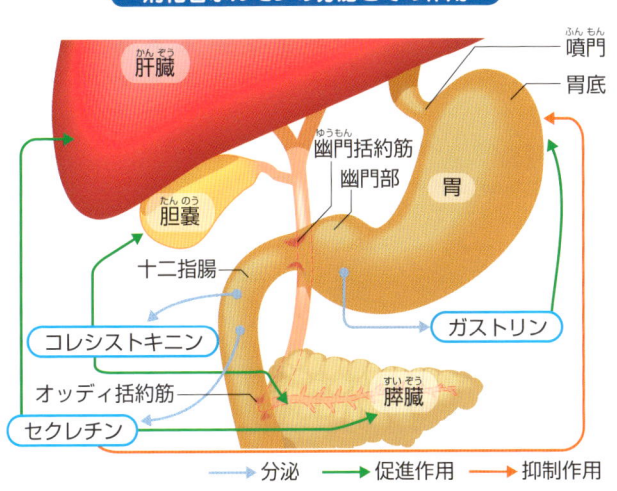

- 肝臓
- 噴門
- 胃底
- 幽門括約筋
- 幽門部
- 胆嚢
- 胃
- 十二指腸
- コレシストキニン
- ガストリン
- オッディ括約筋
- 膵臓
- セクレチン

→ 分泌　→ 促進作用　→ 抑制作用

189

消化器系の機能

栄養素の消化

◆糖質・蛋白質・脂質など食事由来の栄養素は、消化管で消化酵素によって分解され、吸収できるようになる。

1 糖質（炭水化物）の消化
- 主な炭水化物
  1. 多糖類：デンプン（澱粉）
  2. 二糖類：マルトース（麦芽糖）、スクロース（蔗糖）
     ラクトース（乳糖）
  3. 単糖類：グルコース（葡萄糖）、フルクトース（果糖）
     ガラクトース（脳糖）
- 口腔内消化
  酵素：唾液αアミラーゼ（プチアリン）
  消化：デンプン→デキストリン→マルトース
- 小腸管腔内消化
  酵素：膵αアミラーゼ（アミロプシン）
  消化：デンプン→デキストリン→マルトース
- 小腸膜内消化
  1. 酵素：マルターゼ
     消化：マルトース（二糖）→グルコース＋グルコース
  2. 酵素：スクラーゼ（サッカラーゼ）
     消化：スクロース（二糖）→グルコース＋フルクトース
  3. 酵素：ラクターゼ
     消化：ラクトース（二糖）→グルコース＋ガラクトース

＊乳糖不耐症：加齢などによってラクターゼの分泌が減少し、ミルクを飲むと消化分解できないラクトースが腸管にとどまり、浸透圧によって過量の水分が腸管内に吸い込まれ、下痢の原因となる

栄養素の消化および消化酵素

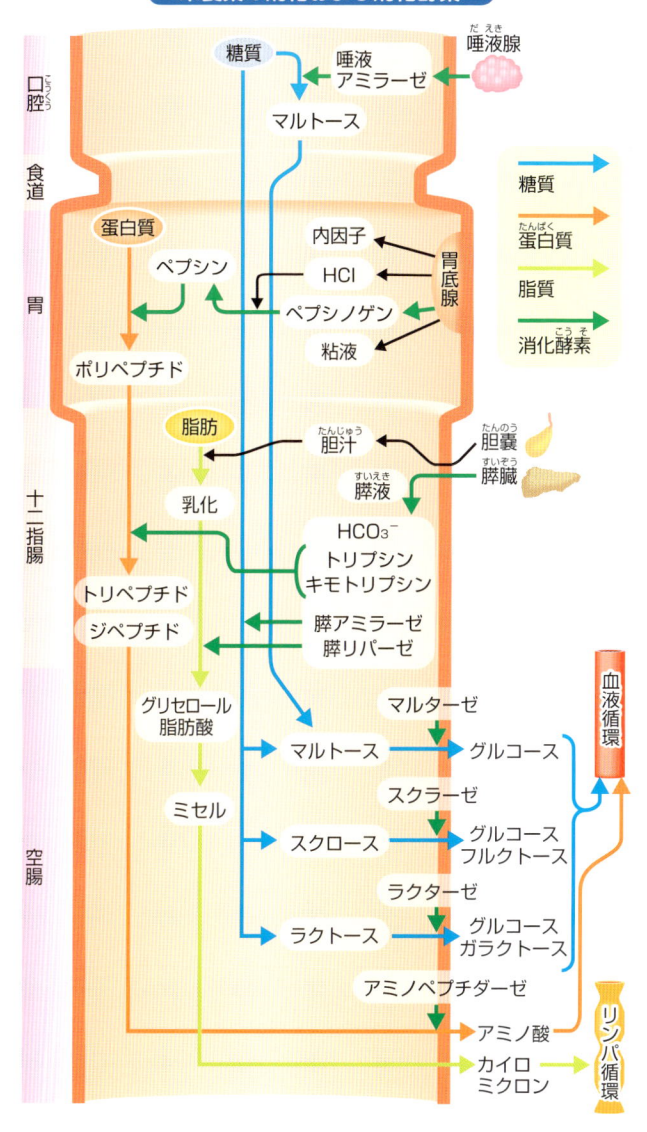

第9章 消化器系の機能

口腔
- 糖質 → 唾液アミラーゼ ← 唾液腺
- → マルトース

食道

胃
- 蛋白質
- ペプシン
- → ポリペプチド
- 胃底腺 → 内因子 / HCl / ペプシノゲン / 粘液

十二指腸
- 脂肪 ← 胆汁 ← 胆嚢
- 乳化
- 膵液 ← 膵臓
- HCO₃⁻ / トリプシン / キモトリプシン
- トリペプチド / ジペプチド
- 膵アミラーゼ / 膵リパーゼ

空腸
- グリセロール / 脂肪酸
- ミセル
- マルトース → (マルターゼ) → グルコース
- スクロース → (スクラーゼ) → グルコース / フルクトース
- ラクトース → (ラクターゼ) → グルコース / ガラクトース
- (アミノペプチダーゼ) → アミノ酸
- → カイロミクロン

→ 血液循環
→ リンパ循環

凡例：糖質 / 蛋白質 / 脂質 / 消化酵素

2 蛋白質の消化
- 胃内消化
  酵素：ペプシン
  消化：蛋白質→ポリペプチド
- 小腸管腔内消化
  酵素：トリプシン・キモトリプシン
  消化：蛋白質・ポリペプチド→小ペプチド・アミノ酸
- 小腸膜内消化
  酵素：アミノペプチダーゼ・ジペプチダーゼ
  消化：ポリペプチド・ジペプチド→小ペプチド・アミノ酸
- 小腸粘細胞内消化
  酵素：細胞内ペプチダーゼ
  消化：小ペプチド→アミノ酸
  ＊小ペプチド：2つのアミノ酸からなるジペプチドと、3つのアミノ酸からなるトリペプチドなどを含む

3 脂質の消化
例 中性脂肪（トリグリセリド）
- 小腸管腔内消化
  ❶乳化：胆汁酸による
  ❷分解：膵リパーゼ（ステアプシン）により、
  　　　中性脂肪→脂肪酸・グリセロール・ジグリセリド・モノグリセリド

4 核酸の消化
- 酵素：ヌクレアーゼ・リボヌクレアーゼ・デオキシリボヌクレアーゼ・ヌクレオチダーゼ・ヌクレオシダーゼ
- 消化：核酸→リン酸・塩基・糖質

5 糞便の形成
- 口から摂取した食物は消化管を進みながら消化され、栄養素が吸収される。消化できなかった食物繊維やほかの残渣が大腸に入り、大腸中の細菌・無機塩・水分および剥離した粘膜上皮細胞と混合し、糞便を形成する

主な消化酵素とその作用

消化液	消化酵素	消化基質	分解産物
唾液	唾液αアミラーゼ（プチアリン）	デンプン	デキストリン、マルトース（麦芽糖）
胃液	ペプシン	蛋白質	ポリペプチド
膵液	膵αアミラーゼ（アミロプシン）	デンプン	マルトース（麦芽糖）
膵液	トリプシン、キモトリプシン	蛋白質、ポリペプチド	ポリペプチド、小ペプチド
膵液	カルボキシペプチダーゼ（A, B）	蛋白質、ポリペプチド	アミノ酸
膵液	膵リパーゼ（ステアプシン）	脂肪	脂肪酸、グリセロール
膵液	ヌクレアーゼ	核酸	ヌクレオチド
膵液	リボヌクレアーゼ、デオキシリボヌクレアーゼ	核酸	ポリヌクレオチド
腸液	マルターゼ	マルトース（麦芽糖）	グルコース（ブドウ糖）
腸液	スクラーゼ（サッカラーゼ）	スクロース（蔗糖）	グルコース、フルクトース（果糖）
腸液	ラクターゼ	ラクトース（乳糖）	グルコース、ガラクトース
腸液	アミノペプチダーゼ	ポリペプチド	アミノ酸
腸液	ジペプチダーゼ	ジペプチド	アミノ酸
腸液	腸リパーゼ	脂肪	脂肪酸、グリセロール
腸液	ヌクレオチダーゼ	ヌクレオチド	ヌクレシド、リン酸
腸液	ヌクレオシダーゼ	ヌクレシド	塩基、糖質

消化器系の機能

栄養素の吸収

◆消化によって吸収可能となった低分子栄養素と水・電解質などは、消化管粘膜を通過して血液やリンパ液に入る。

1 糖質の吸収
- グルコース・ガラクトースは担体SGLT1と結合し、Na^+とともに小腸粘膜細胞内(円柱上皮細胞)に能動輸送される
- フルクトースは担体GLUT5と結合し、Na^+に依存せず、小腸粘膜細胞内に受動輸送(拡散)される
- 小腸粘膜細胞内に入った上記の単糖は担体GLUT2とGLUT5により、血管側に輸送(促通拡散)される

2 蛋白質の吸収
- アミノ酸や小ペプチドはそれぞれの担体と結合し、Na^+とともに小腸粘膜細胞内に能動輸送される
- 吸収された小ペプチドは細胞内ペプチダーゼにより、アミノ酸まで分解される(細胞内消化)
- 細胞内のアミノ酸はそれぞれの担体により、血管側に輸送(促通拡散)される

3 脂質の吸収
- グリセロールは水溶性なので、そのままの形で吸収される。
- 脂肪酸・グリセリドは、胆汁酸とミセルを作り、小腸粘膜細胞に入る
- 細胞内で脂質に再合成し、カイロミクロンになってから開口分泌によって細胞から出て、リンパ管に入る

4 水・電解質・ビタミンの吸収
- 水:電解質の能動輸送に伴い、受動的に吸収される
- Na^+:担体SGLT1によって吸収される
- ビタミン:水溶性ビタミンは空腸で吸収される。脂溶性ビタミンは脂肪とともに吸収される

第9章 消化器系の機能

小腸粘膜の機能構造

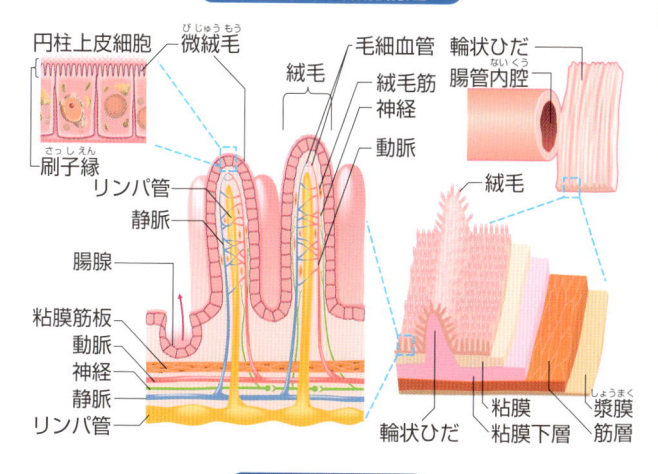

円柱上皮細胞 / 微絨毛 / 絨毛 / 毛細血管 / 絨毛筋 / 神経 / 動脈 / 輪状ひだ / 腸管内腔
刷子縁
リンパ管
静脈
腸腺
粘膜筋板
動脈
神経
静脈
リンパ管
絨毛
輪状ひだ / 粘膜 / 粘膜下層 / 漿膜 / 筋層

栄養素の吸収

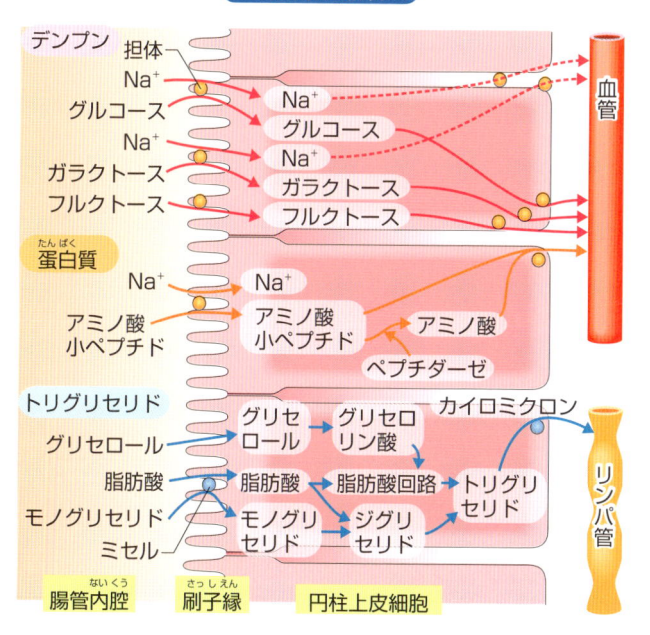

デンプン
- 担体
- Na⁺ → Na⁺
- グルコース → グルコース
- Na⁺ → Na⁺
- ガラクトース → ガラクトース
- フルクトース → フルクトース
→ 血管

蛋白質
- Na⁺ → Na⁺
- アミノ酸 小ペプチド → アミノ酸 小ペプチド → アミノ酸
- ペプチダーゼ

トリグリセリド
- グリセロール → グリセロール → グリセロリン酸
- 脂肪酸 → 脂肪酸 → 脂肪酸回路 → トリグリセリド
- モノグリセリド → モノグリセリド → ジグリセリド
- ミセル
- カイロミクロン → リンパ管

腸管内腔 / 刷子縁 / 円柱上皮細胞

195

第9章 確認問題

( )の中から最も適当な言葉を1つ選んでください。

1. (❶マイスネル神経叢は消化管の運動、❷マイスネル神経叢は消化液の分泌、❸アウエルバッハ神経叢は消化液の分泌)に関与する。
2. 消化管の蠕動運動は、(❶輪走筋、❷縦走筋、❸輪走筋と縦走筋の両方)の収縮によって生じる。
3. 嚥下運動の(❶口腔期、❷咽頭期、❸食道期)では、反射的に食塊は口腔から食道に送られる。
4. 排便反射において、(❶陰部神経、❷下腹神経、❸骨盤神経)の興奮で内肛門括約筋が弛緩する。
5. (❶胃液酸性の中和、❷栄養素の消化、❸ペプシノゲンの活性化)は、膵液の機能でない。
6. (❶ガストリン、❷セクレチン、❸コレシストキニン)は、胃液の分泌と胃運動を促進する。
7. 腸壁から血中に吸収された糖質は、(❶単糖類、❷二糖類、❸多糖類)である。
8. (❶糖質、❷蛋白質、❸脂質)の消化は、胃にも起こる。
9. デンプンが完全に消化されると、すべて(❶グルコース、❷ガラクトース、❸ラクトース)になる。
10. 膵液に含まれていない消化酵素は、(❶リパーゼ、❷ペプシン、❸アミラーゼ)である。
11. (❶プチアリン、❷ペプシン、❸リパーゼ)は、脂質を消化する酵素である。
12. 吸収時に、Na^+やインスリンに依存しないのは、(❶グルコース、❷ガラクトース、❸フルクトース)である。
13. 消化管ホルモン(❶ガストリン、❷セクレチン、❸コレシストキニン)は、胆嚢収縮作用を持つ。
14. 胆汁は、(❶胆嚢で産生される、❷消化酵素を含む、❸脂肪の消化吸収を促進する)。

解答は269ページ

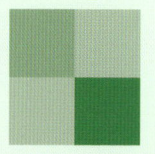

第10章 泌尿器系の機能

泌尿器系の機能

腎臓の機能構成

◆腎臓は腹腔の後壁、脊椎の両側にある1対の臓器で、尿の生成により、体液組成と体液量を常に一定に維持する。

1 腎臓の機能
- 血中不要物質の排泄：生体代謝産物である尿素・尿酸・クレアチンなどの排泄、薬物代謝産物の排泄
- 体液恒常性の維持：体液の量・電解質組成・浸透圧・pHなどの調節
- 内分泌機能：レニン・エリスロポエチンの分泌、ビタミンDの活性化

2 腎臓の構成
- 腎臓：皮質、髄質、腎門（腎動脈、腎静脈、尿管が出入り）
- ネフロン（腎単位）
  - 腎小体
    - 糸球体
    - ボーマン嚢
  - 尿細管
    - 近位尿細管
    - ヘンレループ（〜係蹄、〜ワナ）
    - 遠位尿細管
- 集合管：数本の遠位尿細管が集合→集合管（→腎盂→尿管）
- 腎臓の血管：腎動脈→葉間動脈→弓状動脈→小葉間動脈→輸入細動脈→糸球体毛細血管→輸出細動脈→尿細管周囲毛細血管網→小葉間静脈→弓状静脈→葉間静脈→腎静脈

3 尿の生成と尿量
- 尿の生成
  - ❶濾過：糸球体→ボーマン嚢 P.200
  - ❷再吸収：尿細管→毛細血管 P.202〜205
  - ❸分泌：毛細血管または尿細管細胞内→尿細管 P.202〜205
- 尿量（1.5ℓ/日）＝糸球体濾過量（180ℓ/日）－尿細管再吸収量（178.5ℓ/日）＋尿細管分泌量（わずか）

腎臓の構造（縦断面）

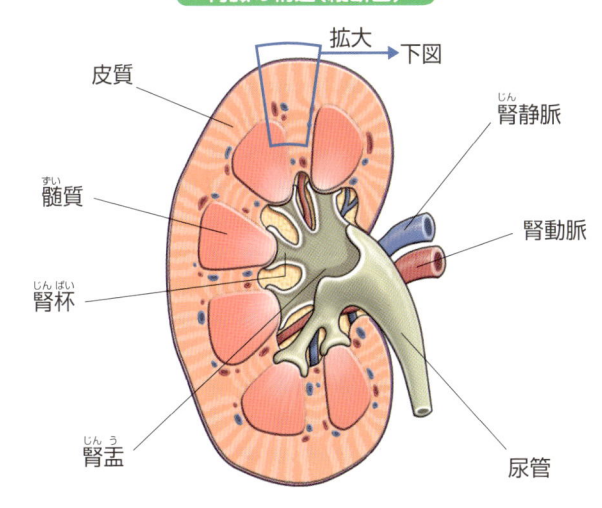

- 皮質
- 髄質
- 腎杯
- 腎盂
- 腎静脈
- 腎動脈
- 尿管

拡大 → 下図

腎臓の血管とネフロンの構成

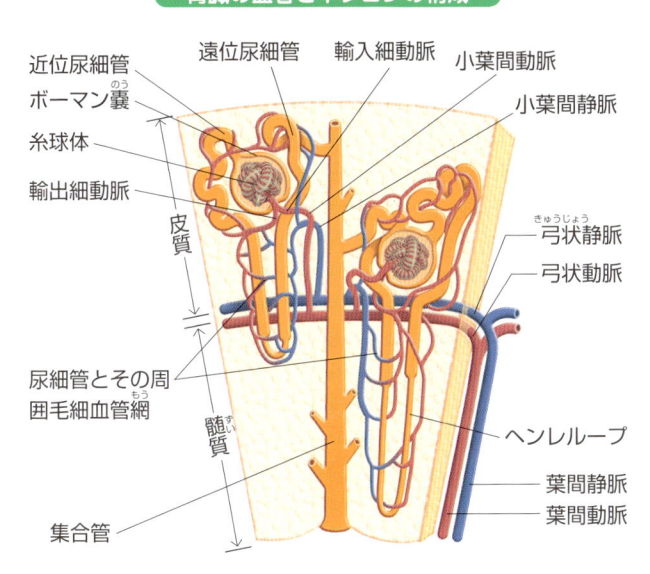

- 近位尿細管
- ボーマン嚢
- 糸球体
- 輸出細動脈
- 遠位尿細管
- 輸入細動脈
- 小葉間動脈
- 小葉間静脈
- 皮質
- 尿細管とその周囲毛細血管網
- 髄質
- 集合管
- 弓状静脈
- 弓状動脈
- ヘンレループ
- 葉間静脈
- 葉間動脈

泌尿器系の機能

糸球体における濾過

◆腎臓に入った血漿は、糸球体で濾過膜を通してボーマン嚢の中へ濾過され、濾過液は「原尿」になる。

1 糸球体濾過膜
- 3層構造：内側から、❶毛細血管内皮細胞、❷基底膜、❸ボーマン嚢上皮細胞(蛸足細胞)の3層
- 限外濾過：分子量70,000以下のものしか濾過膜を通さない

2 有効濾過圧(糸球体濾過の原動力)
＝糸球体血圧－血漿膠質浸透圧－ボーマン嚢内圧
＝55－25－15＝15(mmHg)

3 腎血漿流量(RPF)
- 自己調節作用：輸入・輸出細動脈の適切な収縮・弛緩により、全身血圧の変動(腎動脈圧80～200mmHgの範囲)があっても、腎血漿流量(RPF)は、ほとんど影響されない

4 糸球体濾過量(GFR)
- 定義：1分間に糸球体から濾過される濾過液の量
- 影響因子：濾過圧・濾過膜の透過性・有効濾過面積
- 濾過比(FF)＝糸球体濾過量／腎血漿流量、正常値は0.2
* イヌリン(IN)とパラアミノ馬尿酸(PAH)：生体にはない物質として、糸球体濾過膜を自由に透過するが、尿細管に再吸収されない。INは尿細管に分泌もされないため、GFRの測定に利用される。一方、PAHは尿細管に多く分泌されるため、RPFの測定に利用される
* クリアランス(C)：血漿中のある物質が腎臓を通過したときに、1分間で尿中に排泄される量。すなわち、
  　C＝(尿中の濃度×1分間の尿量)÷血漿中の濃度
  糸球体での濾過や尿細管での再吸収・分泌に関係するため、腎機能の評価によく利用する

腎小体の構造と糸球体の濾過

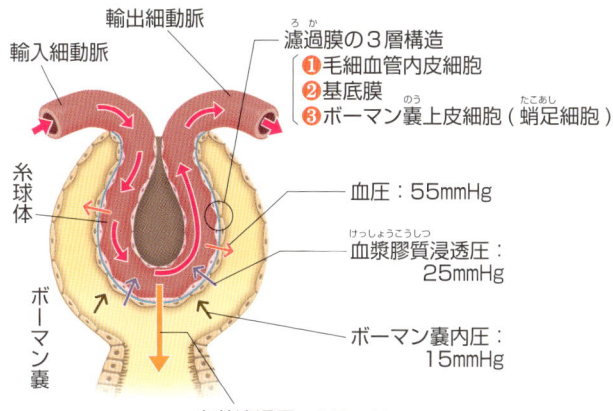

- 輸出細動脈
- 輸入細動脈
- 濾過膜の3層構造
  - ❶ 毛細血管内皮細胞
  - ❷ 基底膜
  - ❸ ボーマン嚢上皮細胞（蛸足細胞）
- 糸球体
- ボーマン嚢
- 血圧：55mmHg
- 血漿膠質浸透圧：25mmHg
- ボーマン嚢内圧：15mmHg

有効濾過圧：15mmHg
〔＝血圧－血漿膠質浸透圧－ボーマン嚢内圧
 ＝55－25－15＝15mmHg〕

糸球体の濾過と尿細管の再吸収・分泌

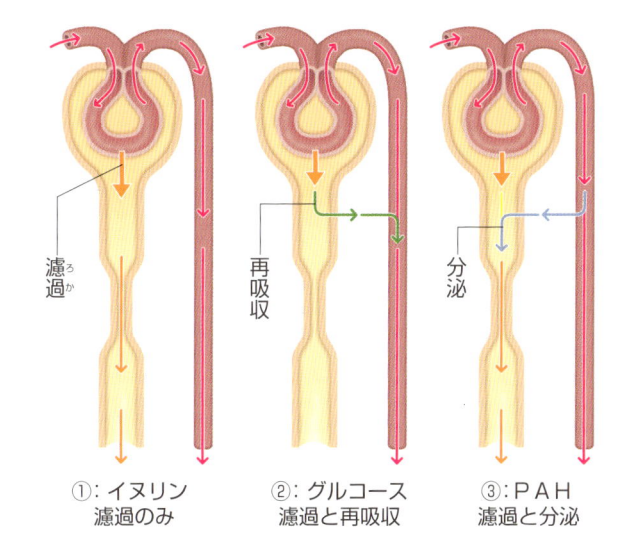

①：イヌリン 濾過のみ

②：グルコース 濾過と再吸収

③：PAH 濾過と分泌

第10章 泌尿器系の機能

泌尿器系の機能

尿細管における再吸収と分泌

◆腎小体の濾過液(原尿)は、再吸収と分泌の過程を経て、その量と組成が変化して、最終的に尿として排泄される。

1 再吸収と分泌
- 腎小体の濾過液(原尿)は、近位尿細管・ヘンレループ・遠位尿細管・集合管へと流れる間に、特定の物質の再吸収と分泌によって濾過液量と組成が変化する
- 再吸収:尿細管細胞が濾過液から有用な物質を血液に送る
  1. 再吸収される物質:水・Na^+・K^+・Ca^{2+}・Cl^-・HCO_3^-・HPO_4^{2-}・グルコース・アミノ酸など
  2. 再吸収の方式:能動輸送または受動輸送
- 分泌:尿細管細胞が血液や細胞内液から物質を濾過液に送る。
  1. 分泌される物質:H^+・K^+・NH_3・クレアチニンなどの不要な代謝産物と、薬物代謝産物など
  2. 分泌方式:すべて能動輸送

2 水の再吸収
- 約99％の水は再吸収される。その約80％は近位尿細管で、残りの大部分は遠位尿細管・集合管で再吸収される
- $NaCl$の再吸収で発生した浸透圧の差により、受動輸送される
- 集合管での水再吸収量はバソプレッシンによって促進される

3 Na^+とCl^-の再吸収
- 濾過されたNa^+とCl^-の約99％は再吸収される。その約80％以上は近位尿細管で、残りの大部分はヘンレループ上行脚・遠位尿細管・集合管で再吸収される
- Na^+の再吸収はほとんど能動輸送で、Cl^-の再吸収はNa^+の再吸収による電気勾配により、受動輸送される
- 遠位尿細管と集合管でのNa^+の再吸収量はアルドステロンにより、促進される

尿細管と集合管における物質の再吸収と分泌

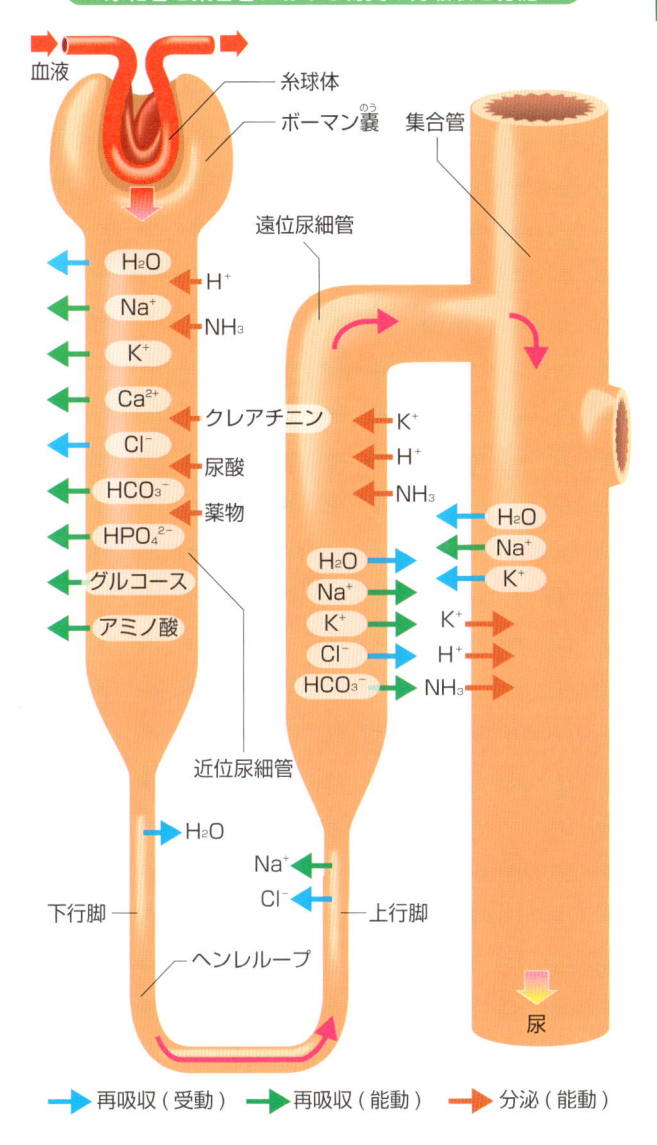

第10章 泌尿器系の機能

- 血液
- 糸球体
- ボーマン嚢
- 集合管
- 遠位尿細管
- 近位尿細管
- 下行脚
- 上行脚
- ヘンレループ
- 尿

再吸収（受動）／再吸収（能動）／分泌（能動）

H_2O, Na^+, K^+, Ca^{2+}, Cl^-, HCO_3^-, HPO_4^{2-}, グルコース, アミノ酸

H^+, NH_3, クレアチニン, 尿酸, 薬物

203

4 グルコースとアミノ酸の再吸収
- 濾過されたグルコースとアミノ酸は、近位尿細管で能動輸送によって100%再吸収されるため、尿に排泄されない
- 最大輸送量(Tm):ある物質を再吸収する限界値
- グルコースのTmは約357mg/minであり、血糖値がTmを上回ると再吸収されなかったグルコースが尿中に出現し、糖尿になる
- 食事性糖尿:一時に多量の糖質を摂取し、血糖値が200mg/mlを超えると、一過性に糖尿が出現する
- 腎性糖尿:グルコースのTmが異常に低下すれば、血糖値が高くなくても糖尿が出現する

5 Ca^{2+}の再吸収
- 濾過されたCa^{2+}の大部分は近位尿細管で再吸収され、上皮小体ホルモンであるパラソルモンは、そのCa^{2+}の再吸収を促進する

6 K^+の再吸収と分泌
- 濾過されたK^+は、近位尿細管でその大部分がいったん再吸収され、遠位尿細管で再び分泌によって排泄される
- K^+の分泌量はその摂取量と体内の総量によって決められる
- K^+の分泌量はアルドステロンによって促進される
- K^+の分泌量はNa^+再吸収量が多いほど増加し、H^+分泌量が多いほど減少する

7 H^+の分泌
- 尿細管細胞内で、炭酸脱水酵素によってCO_2とH_2OからH^+とHCO_3^-が産生され、そのH^+が尿細管腔に分泌される(同時にHCO_3^-を血液に供給し、体液pHの維持に働く)
- 管腔内(尿中)の過量のH^+を、次の反応によって取り除く
  ❶ $H^+ + HCO_3^- \rightarrow H_2CO_3 \rightarrow CO_2 + H_2O$
  ❷ $H^+ + HPO_4^{2-} \rightarrow H_2PO_4^-$
  ❸ $H^+ + NH_3 \rightarrow NH_4^+$

最大輸送量(Tm)― 再吸収の限界

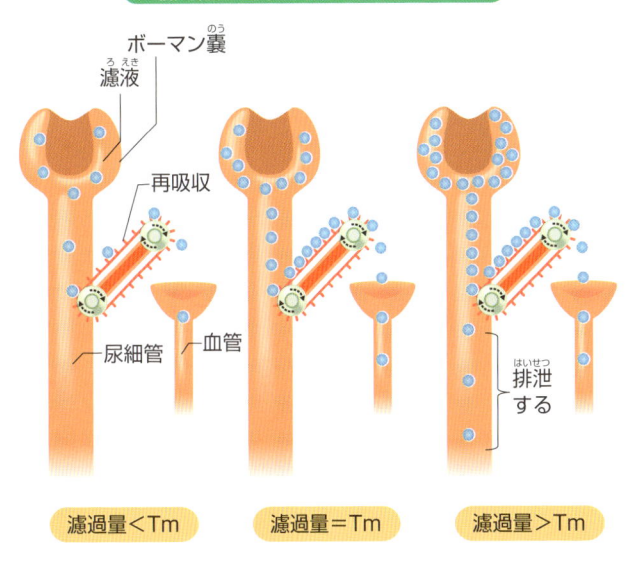

- ボーマン嚢
- 濾液
- 再吸収
- 尿細管
- 血管
- 排泄する

濾過量＜Tm　　濾過量＝Tm　　濾過量＞Tm

H^+の分泌とHCO_3^-の供給

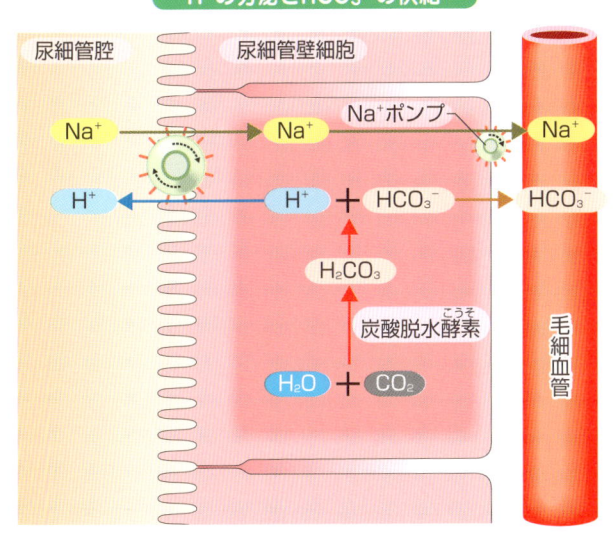

尿細管腔　　尿細管壁細胞　　Na^+ポンプ　　毛細血管

Na^+ → Na^+ → Na^+

H^+ ← H^+ + HCO_3^- → HCO_3^-

H_2CO_3

炭酸脱水酵素

H_2O + CO_2

泌尿器系の機能

体液恒常性の維持

◆体液(血漿)の量と性状を一定に維持するために、水分や塩分などの摂取状況により、尿の量と性状は著しく変化する。

1 尿の性状
- 尿量(1〜1.5ℓ/日)、pH(4.5〜7.5)、浸透圧(血漿の2〜9倍)、比重(1.015〜1.025)、固形成分(尿素、NaCl、クレアチニン、尿酸、NH_3など)

2 利尿
① 水利尿：飲水量の増加→血漿浸透圧の低下→視床下部の検知→下垂体後葉からバソプレッシン(ADH)分泌の抑制→集合管での水再吸収の減少→尿量の増加(利尿)

② 浸透圧利尿：近位尿細管濾過液浸透圧の上昇→水再吸収の減少→尿量の増加(利尿)。例 糖尿病の「多尿」

③ 心房性Na^+利尿ペプチド(ANP)の作用：血液循環量の増加→心房の伸展→ANP分泌の促進→遠位尿細管と集合管でのNa^+再吸収の抑制→水再吸収の減少→尿量の増加(利尿)

3 抗利尿
- バソプレッシン：嘔吐・下痢・発汗・出血などによる体液量の減少と浸透圧の上昇→視床下部の検知→下垂体後葉からバソプレッシン(ADH)分泌の増加→集合管での水再吸収の増加→尿量の減少(抗利尿)

- アルドステロン：細胞外液の減少、血圧低下、交感神経興奮→腎臓からレニンの分泌→アンジオテンシノーゲンの活性化→副腎皮質からアルドステロンの分泌→腎遠位尿細管と集合管でのNa^+再吸収を促進→水再吸収の増加→尿量の減少

4 血液pHの調節
尿細管細胞は常にH^+を尿細管腔に分泌しながら、HCO_3^-を血液に送って血液中のH^+を中和し、血液のpHを一定に維持する。

利尿のさまざまな仕組み

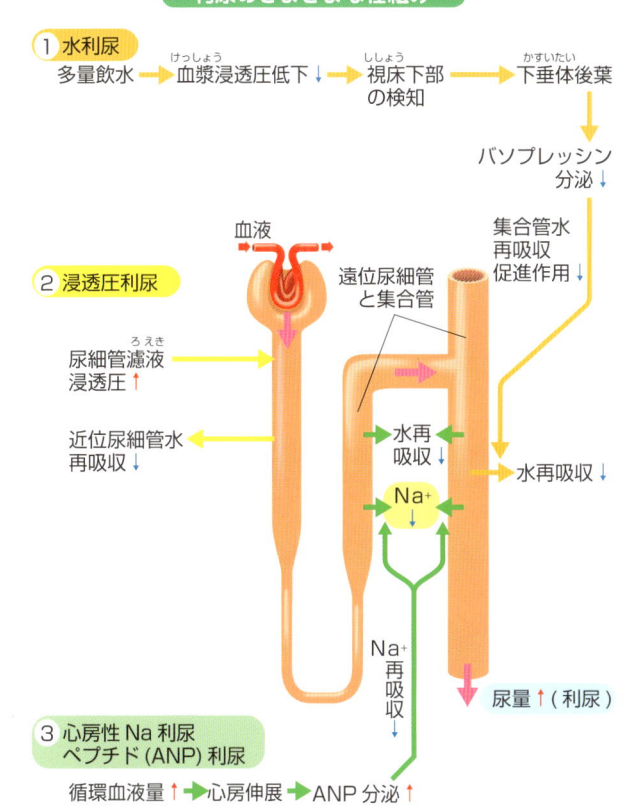

① 水利尿

多量飲水 → 血漿浸透圧低下↓ → 視床下部の検知 → 下垂体後葉 → バソプレッシン分泌↓ → 集合管水再吸収促進作用↓ → 水再吸収↓

② 浸透圧利尿

- 尿細管濾液浸透圧↑
- 近位尿細管水再吸収↓
- 遠位尿細管と集合管：水再吸収、Na⁺
- Na⁺再吸収↓
- 尿量↑（利尿）

③ 心房性 Na 利尿ペプチド（ANP）利尿

循環血液量↑ → 心房伸展 → ANP分泌↑

＊腎臓の内分泌機能
- **レニン**の分泌：肝臓からのアンジオテンシノーゲンの活性化により、**血圧**と**体液量**を維持させる（レニンは、酵素に分類されることもある）
- **エリスロポエチン**（EPO）の分泌：骨髄に作用し、**赤血球**の産生を増加させる
- **ビタミンD**の活性化：ビタミンDを活性化させ、腸における**カルシウム**の吸収を促進させる

泌尿器系の機能

尿の排泄

◆腎臓から生成された尿はいったん膀胱に貯蔵(蓄尿)され、排尿反射によって体外に排泄される。

1 排尿にかかわる器官
- 尿管：2層の平滑筋からなり、蠕動運動で尿を送る
- 膀胱：3層の平滑筋(排尿筋)からなる
- 尿道：内尿道括約筋(平滑筋)・外尿道括約筋(骨格筋)

2 神経支配
- 遠心性神経
  - 骨盤神経(副交感神経)：排尿筋の収縮、内尿道括約筋の弛緩(排尿)
  - 下腹神経(交感神経)：排尿筋の弛緩、内尿道括約筋の収縮(蓄尿)
  - 陰部神経(体性神経)：外尿道括約筋の収縮(蓄尿)、または弛緩(排尿)。
- 求心性神経：骨盤神経(副交感神経)

3 蓄尿と排尿
- 膀胱容量：成人300〜500mℓ
- 蓄尿(貯尿)：膀胱の尿貯留→❶膀胱壁伸展受容器→❷骨盤神経→❸仙髄排尿中枢→❹下腹神経→❺排尿筋弛緩・内尿道括約筋収縮→蓄尿(貯尿)
- 尿意の発生：膀胱容量は約300mℓになると排尿筋の収縮が始まり、膀胱内圧の上昇によって尿意が発生する
- 排尿反射：内・外尿道括約筋の弛緩、膀胱排尿筋の収縮
- 反射中枢：第2〜4仙髄(脳幹など上位中枢の調節も受ける)
- 随意排尿：膀胱尿貯留→❶膀胱壁伸展受容器→❷骨盤神経→脳幹→大脳皮質の抑制解除→脳幹→❸仙髄排尿中枢→❹骨盤神経→❺排尿筋収縮・❻内尿道括約筋弛緩→排尿

第10章 泌尿器系の機能

膀胱容量 — 膀胱内圧の関係

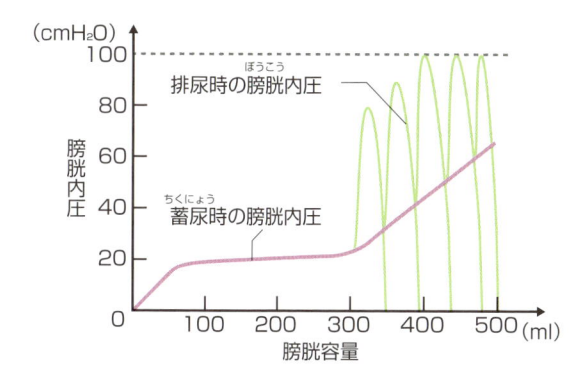

(cmH₂O)

排尿時の膀胱内圧

蓄尿時の膀胱内圧

膀胱内圧 / 膀胱容量 (ml)

蓄尿と排尿反射

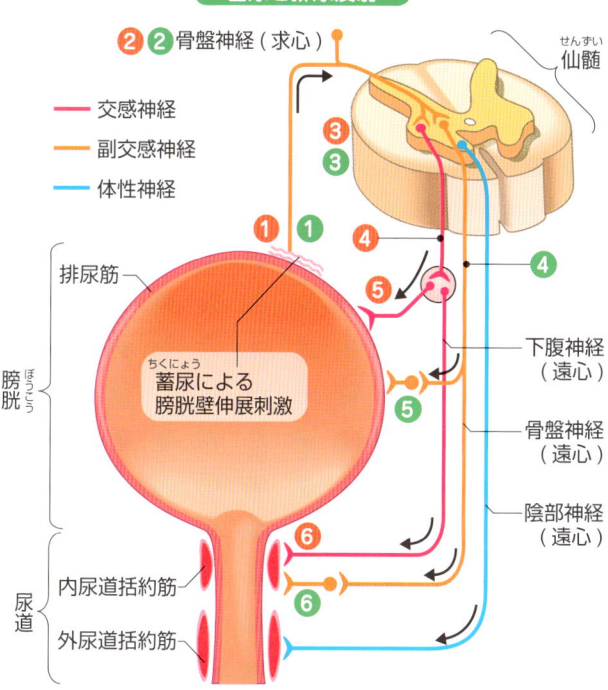

- 交感神経
- 副交感神経
- 体性神経

❷❷ 骨盤神経（求心）

仙髄

❸❸

❹❹

❺

❶❶

蓄尿による膀胱壁伸展刺激

下腹神経（遠心）

骨盤神経（遠心）

陰部神経（遠心）

❺

❻
❻

排尿筋

膀胱

内尿道括約筋

外尿道括約筋

尿道

209

第10章 確認問題

( )の中から最も適当な言葉を1つ選んでください。

1. (❶血漿膠質浸透圧、❷糸球体血圧、❸ボーマン嚢内圧)は、有効濾過圧の方向と一致する。
2. 腎血流量は、運動時に(❶減少する、❷増加する、❸あまり変らない)。
3. 糸球体濾過量の約(❶1％、❷50％、❸99％)が尿になる。
4. グルコースは、(❶近位尿細管、❷ヘンレのループ、❸遠位尿細管)で100％再吸収される。
5. (❶アミノ酸、❷水、❸Na$^+$)は、近位尿細管で受動的に再吸収される。
6. ヘンレループ上行脚では、(❶水透過、❷水不透過・Na$^+$透過、❸Na$^+$不透過)のような特徴を持つ。
7. バソプレッシンは(❶近位尿細管、❷遠位尿細管と集合管、❸集合管)に作用して、水の再吸収を促進する。
8. アルドステロンは(❶近位尿細管、❷遠位尿細管と集合管、❸集合管)に作用して、Na$^+$の再吸収を促進する。
9. 血中の(❶アミノ酸、❷Cl$^-$、❸H$^+$)は、尿細管腔に分泌される。
10. 排尿筋は、(❶交感神経、❷副交感神経、❸体性神経)の興奮で弛緩する。
11. 内尿道括約筋は、(❶交感神経、❷副交感神経、❸体性神経)の興奮で弛緩する。
12. (❶外尿道括約筋、❷内尿道括約筋、❸排尿筋)は、随意的に収縮できる。
13. 脊髄排尿中枢は、(❶第1～2仙髄、❷第2～4仙髄、❸第2～4腰髄)にある。
14. 排尿反射の求心性神経は、(❶骨盤神経、❷下腹神経、❸陰部神経)である。
15. 排尿すると、膀胱内圧は(❶一時的に上昇する、❷一時的に低下する、❸あまり変化しない)。

解答は269ページ

第11章

血液の機能

血液の機能

血液の構成と働き

◆血液は細胞外液の一種として、血漿と血球からなり、血管の中を流れて全身各器官を循環する。

1 血液の構成
- 容量：体重の8％(1/13)を占め、成人は約4〜5ℓある
- 性質：粘稠性をもち、比重は1.055〜1.066、弱アルカリ性（pH7.35〜7.45）で、浸透圧は0.9％NaClまたは5％グルコース液と等しい
- 組成：血漿（液体成分）と血球（細胞成分、有形成分）
- ヘマトクリット値（Ht）：血液容積に対する細胞成分の容積率（赤血球の容積率とほぼ等しい）。成人男性は約45％、成人女性は約40％である
- 造血：血液細胞（血球）を生成することを造血という。骨髄（特に椎骨、胸骨と肋骨の骨髄）中の多能性幹細胞は、骨髄系幹細胞とリンパ系幹細胞に分化する。さらに、前者は赤血球系、顆粒球、単球および巨核球に分化し、後者はリンパ球に分化する。このように、血液細胞は共通な造血幹細胞から分化して作られ、成熟してから血流に放出される

2 血液の主な働き
- 物質運搬機能：O_2・CO_2・栄養素・老廃物・ホルモンなどを運ぶ
- 生体防御機能（免疫機能）：生体に侵入した有害微生物や異物を処理する
- 内部環境恒常性の維持（ホメオスタシス）：体液の酸塩基平衡（pH）、浸透圧・体温などを一定に保つ
- 止血と血液凝固：血管収縮作用、血小板血栓の形成および血液凝固により、出血を止める

第11章 血液の機能

血液の構成

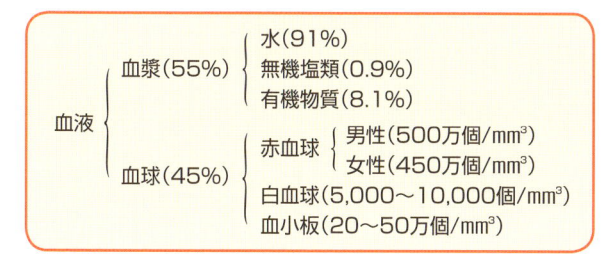

$$
\text{血液} \begin{cases} \text{血漿}(55\%) \begin{cases} \text{水}(91\%) \\ \text{無機塩類}(0.9\%) \\ \text{有機物質}(8.1\%) \end{cases} \\ \text{血球}(45\%) \begin{cases} \text{赤血球} \begin{cases} \text{男性}(500万個/mm^3) \\ \text{女性}(450万個/mm^3) \end{cases} \\ \text{白血球}(5,000〜10,000個/mm^3) \\ \text{血小板}(20〜50万個/mm^3) \end{cases} \end{cases}
$$

血液細胞の分化

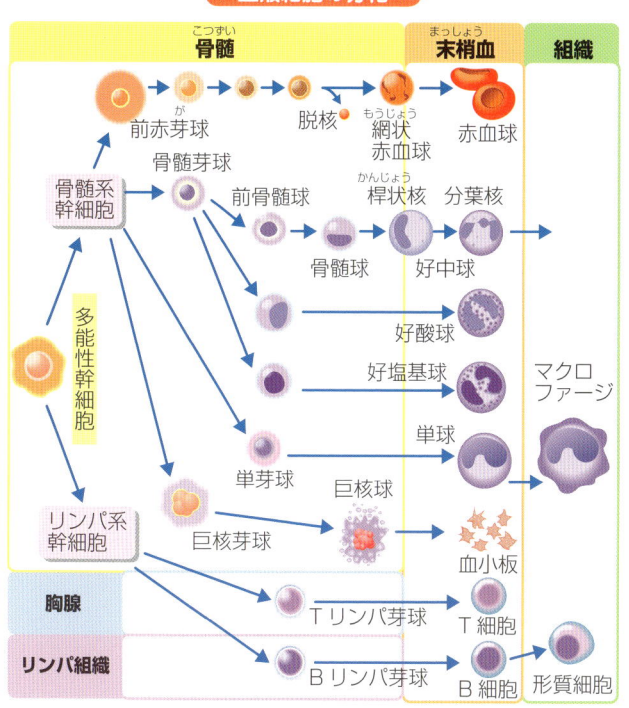

骨髄	末梢血	組織

骨髄系幹細胞 → 前赤芽球 → 脱核 → 網状赤血球 → 赤血球

骨髄系幹細胞 → 骨髄芽球 → 前骨髄球 → 骨髄球 → 桿状核 → 分葉核 → 好中球

→ 好酸球
→ 好塩基球
→ 単芽球 → 単球 → マクロファージ

多能性幹細胞 → 骨髄系幹細胞
多能性幹細胞 → リンパ系幹細胞

リンパ系幹細胞 → 巨核芽球 → 巨核球 → 血小板

胸腺: Tリンパ芽球 → T細胞

リンパ組織: Bリンパ芽球 → B細胞 → 形質細胞

213

3 血漿とその働き

- 構成：細胞成分を除く血液の**液体成分**として、体重の約**5％**、血液の約**55％**を占める
- 水分：血液循環によって**物質**を運搬し、**体熱**の運搬によって体温を調節する
- 無機塩類（ミネラル）：大部分はNa^+・Cl^-であり、ほかはK^+・Ca^{2+}・Mg^{2+}・HCO_3^-などもある。体液**浸透圧**と**酸塩基平衡**（pH）の調節、CO_2の運搬に働く
- 蛋白質：血漿の約**7％**を占め、ほとんどが**肝臓**で生成され、**マイナス電気性**をもち、電気泳動法で数種類に分かれる
  1. **アルブミン**：最も多い。**栄養素**であり（組織細胞に蛋白質補給）、血漿**膠質浸透圧**を維持し、**脂溶性物質**を運搬する
  2. **グロブリン**：α、β、γグロブリンに分かれる。
     - **αグロブリン**と**βグロブリン**は、ビタミン・ホルモン・鉄の運搬などを機能する
     - **γグロブリン**（**免疫グロブリン**）は、リンパ球の一種である**Bリンパ球**および**形質細胞**から作られ、**抗体**（IgA、IgD、IgE、IgG、IgM）として**免疫反応**に働く
  3. **フィブリノゲン**（線維素原）：β、γグロブリン間のφ分画の部分であり、**血液凝固**にかかわる重要な**血液凝固因子**として、トロンビンの作用で**フィブリン**（線維素）になる
- 糖質：**グルコース**などがある。血中のグルコース（ブドウ糖）は**血糖**といい、生体の主な**エネルギー源**となる。空腹時は70～110mg/dℓで、食後は140mg/dℓ以下
- 脂質：**中性脂肪**（トリグリセリド）、**コレステロール**、リン脂質、遊離脂肪酸などがあり、生体の**構成成分**で、**エネルギー源**でもある

＊**血清**：血漿中の**フィブリノゲン**を取り除いたものを血清という。**血液凝固**時にフィブリノゲンが利用されるため、上澄みにできた淡黄色の液体成分は**血清**となる

血漿の構成

血漿
- 水（91%）
- 無機塩類：Na^+、K^+、Ca^{2+}、Mg^{2+}、Cl^-、HCO_3^-（0.9%）
- 有機物質（8.1%）
  - 蛋白質（7%）
    - アルブミン
    - グロブリン（α、β、γ）
    - フィブリノゲンなど
  - 糖質（0.1%）
  - 脂質（1%）
  - 老廃物：尿素、尿酸、クレアチニンなど

血漿蛋白質の分類（電気泳動法）

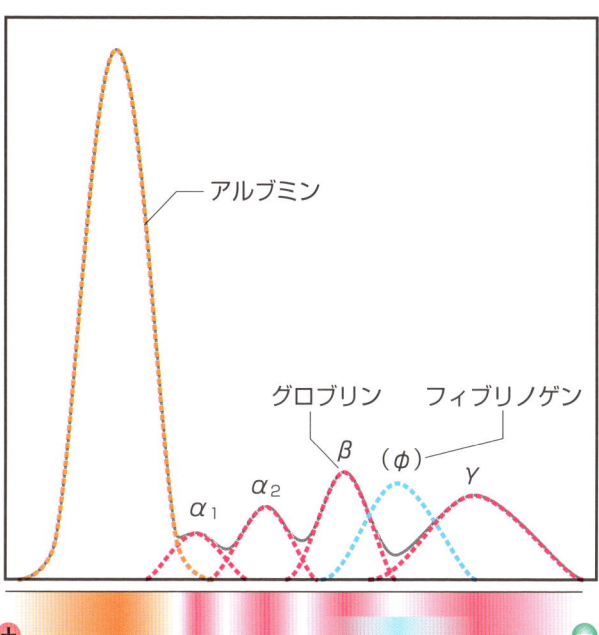

アルブミン

グロブリン　フィブリノゲン
β　　　(ϕ)
α_1　α_2　　　　　γ

4 赤血球とその働き

- 形態と数：**無核**細胞、両凹型の**円盤状**（中央部が薄い）、直径7〜8 μm、厚さ1〜2 μm。男性は**410〜530万**個/㎜³、女性は**380〜480万**個/㎜³、血中での寿命は約**120日**
- 構成：**水(65%)**、**ヘモグロビン(34%)**など
- 機能：主に**ヘモグロビン**によってO_2を運搬する。体液の**酸塩基平衡**(pH)の維持やCO_2の運搬にも関与する
- **ヘモグロビン(Hb)**：**ヘム**（鉄を含む色素）と**グロビン**（蛋白質）から**サブユニット**（ヘモグロビン単体）になり、**4**つのサブユニットは結合してヘモグロビンになる。1つのHbは最大**4**つのO_2と結合できる
- **オキシHb(酸化Hb)**：O_2と結合しているHb、鮮赤色
- **デオキシHb(還元Hb)**：O_2と結合していないHb、暗赤色
- Hb濃度：男性は約**16(14〜18)** g/dℓ、女性は約**14(12〜16)** g/dℓ（g/100mℓ）
- 赤血球の産生：**骨髄**で造血幹細胞から前赤芽球・赤芽球・**網状赤血球**を経て、分化・成熟する P.213
    - 必要な物質：Fe^{2+}・ビタミンB_{12}・**葉酸**など
    - 促進因子：**エリスロポエチン**（腎臓由来のホルモン）
- 赤血球の破壊：古い赤血球は**脾臓**・**肝臓**で破壊される
- Fe^{2+}の再利用とビリルビンの排泄：破壊された赤血球からのFe^{2+}は再利用のために**肝臓**で貯蔵され、**ビリルビン**は**便**と**尿**によって排泄される
- 血液**酸素運搬機能**の評価指標
    1. 平均赤血球容積(MCV) = Ht / 赤血球数
    2. 平均Hb含有量(MCH) = Hb / 赤血球数
    3. 平均赤血球Hb濃度(MCHC) = Hb / Ht

* **貧血**：循環血液中の赤血球数やHb量が乏しくなること
* **溶血**：赤血球の異常破壊、Hbが赤血球から流出すること
* **黄疸**：血液中の**ビリルビン**濃度の異常上昇（皮膚と強膜が黄色くなる）

ヘモグロビン(Hb)の構成

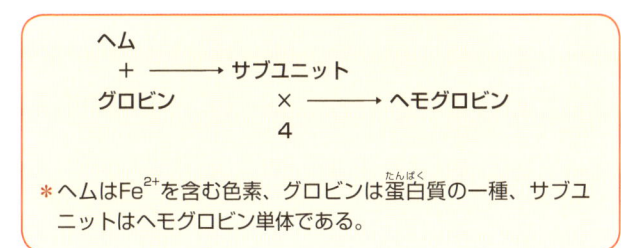

```
ヘム
  +     ──→ サブユニット
グロビン        ×    ──→ ヘモグロビン
              4
```

＊ヘムはFe^{2+}を含む色素、グロビンは蛋白質の一種、サブユニットはヘモグロビン単体である。

赤血球の破壊、鉄の再利用及びビリルビンの排泄

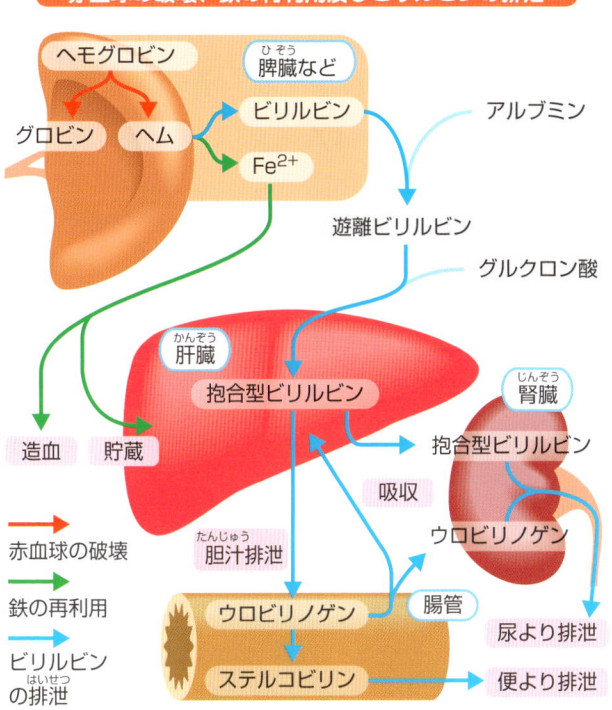

- ヘモグロビン → グロビン／ヘム
- 脾臓など：ビリルビン、Fe^{2+}
- アルブミン
- 遊離ビリルビン
- グルクロン酸
- 肝臓：抱合型ビリルビン
- 腎臓：抱合型ビリルビン
- 造血／貯蔵
- 胆汁排泄
- 吸収
- ウロビリノゲン
- 腸管
- ウロビリノゲン → 尿より排泄
- ステルコビリン → 便より排泄

凡例：
→ 赤血球の破壊
→ 鉄の再利用
→ ビリルビンの排泄

第11章 血液の機能

5 白血球とその働き

- 形態と数：有核細胞、直径7〜20μm、4,000〜8,500個／㎣、血管壁を通過できる。細菌・ウイルスなどの侵入異物や体内の老化物、異常細胞を処分する
- 種類と機能： P.213
  1. 顆粒球：白血球の65％、直径10〜18μm、細胞質内の顆粒の染色性によって、下記のように分類される。顆粒は種々の分解酵素や殺菌物質を含む
     - 好中球：顆粒球の95％、貪食作用、感染症や炎症時に増加する
     - 好酸球：顆粒球の4％、寄生虫を傷害し、ヒスタミンを中和し、アレルギー反応を抑制する。寄生虫感染やアレルギー性疾患によって増える
     - 好塩基球：顆粒球の1％、ヒスタミン（血管拡張）とヘパリン（抗凝固）を放出し、炎症反応に関与する
  2. 単球：白血球の4〜10％、直径15〜20μm、血管外の組織に入るとマクロファージ（大食細胞）になり、貪食作用は好中球よりも強く、抗原提示作用にも関与する
  3. リンパ球：白血球の16〜45％、直径6〜10μm、顆粒なし
     - T細胞：70〜80％、細胞性免疫に関与する
     - B細胞：20〜30％、形質細胞に分化し、免疫グロブリン（抗体）を産生し、液性免疫に関与する
     - NK細胞（ナチュラルキラー細胞）：3〜10％、自然免疫細胞で、腫瘍やウイルス感染細胞を直接的に攻撃する

＊貪食作用：細菌や組織破壊産物を細胞内に取り込み、分解酵素や過酸化水素によって分解する

6 血小板とその働き

- 形態と数：無核、直径2〜3μm、寿命数日、15万〜40万個／㎣、巨核細胞の細胞質がちぎれたもの
- 機能：損傷した血管壁に粘着・凝集し、血小板血栓を形成し、血管の収縮などにより、出血を止める（止血作用）

第11章 血液の機能

好中球の血管外への遊走

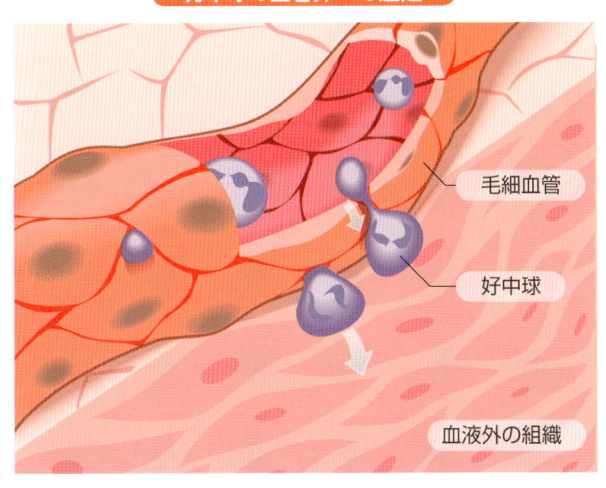

- 毛細血管
- 好中球
- 血液外の組織

好中球の貪食作用

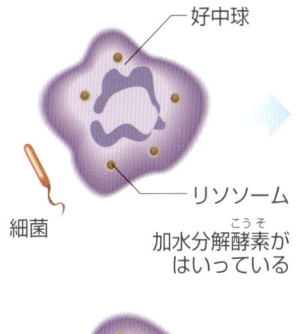

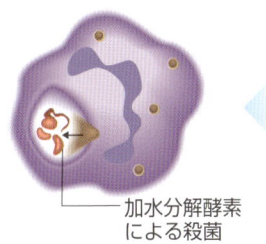

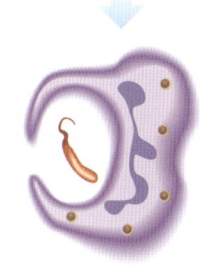

- 好中球
- リソーム
  加水分解酵素がはいっている
- 細菌
- 加水分解酵素による殺菌

219

血液の機能

生体防御機能（免疫）

◆有害微生物などから身体を守る生体防御機構は、非特異的防御機構と特異的防御機構に分類される。

1 非特異的防御機構（自然免疫）
- 皮膚・粘膜・体液における防御（機械・物理・化学的）
- 直接的な貪食作用による防御（抗体に関与せず）

2 特異的防御機構（獲得免疫）
- 免疫の分類：液性免疫と細胞性免疫
- 免疫器官：骨髄・胸腺・リンパ組織・脾臓
- 免疫細胞（免疫応答細胞）
  1. 骨髄系幹細胞由来の骨髄球：顆粒球・単球・マクロファージ
  2. リンパ系幹細胞由来のリンパ球：T細胞・B細胞・NK細胞（ナチュラルキラー細胞）
- 主なT細胞
  1. ヘルパーT細胞（Th）：Th1はキラーT細胞・マクロファージ・好酸球・肥満細胞などを活性化する。Th2はB細胞や抗原提示細胞と協力して抗体産生に関与する
  2. キラーT細胞（Tc、Tk、細胞傷害性T細胞）：感染細胞・変異細胞・移植細胞を攻撃・除去する
  3. サプレッサーT細胞（Ts、抑制性T細胞）：免疫反応を抑制する
- B細胞：B細胞は形質細胞（プラズマ細胞）に分化し、抗体（免疫グロブリン：Ig）を産生する
- NK細胞（ナチュラルキラー細胞）：T細胞と共通の前駆細胞に由来するが、T細胞とは異なり、事前に感作する必要がなく、腫瘍細胞やウイルス感染細胞を直接攻撃する

第11章 血液の機能

生体の防御機能

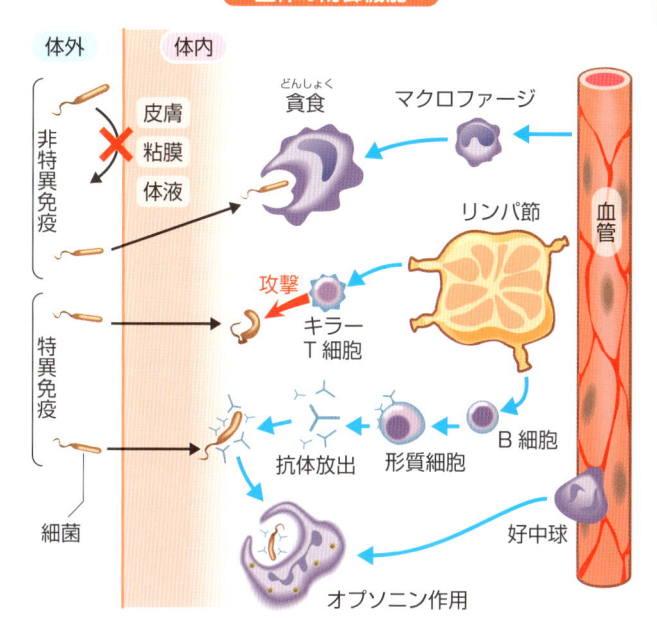

体外 | 体内

非特異免疫
- 皮膚
- 粘膜
- 体液

貪食 — マクロファージ

特異免疫

リンパ節

攻撃 — キラーT細胞

抗体放出 ← 形質細胞 ← B細胞

血管

好中球

オプソニン作用

細菌

リンパ球の分化と機能

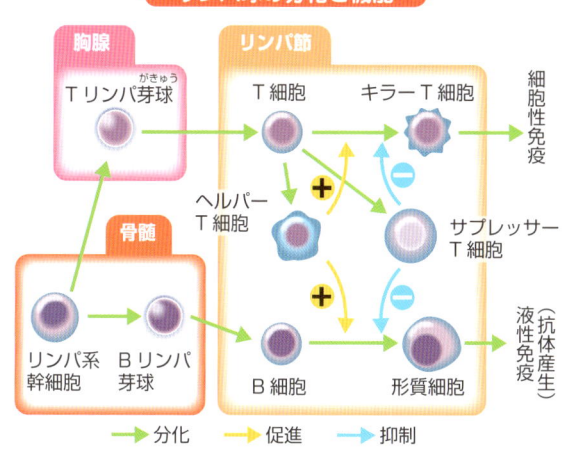

胸腺
Tリンパ芽球

骨髄
リンパ系幹細胞 → Bリンパ芽球

リンパ節
T細胞 → キラーT細胞 → 細胞性免疫
ヘルパーT細胞
サプレッサーT細胞
B細胞 → 形質細胞 → 液性免疫（抗体産生）

→ 分化　→ 促進　→ 抑制

221

3 液性免疫
- 特異的防御機構の一種で、抗体（免疫グロブリン）による免疫である
- 抗体の産生：B細胞はIgMを放出しながら形質細胞（プラズマ細胞）に分化し、形質細胞から大量のIgGとほかの抗体を放出する
- 抗体の種類
  1. IgA：10～15％、血清型と分泌型に分かれ、血清・鼻汁・唾液・涙液・母乳中に存在し、粘膜表面防御に関与する
  2. IgD：1％以下、B細胞表面に存在し、抗体産生の誘導に関与する（B細胞の抗原認識）
  3. IgE：0.001％以下、アレルギーや寄生虫感染に関与する
  4. IgG：70～75％、血漿中に最も多い抗体であるが、血管外にも分布する。感染後に大量産生し、液性免疫の主役で、胎盤も通過できる
  5. IgM：10％、通常血漿中しか存在しない。微生物感染に対して最初に産生され、初期免疫として機能する
- 抗体の機能
  1. 中和作用：抗体は微生物などを抗原として、それと結合するだけで微生物の感染力を低下させたり、毒性を減少させたりする
  2. オプソニン作用：抗体は微生物などを抗原として、それと結合することにより、白血球などに認識・貪食されやすくなる
  3. 補体活性化作用：抗体は微生物などと結合することにより、補体（血漿中の蛋白質の一種）を活性化し、微生物を殺す

4 細胞性免疫
- 特異的防御機構の一種で、B細胞によって産生される抗体に関与せず、活性化された免疫細胞による免疫系である。主にマクロファージ・ヘルパーT細胞・キラーT細胞などの免疫細胞により、体内の微生物や感染細胞などを排除する

抗体のオプソニン作用

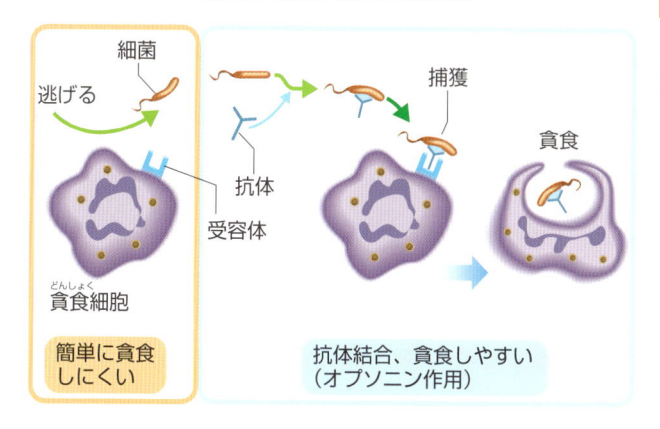

細菌 / 逃げる / 抗体 / 受容体 / 貪食細胞 / 簡単に貪食しにくい / 捕獲 / 貪食 / 抗体結合、貪食しやすい（オプソニン作用）

5 免疫の異常

- アレルギー（過敏症）：外部からの抗原に対して過剰な免疫反応を起こるため、不必要または危険な結果になる
- アレルギーの分類
  1. Ⅰ型（即時型）：IgE抗体・肥満細胞・好塩基球に関与。例 アレルギー性鼻炎・アトピー性皮膚炎・気管支喘息・ペニシリンショック
  2. Ⅱ型（細胞傷害型）：抗体・補体に関与。例 血液不適合輸血・重症筋無力症
  3. Ⅲ型（免疫複合体型）：免疫複合体に関与。例 急性糸球体腎炎・膠原病
  4. Ⅳ型（遅延型）：T細胞に関与。例 接触性皮膚炎
- 自己免疫疾患：自己の体を構成する物質を抗原として免疫反応が起こるため、特定の臓器・部位に炎症や障害が起こり、さらに、全身性の症状を呈する場合がある。例 関節リウマチ・全身性硬化症・円形脱毛症

血液の機能

止血と血液凝固

◆血管損傷による出血が起こると、血管壁と血液成分は一連の反応により、出血を止める。

1 損傷血管の収縮
- 損傷血管の平滑筋収縮→血管管径の縮小→血流量の減少

2 血小板血栓の形成（一次止血、一過性止血）
- 血管壁の損傷→コラーゲンの露出→血小板の粘着→血小板の凝集→血小板血栓の形成（白色血栓）

3 血液の凝固（二次止血）
- 血液凝固の機序：外因系と内因系との２つの経路を始め、さらに共通系を経て、血液凝固因子が順次活性化され、最終的にフィブリン血栓（赤色血栓）が生成される

  ❶外因系：組織損傷→組織液中に存在する第Ⅲ因子（組織因子）による第Ⅶ因子の活性化→活性化した第Ⅶ因子と第Ⅲ・Ⅳ（Ca^{2+}）、PL（リン脂質）による第Ⅹ因子の活性化

  ❷内因系：血液の異物接触→第Ⅻ因子の活性化→活性化した第Ⅻ因子による第Ⅺ因子の活性化→活性化した第Ⅺ因子と第Ⅳ因子による第Ⅸ因子の活性化→活性化した第Ⅸ因子と第Ⅷ・Ⅳ・PLによる第Ⅹ因子の活性化

  ❸共通系：活性化した第Ⅹ因子と第Ⅳ・Ⅴ・PLによる第Ⅱ因子（プロトロンビン）の活性化（トロンビンになる）→トロンビンによる第Ⅰ因子（フィブリノゲン）の活性化→フィブリン血栓の形成

  さらに、活性化した第Ⅱ因子と第Ⅳ因子による第ⅩⅢ因子の活性化→活性化した第ⅩⅢ因子によるフィブリン血栓の安定化、フィブリンによる赤血球などの固定→赤色血栓の形成

血小板血栓の形成と血液凝固

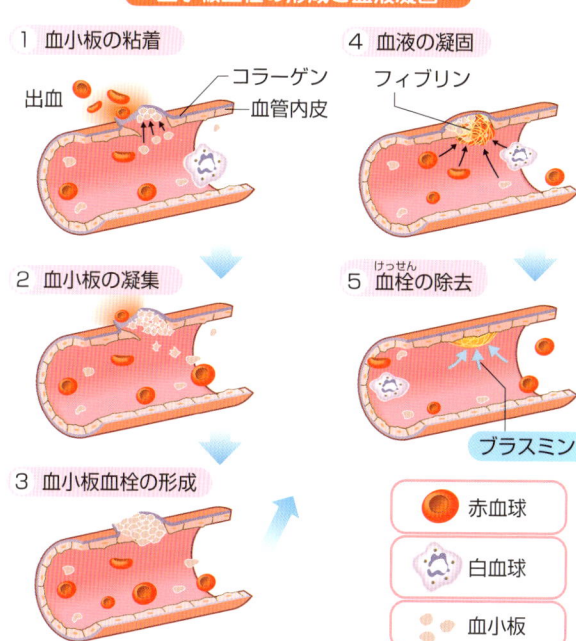

1 血小板の粘着
出血 / コラーゲン / 血管内皮

2 血小板の凝集

3 血小板血栓の形成

4 血液の凝固
フィブリン

5 血栓の除去
プラスミン

- 赤血球
- 白血球
- 血小板

血液凝固機序

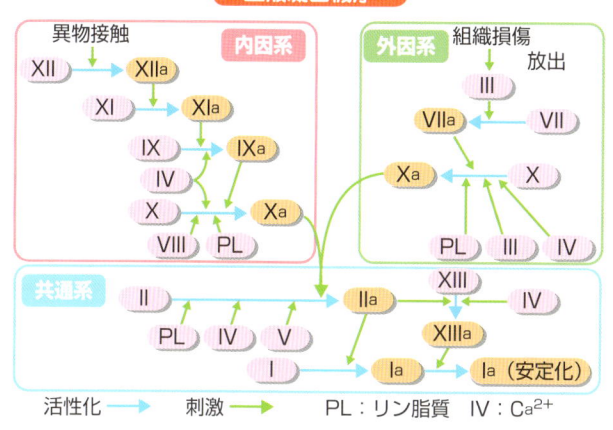

内因系
異物接触
XII → XIIa
XI → XIa
IX → IXa
IV
X → Xa
VIII　PL

外因系
組織損傷 放出
III
VIIa ← VII
Xa ← X
PL　III　IV

共通系
II → IIa
PL　IV　V
　　　　　　XIII → XIIIa ← IV
I → Ia → Ia（安定化）

活性化 →　　刺激 →　　PL：リン脂質　IV：Ca^{2+}

第11章 血液の機能

4 血栓の除去──フィブリンの溶解（線維素溶解、線溶）

- 目的：血栓による循環妨害を除き、血管内壁を復旧する
- 機序：組織中に含まれる組織プラスミノゲン活性化因子（t-PA）によるプラスミノゲンの活性化→プラスミンの生成（活性化）→プラスミンによるフィブリンの分解→フィブリン分解産物の生成（血栓除去）
    * ウロキナーゼ（u-PA）：t-PAの代表物質として腎臓で形成され、尿に排泄される

5 血液凝固の異常

- 先天性凝固因子の欠乏：遺伝や突然変異などの原因で血液凝固因子の産生が足りず、出血を止めにくい（出血傾向、止血障害）
    ❶血友病A──凝固因子第Ⅷ因子の欠損
    ❷血友病B──凝固因子第Ⅸ因子の欠損
- 後天性凝固因子の低下：血液凝固因子は、ほとんど肝臓から産生される。肝実質障害によって凝固因子の産生が減少し、出血傾向・止血障害になる
- 血栓症：血液凝固作用の亢進またはフィブリン溶解作用の低下が原因で、血管内の血栓によって血液循環障害が起こる。
- 線溶亢進：止血血栓の溶解や凝固因子の破壊による出血傾向を呈する

6 血液凝固機能の検査

- 出血時間：小さい傷から出血させ、自然に止血する時間を測定する。正常は2〜5分、血小板の減少や機能低下などによって延長する
- 凝固時間：静脈血液を採取してから凝固するまでの時間を測定する。正常は5〜15分、血液凝固因子の欠乏などによって延長する

7 抗凝固剤

❶ヘパリン：抗トロンビン作用と抗Xa作用を促進する
❷クエン酸塩・EDTA塩：第Ⅳ因子（Ca^{2+}）を除去する

血栓除去—フィブリン溶解

組織プラスミノゲン活性化因子(t-PA)
ウロキナーゼ(u-PA)
↓
プラスミノゲン ──→ プラスミン
（不活性化形）　　（活性化形）
　　　　　　　　　　　↓
　　　　フィブリン ──→ フィブリン分解産物
　　　　（血栓）　　　　（血栓除去）

血液凝固因子

因子	同意語	活性型
I	フィブリノゲン	Ia(フィブリン)
II	プロトロンビン	IIa(トロンビン)
III	組織因子、組織トロンボプラスチン(TPL)	(補助因子)
IV	カルシウム(Ca^{2+})	(補助因子)
V	不安定因子	(補助因子)
VII	安定因子	VIIa
VIII	抗血友病因子	VIIIa
IX	クリスマス因子、血漿トロンボプラスチン	IXa
X	スチュアート因子	Xa
XI	PTK	XIa
XII	ハーゲマン因子、接触因子	XIIa
XIII	フィブリン安定化因子	XIIIa

血液の機能

血液型と輸血

◆赤血球などの血液細胞表面には特有な抗原(凝集原)がある。その違いにより、血液が分類される。

1 ABO式血液型
- 赤血球表面のA抗原とB抗原の有無による分類、4種類
  1. A型：赤血球にはA抗原があり、血漿には抗B抗体がある
  2. B型：赤血球にはB抗原があり、血漿には抗A抗体がある
  3. AB型：A抗原とB抗原の両方があり、血漿抗体がない
  4. O型：A抗原とB抗原がなく、血漿には抗A抗体と抗B抗体の両方がある

2 Rh式血液型
- 赤血球表面のD抗原の有無による分類、2種類
  1. Rh(＋)(D抗原＋)：D抗原をもち、血漿に抗D抗体がない
  2. Rh(－)(D抗原－)：D抗原と抗D抗体の両方をもたない
- Rh(－)の人口割合：日本人0.5％、白人15％

3 輸血
- 輸血の原則：同型輸血
- 交差適合試験：「受血者血球＋供血者血清」と「受血者血清＋供血者血球」の2つの試験を行い、どちらが凝集しても、輸血ができない

4 Rh式血液型不適合
- 不適合輸血：Rh(－)の人がRh(＋)の血液を輸血されると抗D抗体が産生され、2回目の輸血で抗原抗体反応が起こる(凝集、溶血)
- 不適合妊娠：Rh(－)の女性がRh(＋)の胎児を妊娠すると出産時に抗D抗体が産生され、2回目の妊娠で抗体が胎盤を通過し、胎児の赤血球を破壊する(胎児溶血、胎児赤芽細胞症)
* 第2子がRh(－)の場合には、胎児溶血が起こらない

ABO式血液型の血液とA型とB型血清との反応

血液型	遺伝子型	凝集原	抗体	赤血球の凝集 A型血清	赤血球の凝集 B型血清
A	AA、AO	A抗原	抗B抗体	凝集せず	凝集
B	BB、BO	B抗原	抗A抗体	凝集	凝集せず
AB	AB	A抗原とB抗原	なし	凝集	凝集
O	OO	A抗原もB抗原もなし	抗A抗体と抗B抗体	凝集せず	凝集せず

Rh式血液型不適合妊娠

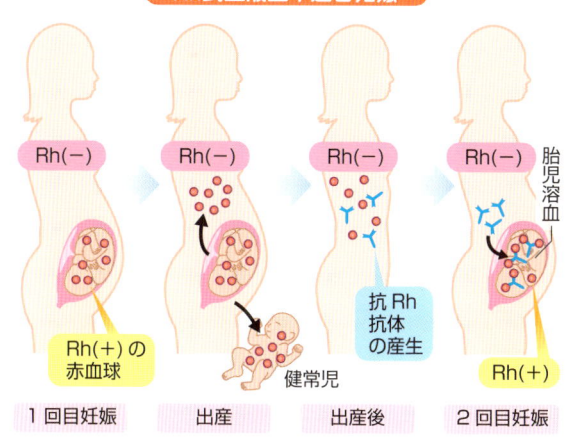

1回目妊娠：Rh(−)、Rh(+)の赤血球

出産：Rh(−)、健常児

出産後：Rh(−)、抗Rh抗体の産生

2回目妊娠：Rh(−)、胎児溶血、Rh(+)

第11章 血液の機能

血液の機能

酸塩基平衡の維持

◆血液は生体の内部環境として種々の調節機構により、その酸塩基平衡を一定に維持する。

1 血液の酸塩基平衡
- 血液のpHは7.35〜7.45の弱アルカリ性の狭い範囲である
- 血液のpHは血中の重炭酸イオン(HCO_3^-)濃度と動脈血の二酸化炭素分圧($PaCO_2$)によって決められる
- 組織から生成する酸性代謝物質(H^+)が血中に放出しても、血液のpHは次の生体機能によって維持される
  1. **血液による緩衝**：血中のHCO_3^-・HPO_4^{2-}・血漿蛋白質や、赤血球中のヘモグロビンなどにより、酸性物質(H^+)が中和(緩衝)される
  2. **呼吸による調節**：呼吸によってCO_2が呼出され、血中のH^+とHCO_3^-の結合が促進され、H^+が消耗される `P.171`
  3. **腎臓による調節**：腎臓でH^+が尿に分泌されると同時に、HCO_3^-が血中に送られ、血中のH^+が中和される `P.205`

2 酸塩基平衡の異常
- アシドーシス(酸血症)：血液のpH<7.35
  1. **呼吸性アシドーシス**：呼吸器の疾患などによる換気低下→CO_2呼出の低下→血中H^+濃度の増加
  2. **代謝性アシドーシス**：腎不全や下痢などによるH^+の排泄障害やHCO_3^-の流出→血中H^+濃度の増加
- アルカローシス(アルカリ血症)：血液のpH>7.45
  1. **呼吸性アルカローシス**：過換気によるCO_2の過剰呼出→H^+とHCO_3^-の過剰結合→血中H^+濃度の低下
  2. **代謝性アルカローシス**：頻回の嘔吐による強酸性胃液の流出→血中H^+濃度の低下

血液酸塩基平衡の調節機構

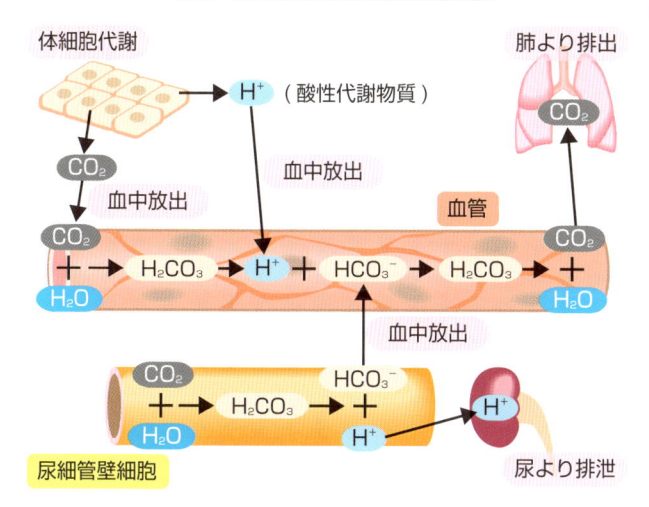

体細胞代謝 → H⁺（酸性代謝物質）→ 血中放出

体細胞代謝 → CO₂ → 血中放出 → CO₂ + H₂O → H₂CO₃ → H⁺ + HCO₃⁻ → H₂CO₃ → CO₂ + H₂O → 肺より排出

尿細管壁細胞: CO₂ + H₂O → H₂CO₃ → HCO₃⁻ + H⁺ → 血中放出（HCO₃⁻）／尿より排泄（H⁺）

血液酸塩基平衡の異常と調節

酸塩基平衡の異常	病因	血液の一次性変化	代償性変化
呼吸性アシドーシス	呼吸器疾患・換気低下 ⇒CO₂呼出↓	H⁺↑ PaCO₂↑	腎性代償 尿H⁺排泄↑⇒尿pH↓、腎でのHCO₃⁻産生↑ ⇒血中HCO₃⁻↑
呼吸性アルカローシス	発熱・過換気 ⇒CO₂呼出↑	H⁺↓ PaCO₂↓	腎性代償 尿H⁺排泄↓⇒尿pH↑、腎でのHCO₃⁻産生↓ ⇒血中HCO₃⁻↓
代謝性アシドーシス	腎不全・下痢 ⇒H⁺排泄↓・HCO₃⁻流出	H⁺↑ HCO₃⁻↓	呼吸性代償 呼吸運動↑⇒PaCO₂↓
代謝性アルカローシス	頻回の嘔吐 ⇒ 胃酸(H⁺)流出	H⁺↓ HCO₃⁻↑	呼吸性代償 呼吸運動↓⇒PaCO₂↑

第11章 確認問題

(　　)の中から最も適当な言葉を1つ選んでください。

1. (❶0.9％食塩水、❷5％食塩水、❸5％ブドウ糖液)は、等張液とはいえない。
2. (❶血漿＝フィブリノゲン－血清、❷血清＝血漿－フィブリノゲン、❸血漿＝血清)は正しい。
3. (❶赤血球、❷白血球、❸血小板)は、細胞核を持っている。
4. エリスロポエチンは、(❶赤血球、❷白血球、❸血小板)の産生を促進する。
5. 単球は(❶骨髄、❷血液、❸血管外の組織)中に入り、マクロファージになる。
6. Hb (g/100ml)とHt (%)の値は、(❶男性のほうが高い、❷女性のほうが高い、❸男女があまり変わらない)。
7. Ht値とは、(❶血液容積、❷血漿容積、❸血清容積)に対する赤血球の容積率(%)である。
8. 免疫機能について、(❶T細胞は液性免疫、❷T細胞は細胞免疫、❸B細胞は細胞免疫)に関与する。
9. 免疫グロブリンを産生するのは、(❶T細胞、❷B細胞、❸T細胞とB細胞の両方)である。
10. 血中に最も多い免疫グロブリンは、(❶IgA、❷IgG、❸IgM)である。
11. 抗原が進入したときに、血中へ最初に産生される免疫グロブリンは、(❶IgA、❷IgG、❸IgM)である。
12. 血液凝固に関与するのは、(❶ヘモグロビン、❷フィブリノゲン、❸マクロファージ)である。
13. 生体内で生じた血栓を溶解するのは、(❶カルシウムイオン、❷プラスミン、❸トロンビン)である。
14. ABO式血液型は、(❶赤血球、❷白血球、❸血小板)の表面抗原によって決まる。
15. 代謝性アシドーシスでは、(❶呼吸運動の減少、❷血中 HCO_3^- 増加、❸$PaCO_2$の低下)がみられる。

解答は269ページ

第12章

栄養と代謝

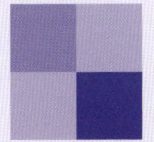

栄養と代謝

◆栄養と代謝はすべての生命活動に対して、物質的な基礎とエネルギー的な基礎となる。

1 栄養と栄養素
- 栄養:生体が必要な物質を外界から摂取し、それを利用して体の構成や健康の維持をして、生命活動を営む現象である
- 栄養素:栄養となる個々の物質である。栄養素は生体内で代謝され、生体内物質の原料やエネルギー産生に利用される
- 三大栄養素:糖質(炭水化物)、蛋白質、脂質
- 代謝を補助する物質:ビタミン、無機塩類など

2 代謝
- 代謝:生体内で行われる化学反応の総称で、同化と異化に分けられる。代謝経路としては解糖系、β酸化、クエン酸回路(TCAサイクル)、電子伝達系などがある
- 物質代謝:物質の合成・分解の立場からみる代謝過程
- エネルギー代謝:エネルギーの生成・消費の立場からみる代謝過程

3 同化と異化
- 同化(合成):生体に取り入れた物質を素材にし、生体構成物質を作る。「生合成」とも呼ばれる
- 異化(分解):同化して得た物質を分解し、放出エネルギーを利用してATPを生成する

4 栄養所要量
- 健康の保持・増進と生活習慣病予防のために、1日に必要な栄養素の摂取量を示す(次ページ表)

5 栄養素のエネルギー産生量(kcal/g)
- 糖質、蛋白質、脂質はそれぞれ4.1、4.2、9.3となる

栄養所要量（厚生労働省：日本人の食事摂取基準2010版より）

栄養素	所要量(推奨量) 男性	所要量(推奨量) 女性
エネルギー（kcal／日）	2,650	1,950
糖質エネルギー比率(%)	50〜70	50〜70
総脂質エネルギー比率(%)	20〜30	20〜30
蛋白質(g／日)	60	50
ビタミンA(μgRE／日)	850	650
ビタミンD(μg／日)	5.5	5.5
ビタミンE(mg／日)	7.0	6.5
ビタミンB_1(mg／日)	1.4	1.1
ビタミンB_2(mg／日)	1.6	1.2
ビタミンB_6(mg／日)	1.4	1.1
ビタミンB_{12}(μg／日)	2.4	2.4
ナイアシン(mgNE／日)	15	11
葉酸(μg／日)	240	240
ビタミンC(mg／日)	100	100
ナトリウム(mg／日)	600	600
カルシウム(mg／日)	800	650
カリウム(mg／日)	2,500	2,000
鉄(mg／日)	7	10.5
ヨウ素(μg／日)	130	130
食物繊維(g／日)	>19	>17

＊18〜29歳、身体活動レベルⅡ（普通）
＊RE：レチノール当量、NE：ナイアシン当量

第12章 栄養と代謝

栄養と代謝

栄養素の体内代謝

◆栄養素の体内代謝は代謝経路で体系づけられ、酵素によって1つの化学物質は、ほかの化学物質に変換される。

1 糖質（炭水化物）

● 糖質の構成
  ① 単糖類：糖質の基本単位。例 グルコース（ブドウ糖）・フルクトース（果糖）・ガラクトースなど。消化管で直接吸収される
  ② 二糖類：2つの単糖の結合。例 マルトース（麦芽糖）・スクロース（蔗糖）・ラクトース（乳糖）など
  ③ 多糖類：多数の単糖の結合。例 デンプン・グリコーゲン・セルロース（消化できず、食物繊維となる）など

● 糖質の機能
  ① エネルギー源となる
  ② 生体および生物活性物質を構成する

● 糖質の代謝
  ① 解糖（嫌気呼吸）：細胞質で酸素を使わず、グルコースをピルビン酸まで分解する。1分子のグルコースから解糖で2分子のATPが生じる
  ② 酸化（好気呼吸）：ピルビン酸がミトコンドリアに入り、酸素を利用してクエン酸回路などでCO_2とH_2Oとなる。1分子のグルコースからさらに36分子のATPが生じる
  ③ グリコーゲンの合成：吸収されたグルコースが肝臓や骨格筋でグリコーゲンに合成され、貯蔵エネルギー源となる
  ④ グリコーゲンの分解：血糖低下で肝臓のグリコーゲンが分解されてグルコースになり、血中に放出される。骨格筋のグリコーゲンは筋収縮のエネルギー源となる
  ⑤ 糖新生：糖質以外の栄養素からグルコースを作る過程

三大栄養素の代謝経路

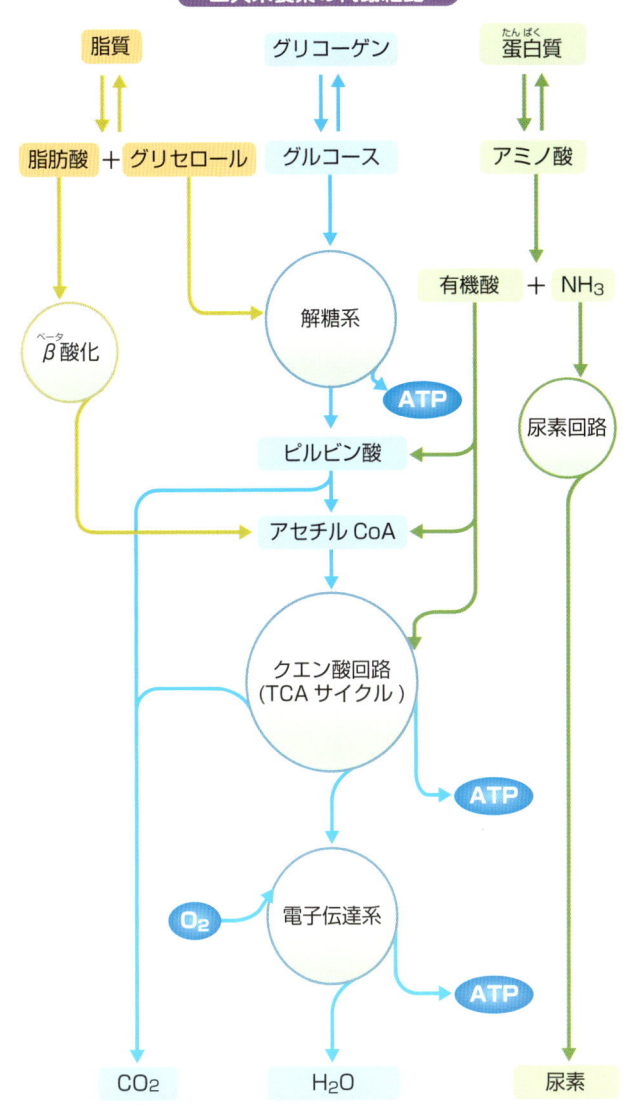

```
脂質              グリコーゲン        蛋白質
 ↕                  ↕                ↕
脂肪酸 + グリセロール  グルコース        アミノ酸
                     ↓                 ↓
                                    有機酸 + NH₃
  ↓                                   ↓         ↓
 β酸化  →  解糖系                              尿素回路
              ↓ → ATP
           ピルビン酸  ←――――――
              ↓
           アセチルCoA  ←――――
              ↓
           クエン酸回路
          (TCAサイクル)
              ↓ → ATP
              ↓
   O₂ → 電子伝達系
              ↓ → ATP
              ↓
  CO₂       H₂O              尿素
```

第12章 栄養と代謝

2 蛋白質

- 蛋白質の構成
  - ❶蛋白質の構成：多数のアミノ酸が結合してできた長い分子。アミノ酸が数個結合したものはペプチド、それ以上のものはポリペプチドと呼ばれる
  - ❷必須アミノ酸：体内合成できず、食事から摂取が必要となる9種類のアミノ酸
- 蛋白質の機能と代謝
  - ❶生体構成：酵素、ホルモン、受容体、血漿蛋白質など
  - ❷糖新生の材料、エネルギー源：飢餓時に利用される
  - ❸蛋白質の合成：アミノ酸どうしがペプチド結合をする
  - ❹蛋白質の分解：アミノ酸まで分解し、さらに各種有機酸とアンモニア（NH3）を生じる。有機酸はエネルギー源として利用、アンモニアは尿素に転換し、尿より排泄される

3 脂質

- 脂質種類
  - ❶単純脂質：トリグリセリド（中性脂肪）など
  - ❷複合脂質：リン脂質（リンを含む）、糖脂質（糖を含む）、リポ蛋白質（蛋白質を含む）
  - ❸誘導脂質：脂肪酸、ステロイド、脂溶性ビタミン。
  - ＊必須脂肪酸：体内合成できず、食事から必要となる不飽和脂肪酸（リノール酸、α-リノレン酸、アラキドン酸など）
- 脂質の機能
  - ❶エネルギー源：トリグリセリドは生体内で最大の貯蔵エネルギー源となる
  - ❷生体膜の構成：リン脂質は細胞膜の二重膜を構成する
  - ❸物質の運搬：リポ蛋白質は血中脂溶性物質を運搬する
  - ❹生体活性物質の材料：ステロイドはステロイド類ホルモン、胆汁酸の生成材料となる
- 脂肪酸の合成：糖質やアミノ酸が過剰に存在すれば、肝臓と脂肪組織で脂肪酸に合成される

生体蛋白質を構成するアミノ酸(20種類)

必須アミノ酸(略号)	非必須アミノ酸(略号)
ロイシン(Leu)	アラニン(Ala)
イソロイシン(Ile)	プロリン(Pro)
リジン(Lys)	グリシン(Gly)
メチオニン(Met)	セリン(Ser)
フェニルアラニン(Phe)	システイン(Cys)
スレオニン(Thr)	グルタミン(Gln)
トリプトファン(Trp)	アスパラギン(Asn)
バリン(Val)	チロシン(Tyr)
ヒスチジン(His)	アルギニン(Arg)
	アスパラギン酸(Asp)
	グルタミン酸(Glu)

* **空腹時**における体内代謝の特徴
　中枢神経系は**グルコース**以外の栄養素をエネルギー源として利用できないため、空腹時に**神経組織以外**の各組織は**グルコース**の消費をやめ、**脂肪**を消費する。さらに、蛋白質と脂肪を利用してグルコースを作り(**糖新生**)、**血糖値**を維持し、中枢神経系へのグルコース供給を確保する

❶脂肪組織:**トリグリセリド**→**脂肪酸**部分→血中→神経組織以外の各組織のエネルギー源となる
　トリグリセリド→**グリセロール**部分→グルコース→**血糖**→神経組織のエネルギー源となる

❷肝臓:**グリコーゲン**→グルコース→**血糖**→神経組織のエネルギー源となる

❸筋組織:**蛋白質**→アミノ酸→血糖→神経組織のエネルギー源となる

* **ケトーシス**:飢餓や糖尿病時に体内脂肪の大量分解により、血中に**ケトン体**が蓄積し、**アシドーシス**(酸血症)になる

4 ビタミン

- ビタミンの特徴
    1. 体内で合成できず、食物から摂取する
    2. エネルギー源にならない
    3. 微量で生体の正常機能維持に働く
    4. 摂取不足により、欠乏症が現れる
    5. 脂溶性と水溶性の2種類ある

5 無機塩（ミネラル）

- 一般的な有機物に含まれる元素（炭素・水素・窒素・酸素）以外に、生体にとって欠かせない元素のことを指す。糖質・脂質・蛋白質・ビタミンと並び五大栄養素の1つとして数えられる

主な無機塩類とその機能

名　　称	生理機能
ナトリウム(Na^+)	体液浸透圧の維持、膜電位の維持
塩素(Cl^-)	体液浸透圧の維持、膜電位の維持、胃酸の成分となる
カリウム(K^+)	体液浸透圧の維持、膜電位の維持
カルシウム(Ca^{2+})	骨構成、神経興奮の鎮静、筋収縮、血液凝固
リン(P)	骨、細胞膜、核酸およびATPの成分
鉄(Fe^{2+})	ヘモグロビンとミオグロビンの成分
亜鉛(Zn^{2+})	蛋白質の合成
銅(Cu^{2+})	ヘモグロビンの生成
マグネシウム(Mg^{2+})	酵素の活性
ヨウ素(I)	甲状腺ホルモンの成分

主なビタミンとその機能、欠乏症

	名称	生理機能	欠乏症	供給源
脂溶性	ビタミンA	視紅（ロドプシン）形成、上皮細胞の角化防止	夜盲症、皮膚乾燥	黄色野菜、レバー、バター、卵黄
脂溶性	ビタミンD	腸管におけるCaとP吸収の促進	くる病、骨軟化症	レバー、バター、卵黄
脂溶性	ビタミンE	抗酸化、抗不妊	貧血、不妊	植物油、卵、牛乳、肉
脂溶性	ビタミンK	血液凝固因子合成の促進	出血傾向	緑色野菜
水溶性	ビタミンB_1	糖質代謝に関与	脚気、神経炎	牛乳、卵、野菜、穀類
水溶性	ビタミンB_2	生体酸化の促進	口角炎、口唇炎、舌炎	レバー、牛乳、卵
水溶性	ビタミンB_6	アミノ酸代謝、神経伝達に関与	痙攣、貧血	レバー、牛乳、卵、穀類
水溶性	ビタミンB_{12}	赤血球新生の促進	悪性貧血	レバー、肉、牛乳、卵
水溶性	ナイアシン（ニコチン酸）	酸化還元反応の関与	ペラグラ（皮膚、消化器、神経系の症状）	レバー、肉、牛乳、卵
水溶性	葉酸	造血因子の形成	巨赤芽球性貧血	緑色野菜
水溶性	ビタミンC	抗酸化作用、コラーゲン合成	壊血病	野菜、果物

第12章 栄養と代謝

栄養と代謝

エネルギー代謝量

◆生命機能の維持や身体活動のために、吸収された栄養素を分解し、エネルギーを放出しなければならない。

1 生体のエネルギー平衡（へいこう）
- エネルギー摂取量＝エネルギー放出量
  　　　　　　　　＝熱＋仕事＋貯蔵エネルギー

2 代謝量の測定
- 呼吸商（RQ）＝CO_2排出量÷O_2消費量
- 三大栄養素のRQ：糖質は1.0、脂肪は0.7、蛋白質は0.8
- 蛋白質酸化量の推定：尿中窒素（N）量から体内の蛋白質消耗量を算出する

3 基礎代謝（BMR）
- 生命維持に必要な最低限の絶対安静状態で消費されるエネルギー量（熱平衡を維持するエネルギー放出量）
- 18〜29歳の場合、男性は1,550、女性は1,210 kcal／日
- 影響因子
  1. 体表面積：体重よりも、体表面積に比例する
  2. 性別：男性＞女性
  3. 年齢：若年＞老年
  4. 体格：筋骨型＞肥満型
  5. ホルモン：甲状腺ホルモン、副腎髄質ホルモン
  6. 体温：高体温は増加、低体温は減少
  7. 環境温度：寒冷は増加、冬＞夏

4 推定エネルギー必要量
- 推定エネルギー必要量＝1日の基礎代謝量×身体活動レベル

5 代謝当量（METs）
- 定義：安静座位時の代謝量を基準とした運動強度
- 代謝当量＝運動時の酸素消費量÷安静座位時の酸素消費量

身体活動レベルとその活動内容（15〜69歳）
（厚生労働省：日本人の食事摂取基準2010版より）

身体活動レベル		低い（Ⅰ） 1.50 (1.40〜1.60)	普通（Ⅱ） 1.75 (1.60〜1.90)	高い（Ⅲ） 2.00 (1.90〜2.20)
日常生活の内容		生活の大部分が座位で、静的な活動が中心の場合	座位中心の仕事だが、職場内での移動や立位での作業・接客など、または通勤・買物・家事、軽いスポーツなどのいずれかを含む場合	移動や立位の多い仕事への従事者。または、スポーツなど余暇における活発な運動習慣をもっている場合
個々の生活の分類（時間/日）	睡眠（0.9）	7〜8	7〜8	7
	座位または立位の静的な活動 （1.5：1.1〜1.9）	12〜13	11〜12	10
	ゆっくりした歩行や家事など低強度の活動 （2.5：2.0〜2.9）	3〜4	4	4〜5
	長時間持続可能な運動・労働など中強度の活動（普通歩行を含む） （4.5：3.0〜5.9）	0〜1	1	1〜2
	頻繁に休みが必要な運動・労働など高強度の活動 （7.0：6.0以上）	0	0	0〜1

第12章 栄養と代謝

第12章 確認問題

( )の中から最も適当な言葉を1つ選んでください。

1. 生体構成、酵素、ホルモン、抗体、エネルギー源となる栄養素は、(❶糖質、❷蛋白質、❸脂質)である。
2. 体内貯蔵エネルギーの大部分は、(❶グルコース、❷グリコーゲン、❸脂質)である。
3. エネルギー産生量が最も多いのは、(❶糖質、❷脂質、❸蛋白質)である。
4. (❶乳酸、❷アミノ酸、❸脂肪酸)からグルコースは新生されない。
5. 糖尿病時には、体内(❶糖質、❷蛋白質、❸脂質)が大量分解され、血中ケトン体が蓄積し、アシドーシスが起こる。
6. 中枢神経系は、(❶グルコース、❷アミノ酸、❸脂肪酸)以外の栄養素をエネルギー源として利用できない。
7. (❶骨構成と筋収縮、❷血液凝固、❸甲状腺ホルモンの成分)は、カルシウムの機能とは認められない。
8. (❶ビタミンB_1、❷ビタミンB_2、❸ビタミンB_6)の欠乏は、脚気の病因になる。
9. (❶ビタミンA、❷ビタミンB_2、❸ビタミンD)は、水溶性ビタミンである。
10. (❶皮膚乾燥、❷壊血病、❸夜盲症)は、ビタミンAの欠乏症とは認められない。
11. 三大栄養素の呼吸商(RQ)について、(❶糖質は1.0、❷脂肪は0.8、❸蛋白質は0.7)である。
12. (❶食事時、❷安静時、❸睡眠時)の代謝が最も高い。
13. (❶小児、❷若者、❸高齢者)の基礎代謝は低い。
14. 代謝当量(METs) = 運動(作業)時の酸素消費量 ÷ (❶安静座位、❷安静臥位、❸安静立位)時の酸素消費量

解答は269ページ

第13章

体温とその調節

体温とその調節

体温の分布と変動

◆**恒温動物**である人間であっても、体温は測定部位・測定時の体の状況によって変わることがある。

1 体温の分布
- 体温：体の温度のことであるが、通常、**身体深部**の温度（**核心温度**）を指す
- **核心温度**：**身体深部**（芯）の温度であり、約**37℃**に維持されている（「恒温動物」の「恒温」のこと）
- **皮膚温度**（体表面温度、**外殻温度**）：体表面の温度であり、環境の影響を受けやすい。頭部・躯幹部より**四肢末端**の温度が低い
- 体温の測定：**測定部位**によって温度の差がある
  - **直腸温**＞**口腔温**＞**腋窩温**（それぞれ0.5℃と0.3℃の差がある）
  - 直腸温は体の**核心温度**に近い。ほかには**鼓膜温**や**食道温**などがある

2 体温の変動
- 睡眠：**覚醒**時よりも**睡眠**時に体温が**低下**する
- **日内変動**（概日リズム）：眠らなくても、体温が**早朝時**に最低、**夕刻前**に最高になる
- **年齢**：高齢者より**若年者・子ども**のほうが高いが、**新生児**の体温は環境温に影響されやすい
- **性別**：一般的に男性より女性の**皮膚温度**が低い
- **食事**：**摂食**によって上昇し、**空腹**時には低下する
- 運動：運動によって**上昇**する
- **性周期**：女性の体温は**月経時**に低く、**排卵時**にさらに一時低下するが、**排卵後**2週間は0.5℃上昇する（プロゲステロンの代謝亢進作用）。**妊娠初期**にも体温が高くなる

第13章 体温とその調節

体温の分布

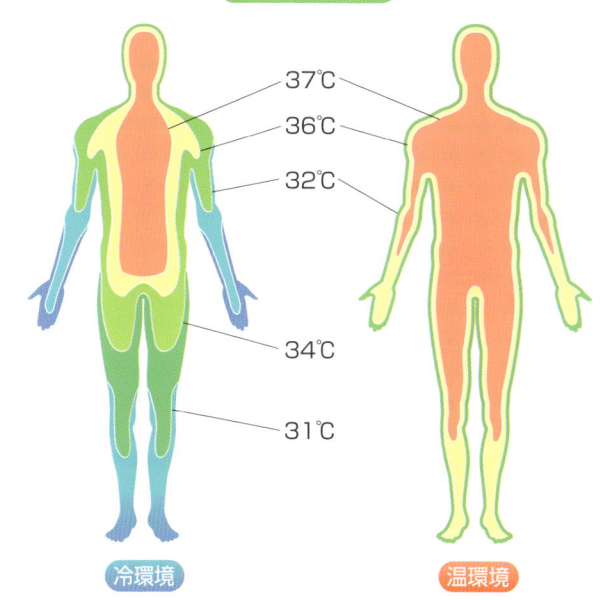

冷環境
- 37℃
- 36℃
- 32℃
- 34℃
- 31℃

温環境

月経周期における体温の変動

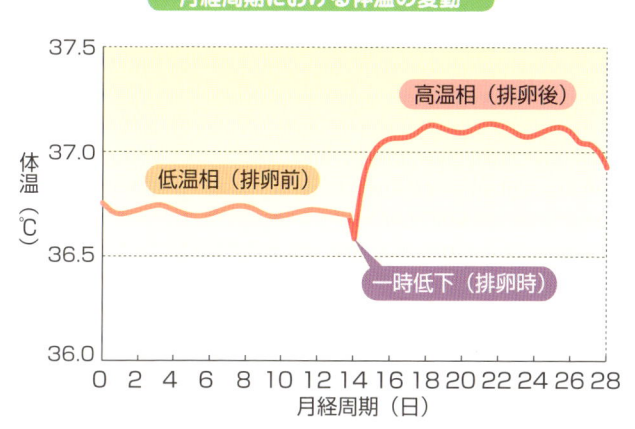

高温相（排卵後）
低温相（排卵前）
一時低下（排卵時）

体温（℃） / 月経周期（日）

247

体温とその調節

熱産生と熱放散

◆**物質代謝**によって生体からは常に熱が**産生**され、その熱が体表面から外部に**放散**される。

1 熱産生とその影響因子
- 熱産生は**運動**、**ふるえ**、**代謝状況**、**摂食**などの影響を受ける
- 熱産生の組織分布：安静時に**骨格筋**と**肝臓**、運動時に**骨格筋**、摂食後に**腸管**の熱産生量が多い
- **運動**：運動時に**筋肉**が大量のエネルギーを消耗するため、大量の熱が産生される
- **ふるえ**(筋肉の振せん)：**寒冷刺激**により、骨格筋に**不随意**的に細かく**律動**が起こり、熱産生が増える
- **代謝亢進**(**非ふるえ熱産生**)：**甲状腺ホルモン**、**黄体ホルモン**や**副腎髄質ホルモン**には代謝亢進作用がある
- **摂食**(食物の特異動的作用)：食事をとると**熱産生**が高まる。

2 熱放散とその影響因子
❶ **輻射**：皮膚温度が環境温度より高いときに、体表から熱が**赤外線**として放射する。**環境温度**が上昇すると、輻射の分が減る
❷ **伝導**と**対流**：皮膚との**接触**による熱放散を伝導といい、皮膚表面上の**気流**(風)の動きによる熱放散を対流という
❸ **蒸発**：**不感蒸泄**と**発汗**による熱放散である。蒸発の分は**高温**で増加し、**高湿度**で減少する
  * 不感蒸泄：**皮膚**、**気道**からの**意識されない**水分の**蒸発**

3 発汗
❶ **温熱性発汗**：手掌・足底を除く**全身**の発汗で、体温調節に**関与する**。発汗の量が**多い**ほど、汗が濃い(塩分が多い)
❷ **精神性発汗**：精神緊張による**手掌**・**足底**などの発汗で、体温調節には**関与しない**

熱放散の仕組み

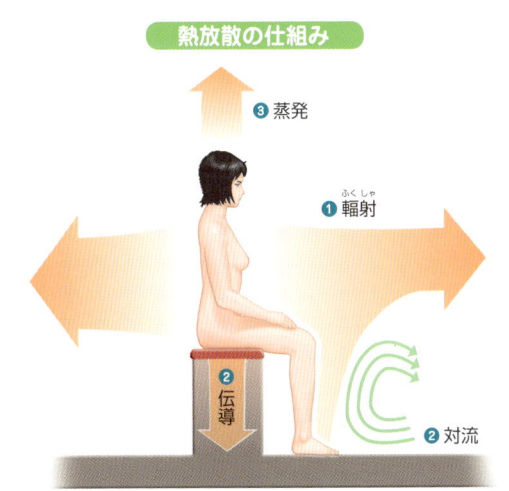

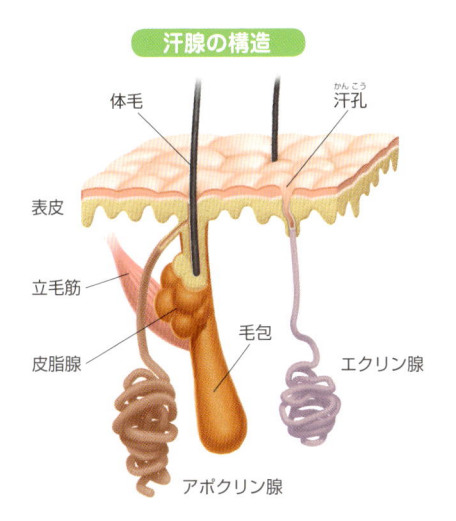

① 輻射(ふくしゃ)
② 伝導
② 対流
③ 蒸発

汗腺の構造

体毛
汗孔(かんこう)
表皮
立毛筋
皮脂腺
毛包
エクリン腺
アポクリン腺

* 2種類の汗腺：
  ① エクリン腺：全身に分布し、体温調節に関与する
  ② アポクリン腺：腋窩や会陰部に分布し、体温調節に関与しない

第13章 体温とその調節

体温とその調節

体温の調節

◆**熱産生**と**熱放散**は、常にバランスをとるように調節されている。生体は「**熱産生＝熱放散**」になるように体温を一定に保つ。

1 体温の調節
- 温度受容器
  1. 環境温度の感知：**皮膚**や**粘膜**には温・冷受容器がある
  2. 内部温度の感知：**視床下部**や**延髄**・**脊髄**・**内臓**・**血管**・**骨**などには温度受容器が散在する
- **体温調節中枢**：**視床下部**にあり、**セットポイント**を決める
- 体温の調節：温度受容器からの情報を受け取り、**自律神経**・**内分泌**・**体性神経**を介し、適切な反応によって体温を一定に保つ
  1. 体温の上昇傾向があれば、**皮膚血流**の増加、**発汗**、**行動**によって**熱放散**が増加し、体温が異常上昇しない
  2. 体温の低下傾向があれば、**ふるえ**・**代謝亢進**・**行動**によって**熱産生**が増加し、体温が異常低下しない

2 体温の異常上昇
- **発熱**：病理的な原因で**セットポイント**（体温設定値）が高くなり、体温が正常以上に上昇する
- **発熱物質**：発熱を起こす物質である。細菌、ウイルス、破壊された生体組織からの**外因性発熱物質**と、白血球からの**内因性発熱物質**（サイトカイン）に分けられる
- **解熱剤**：体温調節中枢に影響し、**セットポイント**を抑えることで、発熱を降下させる薬である
- **熱中症**：長時間の高温環境や高温環境での運動により、**熱産生**が**熱放散**を上回り、体温が正常以上に上昇する
  * 熱中症の場合は体温調節中枢のセットポイントには異常がないため、**解熱剤**は禁忌である

生体における熱産生と熱放散のバランス

熱産生
- 筋緊張
- 筋運動
- ふるえ
- 食物の特異動的作用
- 代謝亢進（非ふるえ熱産生）
- 基礎代謝

熱放散
- 不感蒸泄、発汗
- 皮膚血管の拡張
- 姿勢より体表面積の変化
- 脱衣
- うちわの使用
- 輻射、伝導、対流

35　37　39

正常体温調節と熱中症・発熱

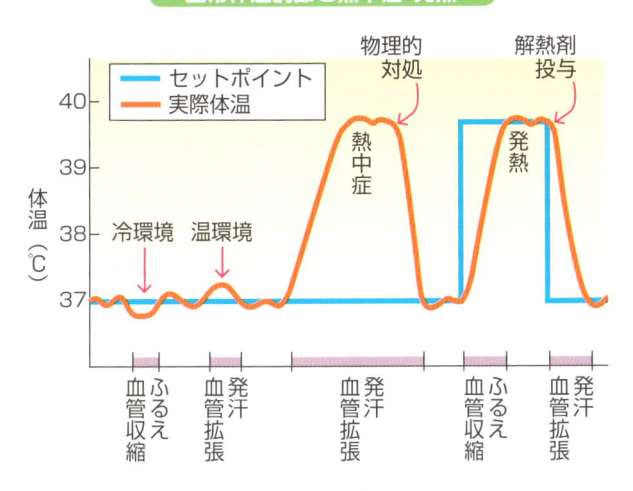

- セットポイント
- 実際体温

体温（℃）

冷環境　温環境　熱中症（物理的対処）　発熱（解熱剤投与）

血管収縮｜ふるえ｜血管拡張｜発汗｜血管拡張｜発汗｜血管収縮｜ふるえ｜血管拡張｜発汗

※熱中症は重症になると、体温調節中枢が障害され、皮膚毛細血管の拡張や発汗もみられなくなる

第13章　体温とその調節

第13章 確認問題

( )の中から最も適当な言葉を1つ選んでください。

1. 体温は測定部位によって温度差があり、(❶口腔温、❷腋窩温、❸直腸温)がいちばん低い。
2. 体温は、(❶覚醒時より睡眠時が、❷夕方より早朝が、❸安静時より運動時が)高い。
3. 女性の体温は、(❶排卵時に一過性低下し、その後上昇する、❷排卵時に一過性上昇し、その後低下する、❸排卵後に低下状態が続く)。
4. 体温の上昇によって、(❶皮膚の血管は収縮する、❷血液の粘性は高くなる、❸熱放散は減少する)。
5. (❶皮膚血流の増加、❷食物の摂取、❸浅速呼吸)は、体温の上昇を引き起こす。
6. 環境温度の低下によって、(❶血圧が上昇する、❷立毛筋が弛緩する、❸体熱の産生が抑制される)。
7. 体温調節中枢は、(❶視床下部、❷中脳、❸延髄)にある。
8. (❶エクリン腺とアポクリン腺、❷エクリン腺、❸アポクリン腺)は、体温調節に関与する。
9. (❶ふるえ、❷発汗、❸代謝亢進)は、体温上昇を防止するために起こる。
10. セットポイントが高くなると、(❶発熱、❷熱中症、❸低体温症)が起こる。

解答は 269 ページ

第14章

生殖と成長・老化

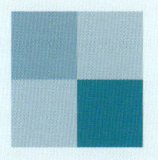

生殖と成長・老化

男性と女性

◆構造上からみても機能上からみても、いちばん重要な男女の差は生殖器官にある。

1 染色体の差異
- ヒトは23対の染色体の中に1対の性染色体がある。性染色体はXとYの2種類があり、男性はXY、女性はXXをもつ
- 染色体による性：性が受精卵の性染色体によって決められる

2 生殖器官の構成
- 性腺：精巣(男)と卵巣(女)があり、生殖細胞をおさめる
- 生殖路：精巣上体・精管(男)と卵管・子宮・膣(女)があり、生殖細胞を運び出す
- 付属生殖腺：精嚢・前立腺・尿道球腺(男)と大前庭腺(女)があり、アルカリ性粘液を分泌する

3 生殖器官の発生
- 胎生7週末までに、男女共通の性腺原基、生殖路の原基であるウォルフ管とミュラー管が作られる
- 性腺原基：男性の場合は、Y染色体の遺伝子により、男性型の胎生精巣へ分化する。Y染色体をもたない女性の場合は、そのまま女性型の胎生卵巣へ分化する
- ウォルフ管：男性の場合は、胎生精巣からの男性ホルモンにより、男性生殖路へ分化する
- ミュラー管：女性の場合は、男性ホルモンの影響がないため女性生殖路へ分化する

4 その他
- 第二次性徴：性ホルモンの作用や器官の感受性により、乳腺・喉頭・骨格・骨格筋・皮下脂肪などに性差が起こる
- 脳の性差：生殖器官の発生と同じ、脳(特に視床下部)も両性に分化していく

第14章 生殖と成長・老化

男女生殖器の発生

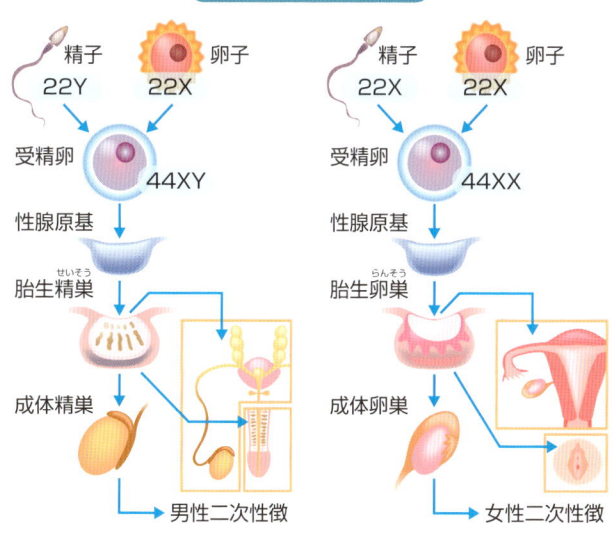

精子 22Y + 卵子 22X → 受精卵 44XY → 性腺原基 → 胎生精巣（せいそう）→ 成体精巣 → 男性二次性徴

精子 22X + 卵子 22X → 受精卵 44XX → 性腺原基 → 胎生卵巣（らんそう）→ 成体卵巣 → 女性二次性徴

男女の性差

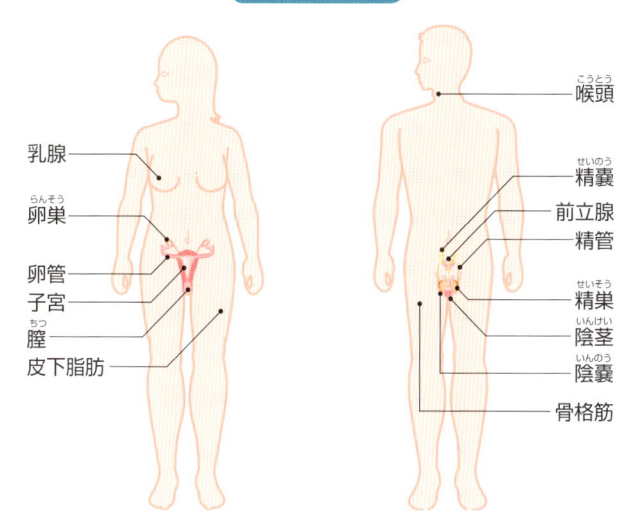

女性:
- 乳腺
- 卵巣（らんそう）
- 卵管
- 子宮
- 膣（ちつ）
- 皮下脂肪

男性:
- 喉頭（こうとう）
- 精嚢（せいのう）
- 前立腺
- 精管
- 精巣（せいそう）
- 陰茎（いんけい）
- 陰嚢（いんのう）
- 骨格筋

生殖と成長・老化

男性の生殖機能

◆精子の形成・排出および男性ホルモンの分泌は、男性生殖器系の主な機能である。

1 生殖器の構成
- 性腺：精巣（睾丸）
- 生殖路（精路）：精巣輸出管・精巣上体管・精管
- 付属生殖腺：精嚢・前立腺・尿道球腺（カウパー腺）
- 外生殖器：陰茎・陰嚢

2 精子の形成
- 場所：精巣の精細管
- 過程：精祖細胞→一次精母細胞→二次精母細胞→精子細胞→精子（1つの精祖細胞から4つの精子が形成される）

3 勃起反射の経路
- 性的興奮→陰部神経（体性神経・求心性）→勃起反射中枢（仙髄）→骨盤神経（副交感神経・遠心性）→陰茎細動脈の拡張と静脈の収縮→陰茎海綿体に充血→陰茎が勃起

4 射精反射の経路
- 性的興奮の高まり→陰部神経（体性神経・求心性）→射精反射中枢（腰仙髄）→下腹神経（交感神経・遠心性）→内尿道括約筋の収縮（精液の膀胱への逆流を防止する）と、精嚢と精管の平滑筋の収縮（精液を尿道に送る）→球海綿体筋（骨格筋）の律動性収縮→精液が尿道から体外に射出
- 精液の構成：精子と精嚢・前立腺・尿道球腺からの分泌物

5 男性ホルモンの分泌
- 精巣内の精細管の間に存在する間質細胞（ライディッヒ細胞）から、男性ホルモンであるアンドロゲンが合成・分泌される
- アンドロゲンの機能：生殖器と第二性徴の発育・精子成熟および性行動を、胎児期では男性への性分化を促進する

第14章 生殖と成長・老化

男性生殖器の構成

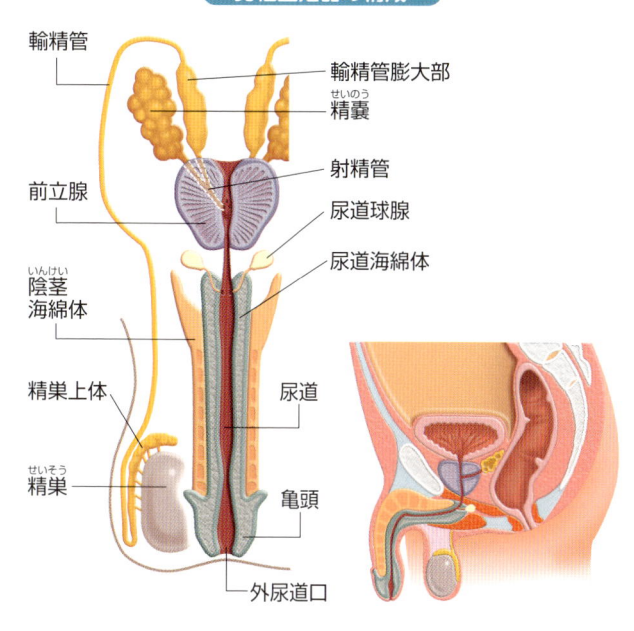

- 輸精管
- 輸精管膨大部
- 精嚢(せいのう)
- 射精管
- 前立腺
- 尿道球腺
- 尿道海綿体
- 陰茎(いんけい)海綿体
- 精巣上体
- 尿道
- 精巣(せいそう)
- 亀頭
- 外尿道口

精巣と精巣上体系

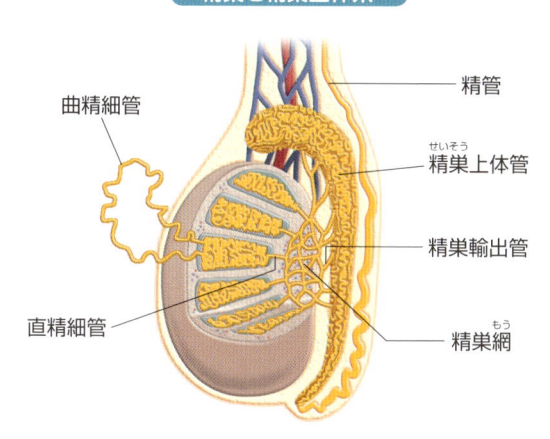

- 曲精細管
- 精管
- 精巣上体管(せいそう)
- 精巣輸出管
- 直精細管
- 精巣網(もう)

257

生殖と成長・老化

女性の生殖機能

◆卵子の形成、受精・妊娠・分娩および女性ホルモンの分泌は、女性生殖器系の主な機能である。

1 生殖器の構成
- 性腺：卵巣
- 生殖路：卵管・子宮・腟
- 付属生殖腺：大前庭腺（バルトリン腺）
- 外生殖器：恥丘・大陰唇・小陰唇・陰核・腟前庭

2 性周期（月経周期） P.261
- 卵巣周期：下垂体前葉から分泌される卵胞刺激ホルモン（FSH）と黄体形成ホルモン（LH）の作用を受けて、卵巣に周期的な変化が起こる。卵胞の発育と排卵により、下記の3期に分けられる
  1. 卵胞期（1〜14日）：FSHと卵胞から分泌されるエストロゲン（卵胞ホルモン）により、いくつかの原始卵胞が成熟しはじめるが、その中で1個のみが成熟卵胞（グラーフ卵胞）に成長し、ほかは退化する
  2. 排卵期（14日ごろ）：血中エストロゲンが増加し、FSHとLHの血中濃度が最大になると、排卵が起こる
  3. 黄体期（15〜28日）：排卵後の卵胞が黄体になり、黄体からプロゲステロン（黄体ホルモン）が分泌される。妊娠しなければ黄体が退化し、白体になる。妊娠すれば黄体が妊娠黄体になり、長期間に維持される
- 子宮周期：卵巣周期に伴う子宮内膜は周期性的に変化する
  1. 月経期（1〜5日）：子宮内膜の剥離によって出血する
  2. 増殖期（6〜14日）：子宮内膜が増殖する
  3. 分泌期（15〜28日）：血管と分泌腺がさらに発達する

＊月経期と増殖期は卵胞期に、分泌期は黄体期に対応する

女性生殖器の構成

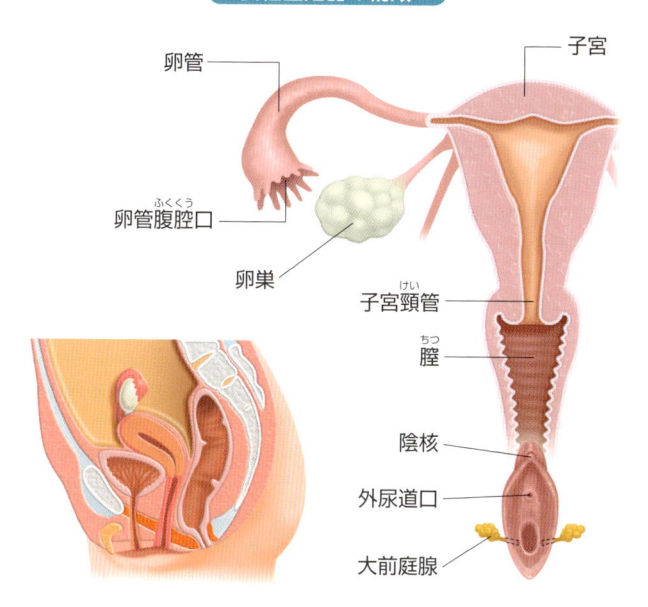

- 卵管
- 卵管腹腔口
- 卵巣
- 子宮
- 子宮頸管
- 腟
- 陰核
- 外尿道口
- 大前庭腺

第14章 生殖と成長・老化

卵胞の発育と排卵

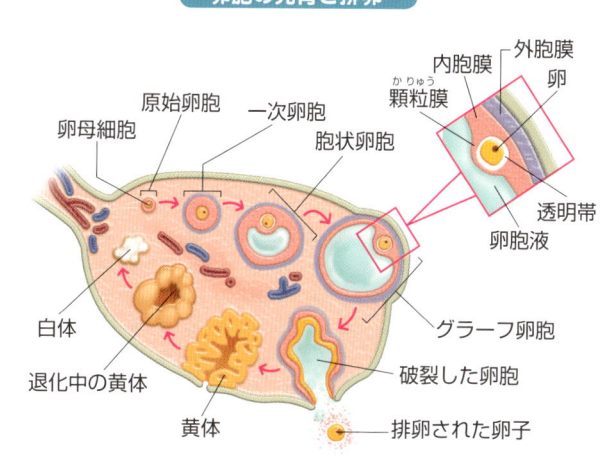

- 卵母細胞
- 原始卵胞
- 一次卵胞
- 胞状卵胞
- 内胞膜
- 外胞膜
- 顆粒膜
- 卵
- 透明帯
- 卵胞液
- グラーフ卵胞
- 破裂した卵胞
- 排卵された卵子
- 黄体
- 退化中の黄体
- 白体

259

3 妊娠

- 受精：精子が卵子の中に進入し、両者の核が合一することを受精という。受精後の卵子は受精卵と呼ばれる
  * 排出された卵子と精子の寿命は約2日であるため、受精可能の期間は、排卵前後のそれぞれ2日となる
- 着床：受精卵が胞胚まで発育してから子宮内膜に付着する
- 妊娠：着床から胎児とその付属物(胎盤・臍帯など)が排出される分娩までの期間は、妊娠と呼ばれる
- 妊娠による主な母体の変化
  1. 全身：細胞外液の増加、体重の増加
  2. 子宮と乳房：子宮の増大、乳腺の増殖、乳房の脂肪沈着
  3. 循環・呼吸：1回換気量の増大、心拍出量の増加
  4. 消化：妊娠初期に食欲不振、悪心・嘔吐、嗜好の変化
  5. 泌尿：尿意頻数、軽度糖尿(妊娠糖尿)

4 分娩

- 妊娠280日(40週)ごろになると、子宮体部の収縮が増強する。胎児の降下によって子宮頸部が伸展し、下垂体後葉からオキシトシンの分泌が増え、子宮体部の収縮が促進される(P.128 「ファーガソン反射」)。子宮筋の収縮(陣痛)によって、胎児および付属物(胎盤・臍帯など)が排出される
- 分娩(出産)の経過
  1. 第1期(開口期)：陣痛の開始から子宮頸部の全開まで
  2. 第2期(娩出期)：子宮頸部より、胎児の娩出
  3. 第3期(産後期)：胎盤など、胎児付属物の排出

5 授乳

- 乳腺の発達：プロラクチンがエストロゲンやプロゲステロンとともに乳腺を発達させる
- 乳汁の分泌：プロラクチンが乳腺の乳汁分泌を刺激する
- 乳汁の排出(射乳)：乳首の刺激により、オキシトシンの分泌が増える。オキシトシンが乳管の平滑筋を収縮させ、乳汁を排出させる(P.128 「乳汁射出反射」)

女性の性周期（月経周期）

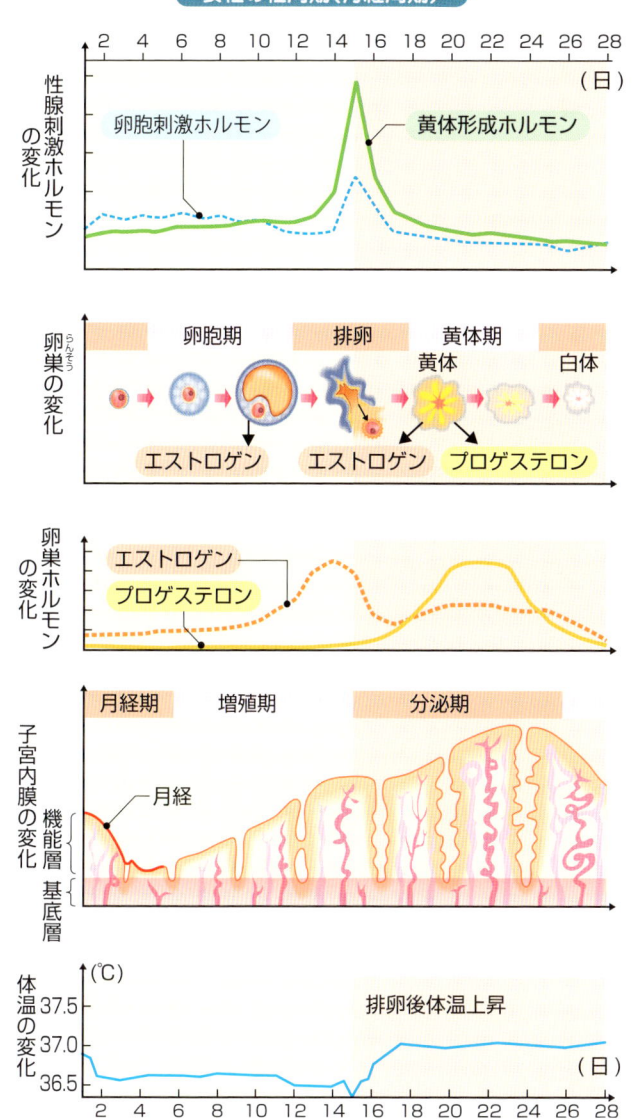

性腺刺激ホルモンの変化: 卵胞刺激ホルモン、黄体形成ホルモン

卵巣の変化: 卵胞期 → 排卵 → 黄体期（黄体）→ 白体
- エストロゲン、エストロゲン、プロゲステロン

卵巣ホルモンの変化: エストロゲン、プロゲステロン

子宮内膜の変化: 月経期（月経）、増殖期、分泌期
- 機能層
- 基底層

体温の変化: 排卵後体温上昇（36.5〜37.0℃）

第14章 生殖と成長・老化

6 閉経と更年期
- 閉経：女性の生殖機能は、20代がピークになり、その後性腺の機能が少しずつ低下する。下垂体から分泌される性腺刺激ホルモン(ゴナドトロピン)に対して性腺が反応しにくくなるため、女性ホルモンの分泌が低下する。50歳ごろに、月経周期が不規則となり、さらに月経が停止する
- 更年期：閉経前後の数年間を更年期という
- 更年期障害：更年期には自律神経失調症様の症状とする頻脈・動悸・血圧変化・微熱・疲労感・情緒不安定など症状が現れるが、個人差が大きい。また、女性ホルモン分泌の低下により、骨代謝が障害するため骨粗しょう症になりやすい

7 胎盤と胎児
- 胎盤の機能
  1. 母子間の物質交換：生後個体の呼吸器・消化器・泌尿器などの機能のかわりに、胎児と母体の間にガス交換、栄養の補給、老廃物の排泄などを行う
  2. ホルモンの産生：ヒト絨毛性ゴナドトロピン(hCG、性腺刺激ホルモンの一種、黄体退化の防止、妊娠の維持)・プロゲステロン・エストロゲンを分泌する
- 胎児循環の特徴
  1. 臍静脈：母体から胎児へ酸素と栄養素を運ぶ
  2. 静脈管(アランチウス管)：臍静脈からの血液の大部分を、肝臓を経由せずに直接下大静脈に注ぐ
  3. 卵円孔：右心房に入った血液の大部分を左心房に送る
  4. 動脈管(ボタロー管)：肺動脈に入った血液のほとんどを大動脈弓に注ぐ
  5. 臍動脈：胎児から母体へ二酸化炭素と老廃物を運ぶ
- 出生後循環の切替：出生とともに肺呼吸と肺循環がはじまるため、臍静脈・静脈管・卵円孔・動脈管・臍動脈はいずれも閉鎖される

胎児の血液循環

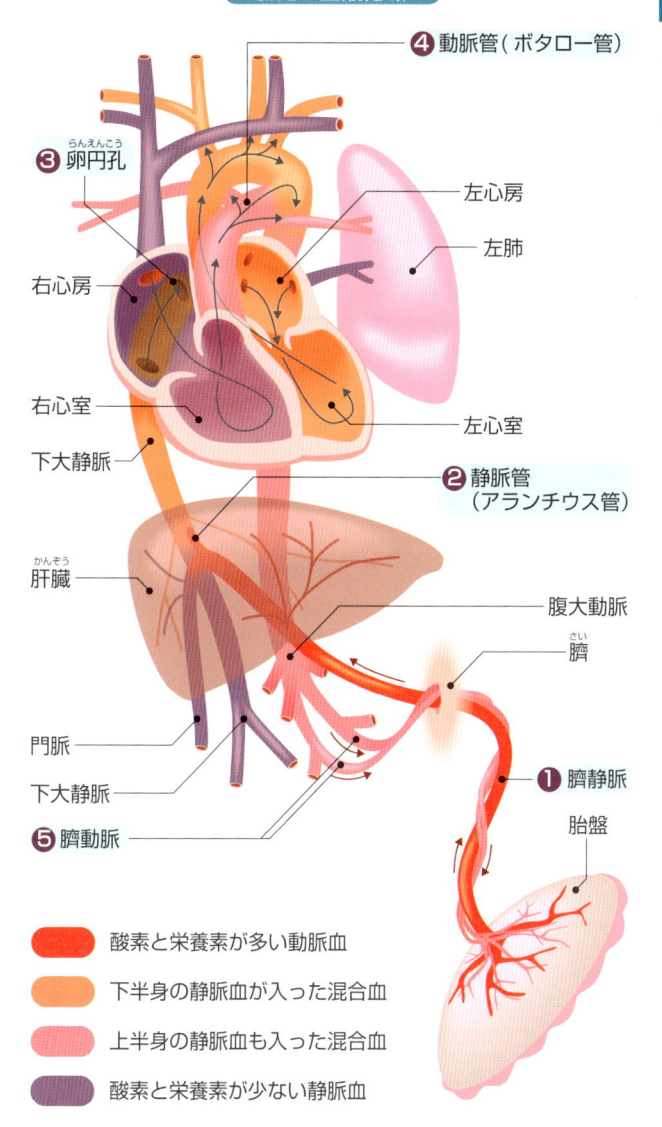

第14章 生殖と成長・老化

- ❹ 動脈管（ボタロー管）
- ❸ 卵円孔（らんえんこう）
- 左心房
- 左肺
- 右心房
- 右心室
- 左心室
- 下大静脈
- ❷ 静脈管（アランチウス管）
- 肝臓（かんぞう）
- 腹大動脈
- 臍（さい）
- 門脈
- 下大静脈
- ❺ 臍動脈
- ❶ 臍静脈
- 胎盤

■ 酸素と栄養素が多い動脈血
■ 下半身の静脈血が入った混合血
■ 上半身の静脈血も入った混合血
■ 酸素と栄養素が少ない静脈血

生殖と成長・老化

成長

◆成長とは、形態的に生体の全体と体内の各器官が増大し、機能的に成熟する現象である。

1 成長の各時期
- 新生児期(出生〜1か月ごろ)→乳児期(〜16か月ごろ)→幼児期(〜6歳ごろ)→児童期(〜13歳ごろ)→青年期(〜24歳ごろ)→成人期(〜65歳ごろ)→老年期(65歳以降)
  * また、思春期(10〜18歳ごろ)、更年期(50歳ごろ)

2 身体の成長と生理機能の発達
- 身長と体重:成長率は新生児期と乳児期に高く、児童期に緩やかに、思春期に再び上昇し、成人レベルに達する
- 脳:4〜5歳に成人と同じぐらいの重さになる
- 生殖器:思春期に急激に成長する
- 胸腺:思春期に最大になり、その後衰退する

3 思春期の性成熟
- 第二次性徴:胎児期に生じる生殖腺や生殖器に直結する部分に見られる男女の違いは第一次性徴と呼ばれ、その以外の性による形質の差異が第二次性徴と呼ばれる
- 男性で見られる変化:陰茎と陰嚢の増大、陰毛・腋毛と髭の発生、体毛と皮脂分泌の増加、骨と骨格筋の発達、喉頭軟骨の突出、変声、付属生殖器の発育と分泌
- 女性で見られる変化:乳腺の発育と乳房の増大、陰毛・腋毛の発生、陰唇の発育、子宮と膣の発育、膣分泌の増加、初潮、骨盤の発育、皮下脂肪の沈着

4 成長を影響する因子
- 先天性因子:人種や家系などの遺伝子の支配
- 体内因子:成長に関与するホルモンや性ホルモンなど
- 外部因子:栄養・睡眠・運動・気候・感情など

出生前と出生後の各器官の成長

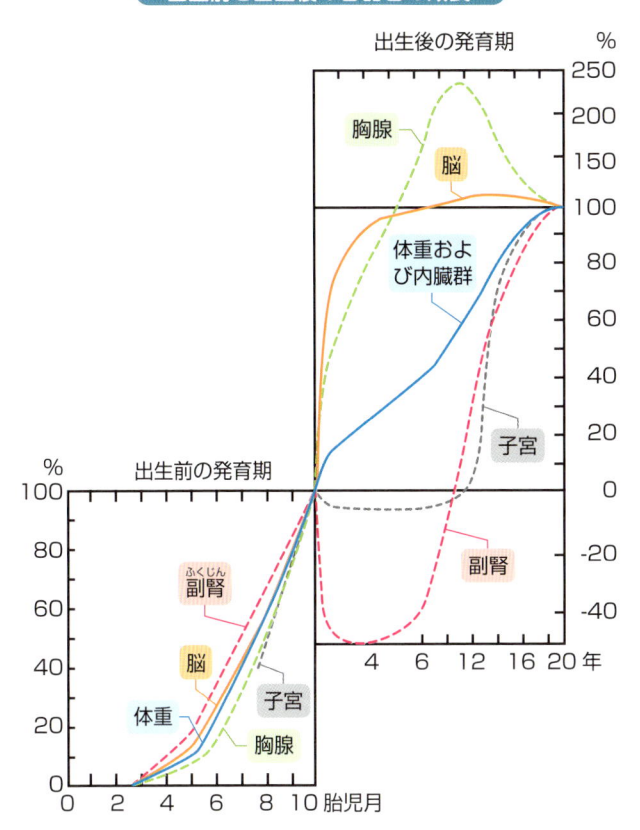

第14章 生殖と成長・老化

「人体の構造と機能」(医歯薬出版株式会社、佐藤昭夫ほか) より抜粋・改変

生殖と成長・老化

老化

◆老化は避けられない生体内で起きる自然現象であるが、積極的な行動により、老化を遅らせることができる。

1 加齢と老化
- 加齢：出生してから死亡するまでの、年齢に伴う個体の形態および機能的な変化が加齢と呼ばれる
- 老化：加齢のなかで、形態および機能的なピークのあとの変化が老化と呼ばれる
  * 「老化」のマイナス的な意味に配慮するため、「老化」が「加齢」と呼ばれることもある

2 老化の特徴
- 老化は生体内の自然現象として、いくつの特徴をもつ
  ❶ 内在性：生死や成長と同様な生命個体の固有現象である
  ❷ 普遍性：すべての生体とすべての生理機能に起こる
  ❸ 漸進性：急激に起こるのではなく、徐々に現れていく
  ❹ 有害性：生命に対する有利性がみられない
  ❺ 個体性：発生時期や速度は個体の差が大きい

3 生理機能の低下
- 老化の変化は発生時期と程度が生理機能によって異なるが、その変化はすべて機能低下である
  ❶ 予備力：日常生活に対応できるが、運動や危機的状況に対応する能力（予備力）が低下する
  ❷ 防御力：危険を避ける反応や病原体に対する免疫力などの身を守る能力（防御力）が低下する
  ❸ 回復力：運動後の疲労や病気後の体力を回復する能力（回復力）が低下し、回復時間がかかる
  ❹ 適応力：自然環境（気温など）や社会環境の変化に対応する能力（適応力）が低下する

老化による生理機能の低下

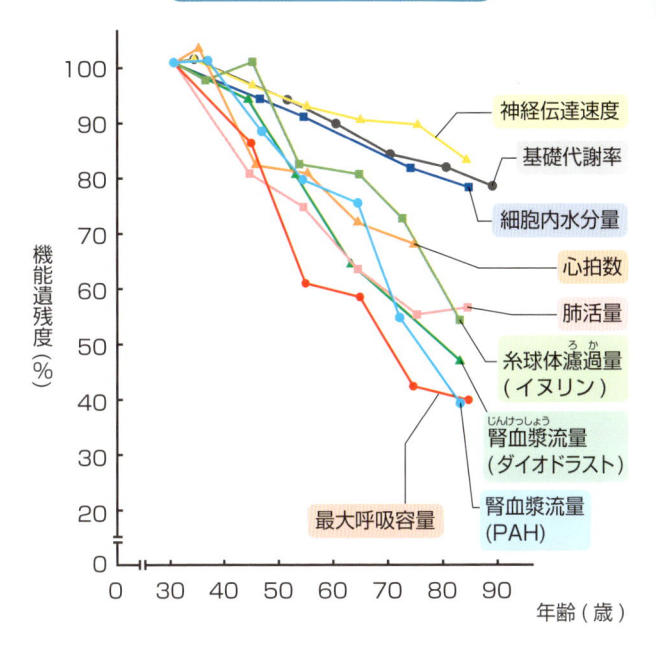

グラフ:機能遺残度(%)と年齢(歳)の関係
- 神経伝達速度
- 基礎代謝率
- 細胞内水分量
- 心拍数
- 肺活量
- 糸球体濾過量(イヌリン)
- 最大呼吸容量
- 腎血漿流量(ダイオドラスト)
- 腎血漿流量(PAH)

「やさしい生理学」(南江堂、岩瀬善彦ほか)より抜粋・改変

4 アンチエイジングと運動
- アンチエイジング(anti-aging:抗老化):生体にとって老化は避けられない自然現象であるが、積極的な行動によって老化を遅らせることができる。運動は重要な行動の1つである
- 運動の目的:呼吸と循環機能の改善、基礎代謝の促進、体内脂肪の減少、体内蛋白質の増加、筋力低下の防止、運動力の向上、精神機能の活性化
- 運動のポイント:日常生活に運動を積極的に組み入れ、適切な食事と十分な睡眠を確保し、疲労が残らないように努力する

第14章 確認問題

( )の中から最も適当な言葉を1つ選んでください。

1. 胎生精巣からの男性ホルモンによって、(❶ウォルフ管、❷ミュラー管)は男性生殖路へ分化する。
2. 乳腺・喉頭・骨格・骨格筋などの性差は、(❶第一次、❷第二次)性徴と呼ばれる。
3. 1個の精祖細胞から、(❶1個、❷2個、❸4個)の精子が形成される。
4. (❶アンドロゲン、❷エストロゲン、❸プロゲステロン)の分泌は、間質細胞(ライディッヒ細胞)の機能である。
5. エストロゲンとプロゲステロン分泌の減少によって、(❶月経期、❷増殖期、❸分泌期)が開始する。
6. (❶月経期、❷増殖期、❸分泌期)に、子宮内膜の血管や分泌腺が最も発達する。
7. ファーガソン反射の作用は、(❶乳汁の排出、❷妊娠の維持、❸胎児の娩出)である。
8. (❶臍動脈、❷臍静脈、❸胎児左心室)には血中の酸素がいちばん多い。
9. (❶血液細胞の供給、❷物質の交換、❸ホルモンの産生)は、胎盤の機能でない。
10. 胸腺は(❶胎児期、❷幼児期、❸思春期)に最大になり、その後は衰退する。
11. 老化は生体内の自然現象として、発生時期や進行速度に個人差が(❶あまりない、❷小さい、❸大きい)。
12. (❶基礎代謝を抑制、❷体内蛋白質を増加、❸体内脂肪を増加)させるのは、アンチエイジングための運動の目的である。

解答は269ページ

確認問題 解答

第❶章 1② 2③ 3① 4③ 5③ 6① 7②
8① 9② 10② 11② 12① 13③ 14③
15①

第❷章 1③ 2② 3② 4① 5① 6② 7③
8② 9② 10② 11② 12① 13① 14②
15③

第❸章 1② 2③ 3③ 4① 5③ 6② 7③
8① 9① 10② 11③ 12③ 13① 14③
15①

第❹章 1③ 2① 3② 4① 5② 6① 7③
8② 9① 10① 11③ 12① 13③ 14②
15③

第❺章 1① 2② 3① 4③ 5① 6③ 7②
8① 9① 10② 11③ 12① 13① 14③
15②

第❻章 1① 2③ 3② 4③ 5③ 6① 7②
8① 9② 10③ 11① 12③ 13① 14②

第❼章 1③ 2② 3① 4② 5③ 6② 7③
8② 9① 10③ 11① 12① 13③ 14②

第❽章 1② 2② 3③ 4② 5③ 6② 7③
8② 9① 10③ 11① 12① 13② 14②

第❾章 1② 2③ 3② 4③ 5③ 6② 7①
8② 9② 10② 11③ 12② 13③ 14①

第❿章 1② 2② 3① 4① 5② 6② 7③
8② 9③ 10① 11② 12① 13② 14①
15①

第⓫章 1② 2② 3② 4① 5③ 6① 7①
8① 9② 10② 11③ 12③ 13② 14①
15③

第⓬章 1② 2③ 3② 4② 5③ 6① 7③
8① 9② 10② 11① 12① 13③ 14①

第⓭章 1② 2③ 3① 4② 5② 6① 7①
8② 9② 10①

第⓮章 1① 2② 3③ 4① 5① 6③ 7③
8② 9① 10③ 11③ 12②

269

さくいん

欧文・数字

ABO式血液型	228
ATP	46
BMR	242
Ca^{2+}	204
CCK	188
Cl^-	202
DNA	10
ECG	148
FSH	136
GFR	200
GIP	188
H^+	204
K^+	204
LH	136
METs	242
Na^+	202
Rh式血液型	228
Rh式血液型不適合	228
Rh式血液型不適合妊娠	228
RNA	10
RPF	200
Ⅰa抑制	67, 68
Ⅰb抑制	70

あ

アミノ酸	204, 238
アルツハイマー型認知症	96
アンチエイジング	267
アンドロゲン	136
胃液	184
胃液分泌	186
イオン	22
イオンチャネル	26
異化	234
閾下刺激	26
閾刺激	26
閾上刺激	26
意識	94
意識水準	92
意識レベル	94
異常心電図	148
胃腺	184
一次運動野	78
一次止血	224
一次体性感覚野	108
一過性止血	224
胃の運動	182
胃抑制ペプチド	188
インスリン	132
運動機能	64
運動神経	42
運動単位	44
運動中枢(ちゅうすう)	64
運動の小人	78

栄養	234
栄養所要量	234
栄養素	190, 194, 234, 236
栄養素のエネルギー産生量	234
液性免疫	222
エストロゲン	136
エネルギー代謝量	242
エネルギー平衡	242
嚥下運動	180
オプソニン作用	222
音波	116

か

化学受容器	172
蝸牛管	116
拡散	14
核酸	192
拡散電位	22
学習	96
獲得免疫	220
角膜反射	72
加重	34
下垂体後葉ホルモン	128
下垂体前葉ホルモン	126
下垂体中葉ホルモン	128
下垂体ホルモン	126, 129
ガス運搬	170
ガス交換	168
ガストリン(G)	188
ガス分圧(P)	168

活動電位	24, 104
カルシウム代謝	130
加齢	266
感覚	102
感覚器	102
感覚機能	102
感覚単位	104
感覚野	104
眼球	113
冠状循環(心臓の血液循環)	154
汗腺	249
関連痛	110
記憶	96
機械受容器	106
基礎代謝	242
起動電位	104
機能局在	98
機能中枢	88
逆向性健忘	96
ギャップ結合	50
嗅覚	120
嗅細胞	120
吸収	194
嗅上皮	120
胸郭	162, 164
胸膜	162
胸膜腔内圧	164
筋細胞	42
筋細胞膜	42
筋収縮	46, 53

筋線維	38	交感神経遠心路	82
筋電図	44	抗凝固剤	226
筋肉	38, 46, 48	高血圧	150
筋紡錘(ぼうすい)	66	交叉(こうさ)伸展反射	70
空間加重	34	甲状腺	130
屈曲反射	68	甲状腺ホルモン	130
グリア細胞	18	抗体	222
グルカゴン	132	好中球	218
グルコース	202	更年期	262
血圧	150, 152	興奮性シナプス	32, 34
血液	212	興奮性シナプス後電位	34
血液pH	206	興奮(の)伝達	32
血液型	228	興奮(の)伝導	28
血液凝固	224, 226	興奮伝導系	144
血液凝固因子	226	抗利尿	206
血液細胞	212	呼吸	162, 164
血液循環	150	呼吸運動	164, 172
血液―脳関門	158	呼吸運動異常	174
血液―脳脊髄(せきずい)液関門	158	呼吸器	162
血管系	142	呼吸器系	162
月経周期	136, 247, 258, 261	呼吸機能障害	174
血漿(けっしょう)	214	呼吸気量	166
血漿蛋白質(たんぱく)	214	骨格筋	40, 42
血小板	218	骨格筋収縮	48
血小板血栓(けっせん)	224	骨格筋循環	154
血栓	226	骨格筋線維	38
血栓(の)除去	226	骨粗しょう症	131
結像	112	骨軟化症	131
血糖値	132	ゴルジ腱(けん)器官	66
抗炎症作用	134	コルチ器	116
交感神経	80	コレシストキニン	188

さ

再吸収	202, 204
再生	20
最大輸送量(Tm)	204
サイトーシス	12
細胞	8
細胞核	8
細胞性免疫	222
細胞内小器官	8
細胞膜	8, 14
酸塩基平衡	230
酸素	170
三大栄養素	237
視覚	112
視覚伝導路	114
時間加重	34
時間肺活量	166
糸球体	200
糸球体濾過膜	200
糸球体濾過量	200
死腔量	166
刺激	102
止血	224
自己抑制	70
脂質	192, 194, 238
思春期	264
視床下部	88, 126
視床下部ホルモン	126
視神経路	115
自然免疫	220
膝蓋腱反射	67, 68
シナプス	20
シナプス結合	34
自発性活動電位	52
視野	114
視野(の)欠損	114
射精反射	256
集合管	202
受動輸送	12
授乳	260
受容器	102, 106, 108
受容野	104
シュワン細胞	18
循環器系	142
消化	190, 192
消化液	184
消化管	178, 180
消化管運動	180
消化管ホルモン	188
消化器系	178
消化酵素	190
消化腺	178
小循環	142
小腸粘膜	194
小腸の運動	182
小脳	74
上皮小体ホルモン	130
植物状態	94
女性	254, 258
女性生殖器	259
女性ホルモン	136

自律機能	80, 84	新皮質体性感覚野	108
自律神経	80	深部感覚	108
自律神経求心路（内臓求心性線維）	84	膵液	186
		膵液分泌	187
自律神経系遠心性線維	84	膵臓ホルモン	132
自律神経系機能	84	錐体外路	78
自律神経終末部	51	錐体路	78
視力	114	推定エネルギー必要量	242
心筋	38, 50, 52	睡眠	94
神経	18	睡眠時無呼吸症候群	174
神経回路	34	性差	254
神経機構	172	精子	256
神経筋接合部	20, 42	静止膜電位	22
神経系	18, 56, 59	性周期	258, 261
神経細胞	18	正常心電図	148
神経支配比	44	正常体温調節	251
神経性調節(呼吸)	173	生殖	254
神経線維	18, 30	生殖器(官)	254, 256, 258
神経伝達物質	34	生殖機能	256, 258
神経伝達路	64	性成熟	264
腎血漿流量	200	性腺刺激ホルモン	136
腎小体	201	性腺ホルモン	136
心臓	144	精巣上体	256
腎臓	198	生体恒常性	15
心臓機能	147	生体防御機能	220
心臓周期	146	生体膜	12
身体活動レベル	242	成長	264
伸張反射	66	精巣	256
心電図	148	生理学	8
浸透	14	生理機能	264, 266
心拍数	146	脊髄	56, 64, 66

脊髄神経	62	大脳	90
脊髄損傷	70	大脳基底核	76
セクレチン(S)	188	大脳皮質	78, 90
赤血球	216	大脳辺縁系	88
線維素溶解	226	胎盤	262
全か無かの法則（all or none law）	26	唾液	184
前向性健忘	96	唾液分泌	185
染色体	254	胆汁	186
前庭感覚	118	単収縮	48
前庭感覚伝導路	118	胆汁排出	187
前庭器官	118	炭水化物	190, 236
臓器感覚	110	男性	254, 256
促通	34	男性生殖器	255, 257
ソマトスタチン	132	男性ホルモン	136, 256
損傷血管	224	蛋白質	10, 192, 194, 238
		蛋白質(の)合成	10
		単ユニット平滑筋	50

た

体液恒常性	206	蓄尿	208
体温	246, 250	中枢神経系	56, 58
胎児	262	腸液	186
代謝	234	聴覚	116
代謝当量	242	聴覚伝導路	116
代謝量	242	腸管運動	182
体循環	142, 151	通光部	112
大循環	142	低酸素症	174
体性運動反射	66, 72	電解質	194
体性感覚	106	電気泳動法	214
体性感覚伝導路	108	同化	234
大腸の運動	182	瞳孔反射	112
体内代謝	236	糖質	190, 194, 236
		糖質コルチコイド	134

275

等尺性収縮	48
等張力性収縮	48
特異的防御機構	220
貪食作用	218

な

内臓感覚	110
内臓痛覚	110
内臓反射	86
内分泌	124
内分泌系	124
二酸化炭素	170
二次止血	224
ニューロン	18
尿	198, 206, 208
尿細管	200, 202
尿量	198
妊娠	260
熱産生	248, 250
熱中症	250
熱放散	248, 250
ネフロン	198
脳	56
脳幹	72
脳循環	154
脳神経	60
脳脊髄液	158
脳脊髄液循環	158
脳電図	93
能動輸送	12
脳波	92

ノンレム睡眠	94

は

肺拡散能	168
肺循環	142
排尿	208
排尿反射	208
排便運動	182
肺胞	162
肺胞換気量	166
肺胞内圧	164
排卵	258
拍動	146
発汗	248
白血球	218
発熱	250
半規管	118
反射弓	86
半透膜	22
光受容	114
ビタミン	194, 240
非特異的防御機構	220
泌尿器系	198
皮膚感覚	106
皮膚循環	155
ビリルビン	216
フィブリン(の)溶解	226
不応期	26
副交感神経遠心路	83
副腎髄質ホルモン	134
副腎皮質ホルモン	134

腹部内臓の循環	155
プロゲステロン	136
ブロドマンの地図	90
分泌	202, 204
糞便（ふんべん）	192
分娩（ぶんべん）	260
平滑筋（へいかつ）	38, 50, 52
閉経	262
平衡感覚（へいこう）	118
平衡電位	22
ヘモグロビン	170, 216
変性	20
膀胱内圧（ぼうこう）	208
膀胱容量	208
膨大部稜（りょう）	118
勃起反射（ぼっき）	256
ホメオスタシス	15
ホルモン	124, 138
本能	88
本能行動	88

ま

膜動輸送	12
膜輸送	12
末梢自律神経系（まっしょう）	80, 82
末梢神経系	58
味覚	120
味細胞	120
水	194, 202
ミネラル	240
耳	116

味蕾（みらい）	120
無機塩	240
無髄神経線維（むずい）	28
眼	113
免疫	220
毛細リンパ管	156
網膜（もうまく）	114
門脈循環	142

や

有効濾過圧（ろか）	200
有髄神経線維（ゆうずい）	28
誘発筋電図	44
輸血	228
抑制性シナプス	34

ら

卵胞	258
利尿	206
リンパ管系	142
リンパ球	220
リンパ循環	156
レニン－アンジオテンシン－アルドステロン系	138
レム睡眠	94
連合野	98
老化	266
濾過（ろか）	200

● 参考文献

『標準生理学 第5版』(本郷利憲・廣重力監修、医学書院)
『生理学 第18版』(真島英信、文光堂)
『生理学テキスト 第4版』(大地陸男、文光堂)
『生理学 第2版』(塙功ほか、金芳堂)
『シンプル生理学 第6版』(貴邑冨久子・根来英雄、南江堂)
『やさしい生理学 第4版』(岩瀬善彦・森本武利編集、南江堂)
『生理学 第1版』(石澤光郎、医学書院)
『解剖生理学 第8版』(坂本建雄・岡田隆夫、医学書院)
『解剖生理学 第1版』(内山安男・養老孟司編集、メヂカルフレンド社)
『人体の構造と機能 第2版』(佐藤昭夫・佐伯由香編集、医歯薬)
『解剖学 第3版』(野村嶬編集、医学書院)
『生化学 第4版』(石黒伊三雄監修、ヌーヴェルヒロカワ)
『病理学 第4版』(坂本穆彦編集、医学書院)
『病理学 第4版』(永原貞郎、医学書院)
『目で見るからだのメカニズム 第1版』(堺章、医学書院)
『手にとるようにわかる心電図入門 第1版』(杉浦哲郎監修、ベクトル・コア)
『一目でわかる心血管系 第1版』(村松準監訳、メディカル・サイエンス・インターナショナル

●監修者
坂本　幸哉
さかもと　ゆきや

大阪大学医学部卒業（医学博士）
大阪大学学生部長、医学部長、バイオメディカル教育研究センター長等を歴任。退官後、大阪大学名誉教授、大阪船員保険病院名誉院長。その他、大阪府医師会副会長（昭和47～53年）、日本ビタミン学会会長（昭和58～62年）、日本生化学会理事・評議員、日本癌学会評議員を歴任。
現在、滋慶医療科学大学院大学学長、大阪医療技術学園専門学校校長、大阪医療福祉専門学校校長、大阪看護医療専門学校校長を兼任。

●著者
孫　明洲
そん　めいしゅう

1963年中国内モンゴル自治区生まれ。
1986年中国包頭医学院（国立医科大学）医学部卒業、中国医師。
2001年神戸大学大学院自然科学研究科生命機能科学博士課程修了、博士（学術）。
現在、大阪滋慶学園講師。理学療法士・作業療法士の生理学、看護師の解剖生理学、言語聴覚士の臨床医学、中国広東薬学院薬学部の薬理学などの講義を担当。

●イラスト　　HOPBOX
●編集協力　　㈱文研ユニオン
●編集担当　　山路和彦（ナツメ出版企画）

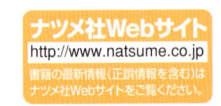

ナツメ社Webサイト
http://www.natsume.co.jp
書籍の最新情報（正誤情報を含む）は
ナツメ社Webサイトをご覧ください。

早わかり 生理学ハンドブック

2011年7月6日　初版発行
2015年4月20日　第4刷発行

監修者	坂本幸哉	Sakamoto Yukiya, 2011
著者	孫明洲	©Son Meishu, 2011
発行者	田村正隆	
発行所	株式会社ナツメ社 東京都千代田区神田神保町1-52　ナツメ社ビル1F（〒101-0051） 電話　03（3291）1257（代表）　　FAX　03（3291）5761 振替　00130-1-58661	
制作	ナツメ出版企画株式会社 東京都千代田区神田神保町1-52　ナツメ社ビル3F（〒101-0051） 電話　03（3295）3921（代表）	
印刷所	ラン印刷社	

ISBN978-4-8163-4979-9　　　　　　　　　　　　　　　　　　Printed in Japan

〈本書に関するお問い合わせは、上記、ナツメ出版企画株式会社までお願いいたします。〉
〈定価はカバーに表示してあります〉
〈落丁・乱丁本はお取り替えします〉